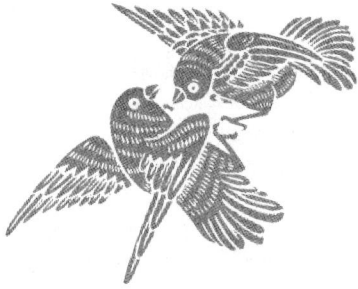

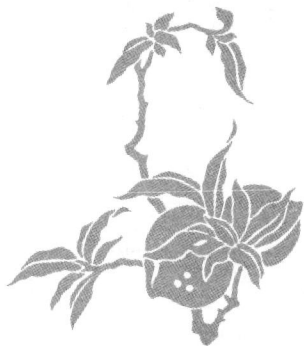

国药文化读本

中华文史知识读本丛书

姚桃娟 编著

ZHEJIANG UNIVERSITY PRESS
浙江大学出版社

药名四季歌

春

春风和煦满常山，芍药天麻及牡丹；
远志去寻使君子，当归何必问泽兰。

夏

端阳半夏五月天，菖蒲制酒乐半年；
庭前娇女红娘子，笑与槟榔同采莲。

秋

秋菊开花遍地黄，一日雨露一回香；
牧童去取国公酒，醉到天南星大光。

冬

冬来无处可防风，白芷糊窗一层层；
待到雪消阳起时，门外户悬白头翁。

前　言

　　"国药文化"源远流长、博大精深，其呈现的形态多种多样。本读本重在以"文选"形态呈现国药文化的丰富多彩。读本内容主要以历代本草学著作为线索，按时间先后，精选文学性比较强的反映国药文化的诗文，以期得到药学和文学方面的熏陶与涵养，增强对本民族传统文化的认同感与自豪感。全书共分为九章，每章有导读、课文、思考与练习及文化拓展、本草故事等部分组成；每章以该章中的某一经典的诗句作为标题，贴切、醒目，增加了文学美感。前一、二章为"咏荷诗文欣赏"、"现代美食散文欣赏"，通过诗文，感受悠远丰富的荷文化、美食文化，以增加国药文化读本的可读性、可亲性。第九章精选关于菊花的诗文欣赏，使读本内容从"荷花"始，至"菊花"止，前后呼应，耐人寻味。

　　我国是诗的国度，从最早的诗歌总集《诗经》绵延而下，到乐府诗、古诗十九首，唐诗宋词，到明清民国诗篇，诗歌一直是我们民族表达情感心理、审美情趣的重要文学形式。而传统中医药所采用的药材以植物花草为主，花草特有的色、香、味、形、意，皆可入诗入画，文学的诗和药学的本草两者珠联璧合，形成独特的富有民族性的国药文化新载体。贾岛的《寻隐者不遇》"松下问童子，言师采药去。只在此山中，云深不知处"，意境深远，广为人知，反映了文人兼习药理的文化传统。文人采药、种药、卖药、服药，又吟诗作词，既拓宽了诗歌创作的内容题材，又丰富充实了本草植物的文化内涵。

　　而医药大家创作的本草诗，则以诗歌为载体，概括植物的药用习性和药用价值，朗朗上口，易诵易记。如清代医药名家赵瑾

叔《本草诗》中写"藿香"："藿香入药叶多功，洁古东垣用颇同。佳种自生边海外，奇香半出佛经中。安胎不使酸频吐，正气须知暑可攻。噙漱口中能洗净，免教恶秽气犹冲。"诗歌与本草融为一体，是我国诗歌文化中的独特一景，是国药文化中优美而深刻的篇章。

在编写本读本的过程中，笔者深切地体会到国药文化之博大精深，"文人兼习药理"的传统薪火相传，从两千多年前的《诗经》、《离骚》到明清本草学鸿篇巨著《本草纲目》、"百科全书"《红楼梦》、李笠翁的《闲情偶寄》和袁枚的《随园食单》，再到近代的梁实秋、林语堂的《雅舍谈吃》、《生活的艺术》等诗文著作，无不多方面反映了中国人天人合一的思想情感，寄情自然的生活态度，药食同源、本草养生的生活方式；反映了中国人传统的本草生活、闲适生活和诗意生活。

本读本可供医药类大学、高职高专《大学语文》特色教材使用，也可作为广大传统文化爱好者阅读欣赏的读本。因编者学养所限，有许多尚待完善充实之处，敬请各位读者、专家批评指正。

2015年新春

目录

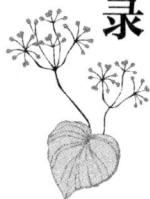

第一章 接天莲叶无穷碧　映日荷花别样红

咏莲诗词（一组）　　　　　白居易等　　　……3

爱莲说　　　　　　　　　　周敦颐　　　　……6

芙蕖（节选）　　　　　　　李渔　　　　　……7

荷塘月色　　　　　　　　　朱自清　　　　……9

清塘荷韵　　　　　　　　　季羡林　　　　……11

第二章 春谷持作饭　采葵持作羹

藕与莼菜　　　　　　　　　叶圣陶　　　　……19

食品与药物（节选）　　　　林语堂　　　　……21

故乡的野菜　　　　　　　　周作人　　　　……31

雅舍谈吃（两篇）　　　　　梁实秋　　　　……33

葵·薤　　　　　　　　　　汪曾祺　　　　……39

第三章 采薜荔兮水中　搴芙蓉兮木本

采采芣苢　　　　　　　　　《诗经》　　　……47

采葛　　　　　　　　　　　《诗经》　　　……49

黍离　　　　　　　　　　　《诗经》　　　……51

蓼莪　　　　　　　　　　　《诗经》　　　……53

七月流火　　　　　　　　　《诗经》　　　……56

离骚（节选）　　　　　　　屈原　　　　　……64

第四章 问渠哪得清如许　为有源头活水来

侍坐　　　　　　　　　　　《论语》　　　……73

为政二十四章　　　　　　　《论语》　　　……76

公孙丑　　　　　　　　　　《孟子》　　　……93

老子名言精选　　　　　　　《道德经》　　……97

逍遥游（节选）　　　　　　《庄子》　　　……99

秋水（节选）　　　　　　　《庄子》　　　……105

第五章　青青河畔草　绵绵思远道

饮马长城窟行　　　　　　　汉乐府　　　………117

涉江采芙蓉　　　　　　　　古诗十九首　………122

冉冉孤生竹　　　　　　　　古诗十九首　………123

陌上桑　　　　　　　　　　汉乐府　　　………125

《伤寒杂病论》序　　　　　张　机　　　………128

扁鹊传　　　　　　　　　　司马迁　　　………135

第六章　采菊东篱下　悠然见南山

饮　酒（两首）　　　　　　陶渊明　　　………147

归园田居（两首）　　　　　陶渊明　　　………149

世说新语（三则）　　　　　刘义庆　　　………153

养生论（节选）　　　　　　嵇　康　　　………158

雷公炮炙论（三则）　　　　雷　敩　　　………166

魏晋风度及文章与药及酒之关系（节选）鲁　迅　………169

第七章　好读神农书　多识药草名

唐咏药诗（一组）　　　　　韦应物等　　………185

茶　经（节选）　　　　　　陆　羽　　　………206

《新修本草》序　　　　　　孔志约　　　………210

大医精诚　　　　　　　　　孙思邈　　　………220

第八章　蒌蒿满地芦芽短　正是河豚欲上时

宋药名体诗词（一组）　　　陈　亚等　　………229

惠崇《春江晚景》（两首）　苏　轼　　　………234

陆游诗（两首）　　　　　　陆　游　　　………242

梦溪笔谈（两则）　　　　　沈　括　　　………245

第九章　一从陶令平章后　千古高风说到今

爱菊说　　　　　　　　　　戴　良　　　………253

龚自珍诗（三首）　　　　　龚自珍　　　………256

本草纲目（六则）　　　　　李时珍　　　………259

与薛寿鱼书　　　　　　　　袁　枚　　　………268

林潇湘魁夺菊花诗　　　　　曹雪芹　　　………274

本草诗（十二首）　　　　　赵瑾叔　　　………284

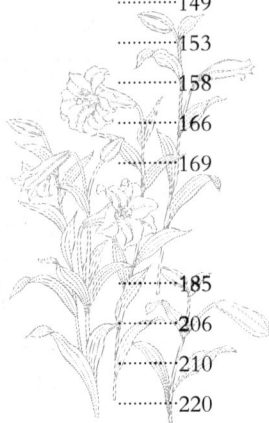

第一章

接天莲叶无穷碧
映日荷花别样红

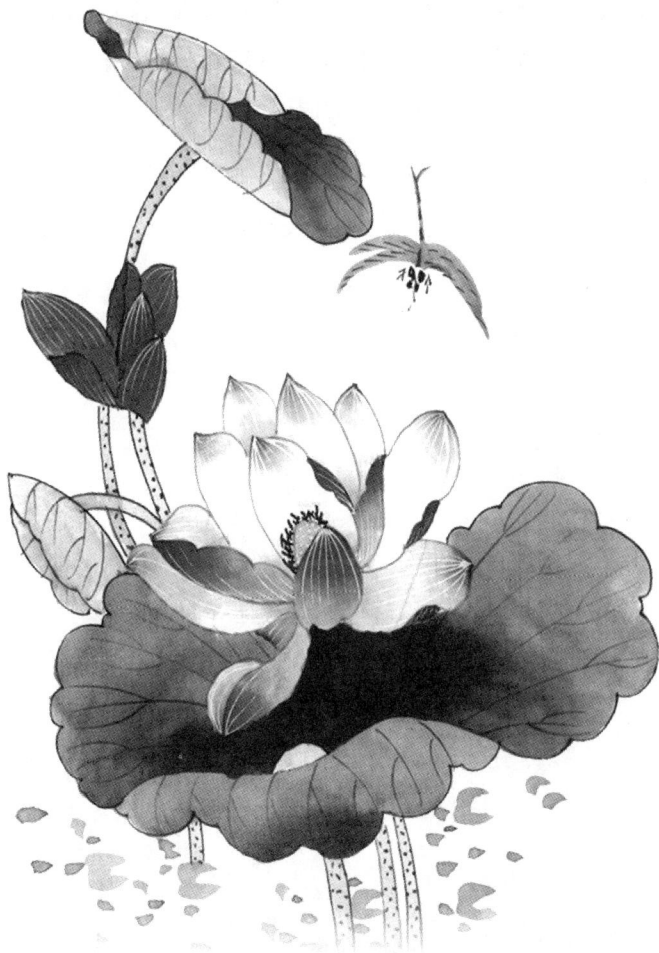

导读

　　荷花除称莲花外，还称为菡萏、芙蓉、芙蕖、藕花、水芝、水芸、泽芝、水旦、水华、玉环等，是深受我国人民喜爱的传统名花。在我国最古老的诗歌总集《诗经》中就有"彼泽之陂，有蒲菡萏"的句子。爱国诗人屈原在《离骚》中曾幻想"集芙蓉以为裳"。魏晋时的曹植以荷花的美形容过他理想中的洛神："迫而察之，灼若芙蕖出绿波。"唐朝的李白曾以荷花表达爱情，他的《折荷有赠》写道："涉江玩秋水，爱此红蕖鲜。攀荷弄其珠，荡漾不成圆。佳人彩云里，欲赠隔远天。相思无因见，怅望凉风前。"白居易则描绘了荷花洁身自好、不容亵玩的品格："蔷薇带刺攀应懒，菡萏生泥玩亦难。"另外，不少诗人或取其清新，或取其艳丽，写过许多秀丽如画的佳句。而从中医药角度来说，荷花还是一味药食同源的好药材，它的全身——花、叶、梗、果、根等都具有良好的药用和食用价值。

咏莲诗词（一组）

西洲曲（节选）

南朝乐府民歌

采莲南塘秋，莲花过人头。

低头弄莲子，莲子清如水。

置莲怀袖中，莲心彻底红。

忆郎郎不至，仰首望飞鸿。

◎ **提示**

　　《西洲曲》共五言三十二句，是南朝乐府民歌中少见的长篇，本文节选八句。全文感情十分细腻，"充满了曼丽宛曲的情调，清辞俊语，连翩不绝，令人'情灵摇荡'"，可谓这一时期民歌中最精致的代表作之一。本乐府民歌集中笔墨描写采莲场景，借物抒情，通过"采莲"、"弄莲"、"置莲"三个动作，极有层次地写出人物感情的变化，动作心理描写细致入微，真情感人。在"出门采莲"的场景中，连用六个"莲"字，着意渲染女子缠绵的情思，而顶真的运用使得句子灵活生动，琅琅上口。运用双关隐语，"莲"通"怜"，以"莲子清如水"暗示感情的纯洁，而"莲心彻底红"是说感情的浓烈，这些双关隐语的运用使诗歌显得含蓄多情。

阶下莲

白居易

叶展影翻当砌月，花开香散入帘风。

不如种在天池上，犹胜生于野水中。

◎ **提示**

　　自古写莲诗文不计其数，白居易《阶下莲》则从一个新的角度描写莲花，展示此花应是天上种，不同人间众凡花的品性。先写阶下莲花月下"叶展影翻"的倩影，"花开香散"的迷人，然后轻轻一点："不如种在天池上，犹胜生于野水中"，作者是在替莲花鸣不平，也是在对莲花作高度的评价，这冰清玉洁的花不应生长于污泥浊水中，而应该种在天池上！"不如"、"犹胜"，采用反说，极其鲜明地衬托出莲花出淤泥而不染的高洁品格。

白居易（772—846），字乐天，号香山居士，出生于河南新郑。和元稹并称"元白"，和刘禹锡并称"刘白"，与李白、杜甫齐名，有"诗魔"和"诗王"之称，是中国文学史上负有盛名且影响深远的唐代著名文学家。他的诗在中国、日本和朝鲜等国有广泛影响。白居易祖籍山西太原，晚年长期居住在洛阳香山，武宗会昌六年（846）八月，死于洛阳，葬于洛阳香山，享年75岁。他去世后，唐宣宗写诗悼念他："缀玉连珠六十年，谁教冥路作诗仙？浮云不系名居易，造化无为字乐天。童子解吟《长恨》曲，胡儿能唱《琵琶》篇。文章已满行人耳。一度思卿一怆然。"著有《白氏长庆集》七十一卷。

采桑子
欧阳修

荷花开后西湖[1]好，载酒来时，不用旌旗，前后红幢[2]绿盖[3]随。　　画船撑入花深处，香泛金卮[4]，烟雨微微，一片笙歌醉里归。

※ 注释

[1]西湖：指颍州（今安徽阜阳）西湖。欧阳修晚年居住在颍州，写了一组《采桑子》（十首）。

[2]幢：古代的一种旗子。

[3]盖：古代一种似伞的遮阳物。

[4]卮（zhī）：古时盛酒的器皿。

◎ 提示

这首诗描写了夏季西湖荷花盛开的美景，表达了诗人寄情山水的闲适心情。上片把荷花、荷叶比作红幢、绿盖的仪仗，随着自己前呼后拥，写出了荷塘荷花开放的旺盛姿态。下片，写畅游荷塘，饮酒听曲，已完全沉醉在大自然的美景之中。游览荷塘，官场上的失意和烦闷，都被这荷香、微雨所冲散，带回的是一颗超凡脱俗的心。

欧阳修（1007—1072），北宋文学家、政治家。字永叔，号醉翁、六一居士，吉州永丰（今属江西）人。北宋天圣年间进士，官至翰林学士、枢密副使、参知政事。谥文忠。他主张文章应明道、致用，对宋初以来靡丽、险怪的文风表示不满，并积极培养后进，是北宋古文运动的领袖。其散文说理畅达，抒情委婉，为"唐宋八大家"之一；诗风与其散文近似，语言流畅自然。其词婉丽，承袭南唐余风。有《欧阳文忠公文集》。

爱莲说

周敦颐

水陆草木之花，可爱者甚蕃。晋陶渊明独爱菊；自李唐来，世人甚爱牡丹；予独爱莲之出淤泥而不染，濯清涟而不妖，中通外直，不蔓不枝，香远益清，亭亭净植，可远观而不可亵玩焉。予谓菊，花之隐逸者也；牡丹，花之富贵者也；莲，花之君子者也。噫！菊之爱，陶后鲜有闻；莲之爱，同予者何人？牡丹之爱，宜乎众矣！

◎ 提示

本文托物言志，表达了作者不慕名利，洁身自好，不与世俗同流合污的态度，同时也表达了作者对追名逐利、趋炎附势者的鄙弃。歌颂了君子"出淤泥而不染，濯清涟而不妖"的美德，表达了作者不与世俗同流合污的高尚情操。

周敦颐（1017—1073）是我国理学的开山鼻祖。周敦颐从小喜爱读书，在家乡颇有名气，人们都说他"志趣高远，博学力行，有古人之风"。他的学问、气度，也感动过许多人来追随他，其中最著名的就是程颐、程颢两兄弟——他俩后来都成了宋代著名的理学家。

公元1072年，周敦颐来到江西，创办了濂溪书院，从此开始设堂讲学，收徒育人。他将书院门前的溪水命名为"濂溪"，并自号"濂溪先生"。因他一生酷爱莲花，便在书院内建造了一座爱莲堂，堂前凿一池，名"莲池"，以莲之高洁，寄托自己毕生的心志。他讲学、研读之余，常漫步赏莲于堂前，后写就这篇《爱莲说》，其佳句"出淤泥而不染，濯清涟而不妖，中通外直，不蔓不枝，香远益清，亭亭净植，可远观而不可亵玩焉"，成为千古绝唱，至今仍脍炙人口。

芙蕖
（节选）

李 渔

芙蕖[1]之可人，其事不一而足，请备述之。群葩当令时，只在花开之数日，前此后此皆属过而不问之秋矣。芙蕖则不然：自荷钱[2]出水之日，便为点缀绿波；及其劲叶既生，则又日高日上，日上日妍。有风既作飘飘之态，无风亦呈袅娜之姿，是我于花之未开，先享无穷逸致矣。

迨[3]至菡萏[4]成花，娇姿欲滴，后先相继，自夏徂秋，此时在花为分内之事，在人为应得之资者也。

及花之既谢，亦可告无罪于主人矣；乃复蒂下生蓬，蓬中结实，亭亭独立，犹似未开之花，与翠叶并擎，不至白露为霜，而能事不已。此皆言其可目者也。可[5]鼻则有荷叶之清香，荷花之异馥[6]，避暑而暑为之退，纳凉而凉逐之生。

至其可人之口者，则莲实与藕皆并列盘餐而互芬齿颊者也。只有霜中败叶，零落难堪，似成弃物矣；乃摘而藏之，又备经年裹物之用。

是芙蕖也者，无一时一刻不适耳目之观，无一物一丝不备家常之用者也；有五谷之实而不有其名，兼百花之长而各去其短。种植之利有大于此者乎？

※ 注释

[1] 芙蕖（fúqú）：荷花的别名。

[2] 荷钱：指初生的小荷叶。

[3] 迨（dài）：及，等到。

[4] 菡萏（hàndàn）：未开的荷花。

[5] 可：合宜，适合。

[6] 异馥（fù）：异香。

◎ 提示

本文具体说明芙蕖种种"可人"之处，从观赏价值和实用价值两个方面阐述了它的种植之利。全文以"可人"二字为"意脉"，以芙蕖生长的时间（春、夏、秋，即花开之前、花开之时、花开之后）为"时脉"，以芙蕖生长的规律（叶、茎、花、蓬、藕）为"物脉"，将三脉理成三线，交织于文，脉络清晰，层次分明，结构谨严。用语生动形象，活泼新颖；句式整齐，清雅流畅，富有韵味。

李渔（1611—1680），初名仙侣，后改名渔，字谪凡，号笠翁。明末清初文学家、戏曲家。江苏如皋人，祖籍浙江兰溪。李渔出生时，其祖辈在如皋创业已久，此时"家素饶，其园亭罗绮甲邑内"，所以他一出生就享受了富足的生活。其后由于在科举中失利，肩负着以仕途腾达为家庭光耀门户重任的李渔毅然改走"人间大隐"之道，从事著述和指导戏剧演出。后居于南京，把居所命名为"芥子园"，并开设书铺，编刻图籍，广交达官贵人、文坛名流。著有《凤求凰》、《玉搔头》、《十二楼》、《无声戏》、《闲情偶寄》等作品。

荷塘月色

朱自清

这几天心里颇不宁静。今晚在院子里坐着乘凉，忽然想起日日走过的荷塘，在这满月的光里，总该另有一番样子吧。月亮渐渐地升高了，墙外马路上孩子们的欢笑，已经听不见了；妻在屋里拍着闰儿，迷迷糊糊地哼着眠歌。我悄悄地披了大衫，带上门出去。

沿着荷塘，是一条曲折的小煤屑路。这是一条幽僻的路；白天也少人走，夜晚更加寂寞。荷塘四面，长着许多树，蓊蓊郁郁的。路的一旁，是些杨柳，和一些不知道名字的树。没有月光的晚上，这路上阴森森的，有些怕人。今晚却很好，虽然月光也还是淡淡的。

路上只我一个人，背着手踱着。这一片天地好像是我的；我也像超出了平常的自己，到了另一个世界里。我爱热闹，也爱冷静；爱群居，也爱独处。像今晚上，一个人在这苍茫的月下，什么都可以想，什么都可以不想，便觉是个自由的人。白天里一定要做的事，一定要说的话，现在都可不理。这是独处的妙处，我且受用这无边的荷香月色好了。

曲曲折折的荷塘上面，弥望的是田田的叶子。叶子出水很高，像亭亭的舞女的裙。层层的叶子中间，零星地点缀着些白花，有袅娜地开着的，有羞涩地打着朵儿的；正如一粒粒的明珠，又如碧天里的星星，又如刚出浴的美人。微风过处，送来缕缕清香，仿佛远处高楼上渺茫的歌声似的。这时候叶子与花也有一丝的颤动，像闪电般，霎时传过荷塘的那边去了。叶子本是肩并肩密密地挨着，这便宛然有了一道凝碧的波痕。叶子底下是脉脉的流水，遮住了，不能见一些颜色；而叶子却更见风致了。

月光如流水一般，静静地泻在这一片叶子和花上。薄薄的青雾浮起在荷塘里。叶子和花仿佛在牛乳中洗过一样；又像笼着轻纱的梦。虽然是满月，天上却有一层淡淡的云，所以不能朗照；但我以为这恰是到了好处——酣眠固不可少，小睡也别有风味的。月光是隔了树照过来的，高处丛生的灌木，落下参差的斑驳的黑影，峭楞楞如鬼一般；弯弯的杨柳的稀疏的倩影，却又像是画在荷叶上。塘中的月色并不均匀；但光与影有着和谐的旋律，如梵婀玲上奏着的名曲。

　　荷塘的四面，远远近近，高高低低都是树，而杨柳最多。这些树将一片荷塘重重围住；只在小路一旁，漏着几段空隙，像是特为月光留下的。树色一例是阴阴的，乍看像一团烟雾；但杨柳的丰姿，便在烟雾里也辨得出。树梢上隐隐约约的是一带远山，只有些大意罢了。树缝里也漏着一两点路灯光，没精打采的，是渴睡人的眼。这时候最热闹的，要数树上的蝉声与水里的蛙声；但热闹是它们的，我什么也没有。

　　忽然想起采莲的事情来了。采莲是江南的旧俗，似乎很早就有，而六朝时为盛；从诗歌里可以约略知道。采莲的是少年的女子，她们是荡着小船，唱着艳歌去的。采莲人不用说很多，还有看采莲的人。那是一个热闹的季节，也是一个风流的季节。梁元帝《采莲赋》里说得好：

　　　　于是妖童媛女，荡舟心许；鹢首徐回，兼传羽杯；櫂将移而藻挂，船欲动而萍开。尔其纤腰束素，迁延顾步；夏始春余，叶嫩花初，恐沾裳而浅笑，畏倾船而敛裾。

　　可见当时嬉游的光景了。这真是有趣的事，可惜我们现在早已无福消受了。

　　于是又记起《西洲曲》里的句子：

　　　　采莲南塘秋，莲花过人头；低头弄莲子，莲子清如水。

今晚若有采莲人，这儿的莲花也算得"过人头"了；只不见一些流水的影子，是不行的。这令我到底惦着江南了。——这样想着，猛一抬头，不觉已是自己的门前；轻轻地推门进去，什么声息也没有，妻已睡熟好久了。

一九二七年七月，北京清华园。

◎ **提示**

　　《荷塘月色》是中国现代作家朱自清先生任教于清华大学时所写的一篇散文，是现代抒情散文的名篇。文章写了荷塘月色美丽的景象，含蓄而又委婉地抒发了作者不满现实，渴望自由，想超脱现实而又不能的复杂的思想感情，为后人留下了旧中国正直知识分子在苦难中徘徊前行的足迹。

清塘荷韵

季羡林

楼前有清塘数亩。记得三十多年前初搬来时，池塘里好像是有荷花的，我的记忆里还残留着一些绿叶红花的碎影。后来时移事迁，岁月流逝，池塘里却变得"半亩方塘一鉴开，天光云影共徘徊"，再也不见什么荷花了。

我脑袋里保留的旧的思想意识颇多，每一次望到空荡荡的池塘，总觉得好像缺点什么。这不符合我的审美观念。有池塘就应当有点绿的东西，哪怕是芦苇呢，也比什么都没有强。最好的最理想的当然是荷花。中国旧的诗文中，描写荷花的简直是太多太多了。周敦颐的《爱莲说》，读书人不知道的恐怕是绝无仅有的。他那一句有名的"香远益清"是脍炙人口的。几乎可以说，中国人没有不爱荷花的。可我们楼前池塘中独独缺少荷花。每次看到或想到，总觉得是一块心病。

有人从湖北来，带来了洪湖的几颗莲子，外壳呈黑色，极硬。据说，如果埋在淤泥中，能够千年不烂。因此，我用铁锤在莲子上砸开了一条缝，让莲芽能够破壳而出，不至永远埋在泥中。这都是一些主观的愿望，莲芽能不能够出，都是极大的未知数。反正我总算是尽了人事，把五六颗敲破的莲子投入池塘中，下面就是听天由命了。

这样一来，我每天就多了一件工作：到池塘边上去看上几次。心里总是希望，忽然有一天，"小荷才露尖尖角"，有翠绿的莲叶长出水面。可是，事与愿违，投下去的第一年，一直到秋凉落叶，水面上也没有出现什么东西。经过了寂寞的冬天，到了第二年，春水盈塘，绿柳垂丝，一片旖旎的风光。可是，我翘盼的水面上却仍然没有露出什么荷叶。此时我已经完全灰了心，以为那几颗湖北带来的硬壳莲子，由于人力无法解释的原因，大概不会再有长出荷花的希望了。我的目光无法把荷叶从淤泥中吸出。

但是，到了第三年，却忽然出了奇迹。有一天，我忽然发现，在我投莲子的地方长出了几个圆圆的绿叶，虽然颜色极惹人喜爱，但是却细弱单薄，可怜兮兮地平卧在水面上，像水浮莲的叶子一样。而且最初只长出了五六个叶片。我总嫌这有点太少，总希望多长出几片来。于是，我盼星星，盼月亮，天天到池塘边上去观望。有校外的农民来捞水草，我总请求他们手下留情，不要碰断叶片。但是经过了漫漫的长夏，凄清的秋天又降临人间，池塘里浮动的仍然只是孤零零的那五六个叶片。对我来说，这又是一个虽微有希望但究竟仍是一个令人灰心的一年。

真正的奇迹出现在第四年上。严冬一过，池塘里又溢满了春水。到了一般荷花长叶的时候，在去年飘浮着五六个叶片的地方，一夜之间，突然长出了一大片绿叶，而且看来荷花在严冬的冰下并没有停止行动，因为在离开原有五六个叶片的那块基地比较远的池塘中心，也长出了叶片。叶片扩张的速度，扩张范围的扩大，都是惊人地快。几天之内，池塘内不小一部分，已经全为绿叶所覆盖。而且原来平卧在水面上的像是水浮莲一样的叶片，不知道是从哪里聚集来了力量，有一些竟然跃出了水面，长成了亭亭的荷叶。原来我心中还迟迟疑疑，怕池中长的是水浮莲，而不是真正的荷花。这样一来，我心中的疑云一扫而光：池塘中生长的真正是洪湖莲花的子孙了。我心中狂喜，这几年总算是没有白等。

天地萌生万物，对包括人在内的动植物等有生命的东西，总是赋予一种极其惊人的求生存的力量和极其惊人的扩展蔓延的力量，这种力量大到无法抗御。只要你肯费力来观摩一下，就必然会承认这一点。现在摆在我面前的就是我楼前池塘里的荷花。自从几个勇敢的叶片跃出水面以后，许多叶片接踵而至。一夜之间，就出来了几十枝，而且迅速地扩散、蔓延。不到十几天的工夫，荷叶已经蔓延得遮蔽了半个池塘。从我撒种的地方出发，向东西南北四面扩展。我无法知道，荷花是怎样在深水中淤泥里走动。反正从露出水面的荷叶来看，每天至少要走半尺的距离，才能形成眼前这个局面。

光长荷叶，当然是不能满足的。荷花接踵而至，而且据了解荷花的行家说，我门前池塘里的荷花，同燕园其他池塘里的，都不一样。其他地方的荷花，颜色浅红；而我这里的荷花，不但红色浓，而且花瓣多，每一朵花能开出十六个复瓣，看上去当然就与众不同了。这些红艳耀目的荷花，高高地凌驾于莲叶之上，迎风弄姿，似乎在睥睨一切。幼时读旧诗："毕竟西湖六月中，风光不与四时同。接天莲叶无穷碧，映日荷花别样红。"爱其诗句之美，深恨没有能亲自到杭州西湖去欣赏一番。现在我门前池塘中呈现的就是那一派西湖景象，是我把西湖从杭州搬到燕园里来了，岂不大快人意也哉！前几年才搬到朗润园来的周一良先生赐名为"季荷"。我觉得很有趣，又非常感激，难道我这个人将以荷而传吗？

前年和去年，每当夏月塘荷盛开时，我每天至少有几次徘徊在塘边，坐在石头上，静静地吸吮荷花和荷叶的清香。"蝉噪林愈静，鸟鸣山更幽。"我确实觉得四周静得很。我在一片寂静中，默默地坐在那里，水面上看到的是荷花的绿肥、红肥。倒影映入水中，风乍起，一片莲瓣堕入水中，它从上面向下落，水中的倒影却是从下边向上落，最后一接触到水面，二者合为一，像小船似的漂在那里。我曾在某一本诗话上读到两句诗："池花对影落，沙鸟带声飞。"作者深惜第二句对仗不工。这也难怪，像"池花对影落"这样的境界究竟有几个人能参悟透呢？

晚上，我们一家人也常常坐在塘边石头上纳凉。有一夜，天空中的月亮又明又亮，把一片银光洒在荷花上。我忽听卜通一声，是我的小白波斯猫毛毛扑入水中，她大概是认为水中有白玉盘，想扑上去抓住。它一入水，大概就觉得不对头，连忙矫捷地回到岸上，把月亮的倒影打得支离破碎，好久才恢复了原形。

今年夏天，天气异常闷热，而荷花则开得特欢。绿盖擎天，红花映日，把一个不算小的池塘塞得满而又满，几乎连水面都看不到了。一个喜爱荷花的邻居，天天兴致勃勃地数荷花的朵数。今天告诉我，有四五百朵；明天又告诉我，有六七百朵。但是，我虽然知道他为人细致，却不相信他真能数出确切的朵数。在荷叶底下，石头缝里，苟苟晃晃，不知还隐藏着多少菁葵儿，都是在岸边难以看到的。粗略估计，今年大概开了将近一千朵。真可以算是洋洋大观了。

连日来，天气突然变寒，好像一下子从夏天转入秋天。池塘里的荷叶虽然仍是绿油一片，但是看来变成残荷之日也不会太远了。再过一两个月，池水一结冰，连残荷也将消逝得无影无踪。那时荷花大概会在冰下冬眠，做着春天的梦。它们的梦一定能够圆的，"既然冬天到了，春天还会远吗？"

我为我的"季荷"祝福。

◎ 提示

《清塘荷韵》，作者季羡林，字希逋，又字齐奘。1911年出生于山东省清平县（现并入临清市），2009年去世。我国著名的古文字学家、历史学家。1946年，由德国留学回国，被聘为北京大学教授，创建东方语言文学系。1956年当选为中国科学院哲学社会科学部委员。1978年任北京大学副校长。其著作已汇编成《季羡林全集》。

文化拓展
"花中君子"——荷花

出淤泥而不染的"花中君子"——荷花，不仅是历来文人墨客欣赏吟诵的对象，还是一味药食同源的好药材。荷的全身都具有良好的药用和食用价值，但不同的部位，其作用效果是有区别的，要根据不同的需求，合理选择使用。

莲子：莲的成熟种仁。味甘、涩，性平，入脾、肾、心经。具有补脾止泻、益肾固精、养心安神的功效。用于脾虚久泻、食欲不振、心悸、失眠等，治疗脾虚久泻的著名方剂"参苓白术散"，其中就有莲子。民间则用莲子与红砂糖同煎，吃莲子喝汤，既治脾虚腹泻，也治妇女体虚、白带增多，还可用于失眠、心悸的病人。莲子含淀粉、棉子糖、天门冬素、蜜三糖等，是营养丰富的滋补食品，在药膳中最为常用。

石莲子：莲子老于莲房后，堕入淤泥，经久变得坚硬如石。药用时，应将壳打碎。主要用于治疗慢性淋证和慢性痢疾。治疗淋证的名方"清心莲子饮"，其中就以石莲肉作主药。现代用于治疗慢性肾盂肾炎，有一定效果。

莲子心：为莲子中的青嫩胚芽。味苦，性寒。具有清心、除热、安神的功效。可用于温热病、神昏谵语、心火亢盛、烦燥不安等症。莲子心含氧化黄心树宁碱，并含莲心碱、荷叶碱，具有抑制鼻咽癌的功效。近年来，人们发现莲心生物碱能通过释放组织胺，使外周血管扩张，从而降低血压，可用来治疗肝阳上亢型高血压。莲子心最常见的用法便是水煎代茶饮，可清心、安神、降压。

莲须：为莲的雄蕊。味甘、涩，性微温，是收涩之品，有益肾、固精、止血的作用，可治梦遗、滑精、遗尿、尿频、吐血、崩漏等。本品收涩力强，久服易引起大便秘结。治疗遗精的中成药"金锁固精丸",其中就有莲须。

莲房:即莲蓬壳,为莲的成熟花托。味苦、涩,性温。功能为消瘀止血、调经去湿,可用于先兆流产、崩漏和月经过多、小儿夏季泄泻等症。

莲花:莲的干燥花瓣。味苦,性温。有去湿消暑、活血止血的功效。可用于暑热烦渴、咳血咯血等症。加糯米冰糖制成莲花粥能益气驻颜。

荷叶:莲的干燥叶。性平,味苦,有解暑清热、升发清阳、开胃止血的功效,可用于防治中暑、小儿夏季热症、脾虚泄泻和各种出血症。荷叶切丝晒干或制炭能清热解暑、升发清阳、止血,治暑湿汗多、泄泻晕眩、水气浮肿、吐血、衄血等症;荷叶色清气香,配膳入馔可制成健康饮食,如荷叶包肉,蒸熟,味清香浓郁;当盖煮粥,色淡绿清香,为清热消暑良品。

荷梗:荷叶的叶柄。性味、功用与荷叶相同,能通气宽胸。常用于夏季暑湿温热、胸闷不畅等症,用时要去刺。

荷蒂:荷叶中央连接荷梗的部分。性味同荷叶,有和胃、安胎、止血、止带的功效。可用于胎动不安及崩漏带下等症。此外,本品具有升举作用,对清气下陷的脱肛,疗效较好。

藕:莲的肥大根茎。味甘、性寒。能凉血、止血、止渴除烦、解酒蟹毒。适用于湿热病、心烦、口渴或吐衄等症。莲藕生食可清热、凉血、散瘀;熟食可健脾开胃、益血生肌、止泻;捣汁服用,则可止闷、除烦、开胃。

藕节:根茎之间的节。味甘、涩,性平。用干藕节或藕节炭入药,有消瘀止血、涩精止遗的作用,可治咳血、吐血、尿血、便血、子宫出血等。

荷花不仅具有观赏价值,同时还是人们喜爱的药膳,因此具有极高的经济价值。荷花的栽培品种较多,根据不同的栽培目的,而有花莲、子莲、藕莲之分。花莲主要供观赏,子莲主要产莲子,藕莲则开花少而产莲藕多。

本草故事

荷花的传说

荷花相传是王母娘娘身边的一个美貌侍女——玉姬的化身。当初玉姬看见人间双双对对,男耕女织,十分羡慕,便动了凡心,在河神女儿的陪伴下她偷偷地逃出天宫,来到杭州西子湖畔。西湖秀丽的风光让玉姬流连忘返,忘情嬉戏,直到天亮也舍不得离开。王母娘娘知道后用莲花宝座将玉姬打入湖中，并将她"打入淤泥，永世不得再登南天"。从此，天宫中少了一位美貌的侍女，而人间多了一种冰清玉洁的鲜花。

荷花是我国的传统名花。花叶清秀，花香四溢，沁人心脾。有迎骄阳而不惧、出淤泥而不染的品质。所以荷花在人们心目中是真善美的化身，是吉祥兴旺的预兆，也是佛教中神圣净洁的象征。

在古典文学巨著《红楼梦》中，据说晴雯死后变成芙蓉仙子，贾宝玉在给晴雯的殡词《芙蓉女儿诔》中道："其为质，则金玉不足喻其贵；其为性，则冰雪不足喻其洁；其为神，则星日不足喻其精；其为貌，则花月不足喻其色。"虽然后世的红学专家们都认为这不过是作者借咏晴雯之名而赞黛玉之洁，但是无论如何，荷花总是与女儿的冰清玉洁联系在一起的。

由于"莲"与"怜"音同，所以古诗中有不少写莲的诗句，借写莲以表达爱情。如南朝乐府《西洲曲》："采莲南塘秋，莲花过人头。低头弄莲子，莲子青如水。""莲子"即"怜子"，"青"即"清"。这里是实写也是虚写，采用谐音双关的修辞，表达了一个女子对所爱男子的深深思念。晋《子夜歌四十二首》之三十五："雾露隐芙蓉，见莲不分明。"雾气露珠隐去了荷花的真面目，莲叶可见但不甚分明，这也是利用谐音双关的方法，写出一个女子隐约地感到男方爱恋着自己。

据考证，荷花的老家在印度等热带地区，印度人还将它作为自己的国花。由于印度是佛教的发源地，所以在印度荷花与佛教有千丝万缕的联系，无论画佛还是塑佛，佛座必定是莲花台座。为什么佛要坐在荷花上呢？据佛典介绍，主要是因为佛法庄严神妙，而莲花软而净，大而香，所以"莲花台，严净香妙可坐"。

佛经中还有一则"莲花夫人"的美妙故事。有一只鹿生了一个美丽的女子，仙人将她抚养成人。她走过的地方，会有莲花开出来，这便是"步步莲花"一词的由来，人们现在用它来比喻经历的辉煌。

相传，农历六月二十四日为荷花仙子的生日。

第二章

春谷持作饭

采葵持作羹

　　作家大都是美食家，善于发现生活中的美，享受生活。没有条件时，像曹雪芹的"举家食粥酒常赊"，也能对付；如若条件许可，那一定不会在嘴上亏待自己。而食事与文事紧密相联，古代的苏东坡、陆游、袁枚、李渔，现代的林语堂、梁实秋等，都有专门写美食的佳作。

　　苏东坡是一位诗文书画俱佳的大文豪，也是一位精于药方的养生专家、热爱生活的美食家。他的诗文书画传遍天下，他喜欢美食也是尽人皆知。他发明了东坡肉，还专门写了《猪肉颂》："净洗铛，少著水，柴头罨烟焰不起。待他自熟莫催他，火候足时他自美。"他喜欢吃河豚，并留下名句："竹外桃花三两枝，春江水暖鸭先知。蒌蒿满地芦芽短，正是河豚欲上时。"在著名的《老饕赋》中，东坡以"老饕"自嘲，并戏谑地宣称："盖聚物之夭美，以养吾之老饕。"意思是说，全天下的美味呀，你们的存在都是为了供养我这个老馋鬼！记在他名下的还有东坡饼、东坡鱼、东坡拼盘、东坡肘子……

　　放慢脚步，品味生活，品读美文，品尝美食，这是人生的一大主题。

藕与莼菜

叶圣陶

同朋友喝酒，嚼着薄片的雪藕，忽然怀念起故乡来了。若在故乡，每当新秋的早晨，门前经过许多的乡人：男的紫赤的臂膊和小腿肌肉突起，躯干高大且挺直，使人起健康的感觉；女的往往裹着白地青花的头巾，虽然赤脚，却穿短短的夏布裙，躯干固然不及男的那样高，但是别有一种健康的美的风致；他们各挑着一副担子，盛着鲜嫩玉色的长节的藕。在产藕的池塘里，在城外曲曲弯弯的小河边，他们把这些藕一再洗濯，所以这样洁白。仿佛他们以为这是供人品味的上品的东西，这是清晨的画境里的重要题材，倘若涂满污泥，就把人家欣赏的浑凝之感打破了；这是一件罪过的事情，他们不愿意担在身上，故而先把它们洗濯得这样洁白了，才挑进城里来。他们要稍稍休息的时候，就把竹扁担横在地上，自己坐在上面，随便拣择担里过嫩的"藕枪"或是较老的"藕朴"，大口地嚼着解渴。过路的人便站住了，红衣衫的小姑娘拣一节，白头发的老公公买两支。清淡的甘美的滋味于是普遍于家家户户了。这样情形差不多是平常的日课，直到叶落秋深的时候。

在这里上海，藕这东西几乎是珍品了。大概也是从我们故乡运来的。但是数量不多，自有那些伺候豪华公子硕腹巨贾的帮闲茶房们把大部分抢去了；其余的就要供在较大的水果铺子里，位置在金山苹果吕宋香芒之间，专待善价而沽。至于挑着担子在街上叫卖的，也并不是没有，但不是瘦得像乞丐的臂和腿，就是涩得像未熟的柿子，实在无从欣羡。因此，除了仅有的一回，我们今年竟不曾吃过藕。

这仅有的一回不是买来吃的，是邻舍送给我们吃的。他们也不是自己买的，是从故乡来的亲戚带来的。这藕离开它的家乡大约有好些时候了，所以不复呈玉样的颜色，却满被着许多锈斑。削去皮的时候，刀锋过处，很不爽利。切成片送进嘴里嚼着，有些儿甘味，但是没有那种鲜嫩的感觉，而且似乎含了满口的渣，第二片就不想吃了。只有孩子很高兴，他把这许多片嚼完，居然有半点钟工夫不再作别的要求。

想起了藕就联想到莼菜。在故乡的春天，几乎天天吃莼菜。莼菜本身没有味道，味道全在于好的汤。但是嫩绿的颜色与丰富的诗意，无味之味真足令人心醉。在每条街旁的小河里，石埠头总歇着一两条没篷的船，满舱盛着莼菜，是从太湖里捞来的。取得这样方面，当然能日餐一碗了。

而在这里上海又不然；非上馆子就难以吃到这东西。我们当然不上馆子，偶然有一两回去叨扰朋友的酒席，恰又不是莼菜上市的时候，所以今年竟不曾吃过。直到最近，伯祥的杭州亲戚来了，送他装瓶的西湖莼菜，他送给我一瓶，我才算也尝了新。

向来不恋故乡的我，想到这里，觉得故乡可爱极了。我自己也不明白，为什么会起这么深浓的情绪？再一思索，实在很浅显：因为在故乡有所恋，而所恋又只在故乡有，就萦系着不能割舍了。譬如亲密的家人在那里，知心的朋友在那里，怎得不恋恋？怎得不怀念？但是仅仅为了爱故乡么？不是的，不过在故乡的几个人把我们牵系着罢了。若无所牵系，更何所恋念？像我现在，偶然被藕与莼菜所牵系，所以就怀念起故乡来了。

所恋在哪里，哪里就是我们的故乡了。

一九二三年九月七日

◎ **提示**

叶圣陶，原名叶绍钧，字圣陶，笔名有叶匋、圣陶、桂山等。1894年10月28日出生于江苏苏州，1988年2月16日在北京逝世，终年94岁。他是我国杰出的作家、出版家、教育家，其作品至今仍广受欢迎。同名作品《藕与莼菜》分为"散文辑"、"小说辑"和"童话辑"三部分。每一部分都精选了适合当下学生阅读的经典作品，其中"散文辑"中包括《藕与莼菜》、《春天来了》、《牵牛花》等名篇，"小说辑"中包括《小蚬的回家》、《夜》、《一个练习生》、《寒假的一天》等短篇小说，"童话辑"则包括《稻草人》、《快乐的人》、《古代英雄的石像》等青少年耳熟能详的作品。

食品和药物
（节选）

林语堂

　　我们如把对于食品的观点范围放大些，则食品之为物，应该包括一切可以滋养我们身体的物品，正如对于房屋的观点放大起来，即应包括一切关于居住的事物。因为我们都属于动物类，所以我们不能不吃食以维持生命。我们的生命并不在上帝的掌握中，而是在厨子的掌握中。因此中国绅士都优待他们的厨子，因为厨子实在掌着予夺他们的生活享受之大权。中国之为父母者——我猜想西方人也是如此——大都善视其儿女的奶妈。因为他们知道儿女的健康，完全依赖奶妈的性情、快乐和起居。为了同样的理由，我们自然也应善待职司喂养我们的厨子，如若我们也和留意儿女们一般留意我们的身体健康的话。如果一个人能在清晨未起身时，很清醒地屈指算一算，一生之中究竟有几件东西使他得到真正的享受，则他一定将以食品为第一。所以倘要试验一个人是否聪明，只要去看他家中的食品是否精美，便能知道了。

　　现代城市生活之节奏是如此的紧张，致使我们一天更比一天无暇去顾到烹调和滋养方面的事情。一个同时是著名记者的主妇，绝不能埋怨她将罐头汤和罐头豆供给她的丈夫。不过一个人如若只为了工作而进食，而不是为了须进食而工作，实在可说是不合情理的生活。我们须对己身施行仁慈和慷慨，方会对别人施行仁慈和慷慨。一个女人即使极致力于市政事业，极致力于改进一般的社会情形，但她自己则只能在一副两眼煤气灶上煮饭烧菜，每顿只有十分钟的吃饭时间，这于她又有什么益处？她如遇到孔子，定被休回娘家，一如孔子因太太失于烹调，而即将她休掉一般。

　　孔子之妻究竟是被休，还是她因受不了丈夫的种种苛求而自己逃回娘家，其中的事情不很明了。在孔子，"食不厌精，脍不厌细"，他"不得其酱不食，割不正不食；色恶不食，臭恶不食"。我敢断定孔太太对于这些要求纵是能忍受，但是有一天她买不到新鲜的食物，不得已命她的儿子鲤到店铺里去买些酒和熟食以供餐，孔子即说："沽酒市脯不食。"到这时，她除了整一整行李，弃家逃走之外，还有什么办法？这个对孔子之妻的心理设想，是我创造出来的。但孔子对于这位可怜的太太所立下的许多严厉规条，则确是明明白白地列在《论语》中，有籍可稽。

中国人对于食物，向来抱一种较为广泛的见解。所以对于食品和药物并不加以很明显的区别。凡有益于身体者都是药物，也都就是食物。现代科学直到上一世纪，方始知道食事在医疗上的重要。现时的医院中都已聘有经验丰富的食事专家已是一件可喜的事情。但如若各医院的当局肯更进一步，将这班食事专家送到中国去受一下训练，则他们或许就会减少玻璃瓶的使用。古代医学作家孙思邈（第六世纪）说："谓其医者先晓病源，知其所犯，先以食疗，不瘥，然后用药。"元代太医院某大夫，于1330年著了一本中国的第一部食谱，认食物为基本的养生法。他在序文中说：

> 善摄生者，薄滋味，省思虑，节嗜欲，戒喜怒，惜元气，简言语，轻得失，破忧沮，除妄想，远好恶，收视听，勤内顾。不劳神，不劳形，神形既安，病患何由而致也？故善养性者，先饥而食，食勿令饱，先渴而饮，饮勿令过。食欲数而少；不欲顿而多。盖饱中饥，饥中饱。饱则伤肺，饥则伤气。若食饱，不得便卧，即生百病。

所以这本烹调书，也和其余的中国烹调书一般，实等于一本药方书。

你如向上海河南路走一遭，去那里看看卖中国药物的铺子，你竟难于断言这种铺子里边究竟是药物多于食物，还是食物多于药物？你在那里可以看见桂皮和火腿，虎筋和海狗肾及海参，鹿茸和麻菇及蜜枣，并排地阵列在一处。这许多东西都是有益于身体的，都是富于滋养的。此外如虎骨木瓜酒，显然也难于区别其究竟是食物还是药物？中国补药不像西药般用次磷酸盐三公分，砒二厘所合成，是一件可喜的事情。生地炖童鸡即是一碗绝妙的补药。这完全是由于中国药物使用法的关系。因为西药大都以丸或片为式，而中国药物则大都为汤式。而且中国药的配制方法和寻常的汤相同，是用许多味不同的药物合煮而成的。中国的汤药，其中药物往往多至七八十种，都是君臣相济，以滋补和加强身体的整体为主，而不专在于治疗某一部分的病患。因为中国的医学，在基本上和最新的西方医学见解相合，认为当一个人患肝病时，并不单是肝部而实是全体都有病患。总而言之，药之为物，其效用不过在于以增强生机力为原则，使其对于人身非常复杂的器官、液汁和内分泌物系自然发生作用，而让身体增加抵抗疾病的力量，自己去治疗其患处。

中国医生对于病人并不给予阿司匹灵片，而给他喝一大碗药茶以取汗。所以将来的病人，或许不必再吃金鸡纳片，而只需喝一碗加些金鸡纳皮的冬菇甲鱼汤。现代医院的食事部分势须加以扩充。到了将来，医院本身大概将变成一个类似疗养院式的大菜馆。最后，我们必将达到对于健康和疾病认为二者有交互作用的地步。到那时，人类即会因预防疾病而进食，而不再是为医治疾病而吃药了。这一点目下尚未为西方人所充分注意，因为西方人尚只知有病时去找医生，而不知道在未病时即去找医生。待达到这个程度时，滋补药物和治病药物之间的区别即将废除。

所以，我们对于中国人的药食不分，应该庆贺。这个观念使他们的药物减少药性，而使食物增加其可食性。饕餮之神在人类刚有历史时代即已出现这件事，似乎有一种象征的意义。我们现在发现这神道，远在古代即已是铸像家和雕刻家所爱塑造的目标。我们身体中都有饕餮的精神，这使我们的药方书类似我们的烹饪书，使我们的烹饪书类似药方书，并使中国的植物学和动物学发展为一支自然科学成为不可能。因为中国的科学家看见一条蛇，一只猢狲，一条鳄鱼或一个驼峰时，他始终只是想去尝尝它们的滋味。真正的科学好奇心，在中国不过是一种烹饪艺术的好奇心而已。为了在野蛮部落中药物和法术往往混为一谈，为了道家的专心于养生之道和寻求长生的方法，因此我们的食物便无形中受着他们的支配。在上文已提及的那部元朝太医院大夫所著的食谱中，有许多章即专系讲如何长生、如何免病的。道家最尊信大自然，所以他们偏向于重视蔬类的花果和食物，他们对于含露的鲜莲即视为高人的无上食品。这里边便有诗意和出世思想的交织。据他们的意见，单吸鲜莲所含的露更好，如若可能的话。这类食物包括松子、葛粉、藕粉之类，都是道家所认为足以助人致于长生的仙品。因为它们都是性能清心醒脾的东西。一个人在吃莲子时，心中不可怀有俗念如女色等类事。似药物而常为人所吃食，以助人致于长生的食品有：天门冬、生地、枸杞子、白术、黄精，尤其是人参和黄芪等物为贵品。

中国的药方书可供给西方科学研究以广大的研讨场地。西方医学直到上一世纪方始发现肝之为物，具有补血的功用。但在中国则极早就拿这样东西作为老年人的补食。我颇疑心当一个西方屠夫宰一口猪时，他大概将腰子肚子大小肠（肠中显然满含着胃汁）猪血骨髓和脑子一并弃去，而不知这些实是含有最丰富的滋养料的部分。现在已渐渐有人发现骨是人体内血中的红血球制造处，这不免使我可惜为什么羊骨、猪骨、牛骨都被随手丢弃，而不拿来熬一碗美味的汤。这岂不是虚耗有价值的食物吗？

......

在我个人，食物哲学大概可以归纳为三事，即新鲜、可口，和火候适宜。高手厨师如若没有新鲜的作料，即做不出好菜。他们大概都能使你知道烹调的良否，一半在于办作料。十七世纪的大诗人和享乐家袁子才在著作中述及他的厨师说：他是一个极高尚自重的人，如若作料不是新鲜，即使强迫他，也不肯动手烹煮的。这厨师的脾气很坏，但他因为主人知味，所以依旧能久于其职。四川现在有一位年纪很大的高手厨师，要请他来做一次菜很费事，须一星期前预约，以便他有充分买办作料的时间。须完全听他自择菜肴，而不许点菜。

普通人都知道凡是新鲜食物都是好吃的。这种知识使力不足以雇高手厨师的人，也有着享用美味的机会。在享受的供给上，依赖大自然实较胜于依赖文化。为了这个理由，凡家里有菜园或居住乡间的人，虽然没有高手厨师，也自必能够享受种种美食。为了同样的理由，食物必须在其产地吃过之后，方能评断其美恶。但对一个不懂买办新鲜食品的主妇，或单是吃冷藏食物即觉得满意的人，则对他讲何以享受美味实是徒然的。

食物的口味在酥嫩爽脆上，完全是火候关系。中国的菜馆因为有特备的炉子，所以能做出普通家庭中所不能烹煮的菜肴。至于滋味上，则食物可以分为两类：第一，是专以本味见长的食物，这类菜肴中，除了盐或酱油之外，不可加入别的作料；第二，是必须配以别样作料方有滋味的食物，例如：鳜鱼和鲥鱼都宜清炖，方显其本味，较肥的鱼如鲱鱼，则加中国辣酱烹煮更为好吃。美国的豆粟羹是各味调和的一个好例子。世间有许多食品好像都是为调味而出，必须和别种食品合烧，方显其美之味。笋烧猪肉是一种极可口的配合，肉借笋之鲜，笋则以肉而肥。火腿似乎最宜于甜吃。我住在上海时的厨子有一样拿手好菜，即用火腿和蜜枣为酿番薯饼。木耳、鸭蛋汤和南乳烧纽约龙虾都属佳肴。专为调味而设的食品甚多。如，麻菇、笋、榨菜等等，都属于此类。此外则有一种中国所视为珍品而本身没有味道的食物，这类食物都须借别样作料的调和配合，方成好菜。

中国最贵重的食品，本身都同样具有三种特质，即无色、无臭和无味，如鱼翅、燕窝和银耳都属于这一类，这三种食品都是含胶质的东西，都是无色、无臭、无味的。其所以成佳肴，全在用好汤去配合。

◎ 提示

林语堂（1895—1976），福建龙溪人。原名和乐，后改玉堂，又改语堂。1912年入上海圣约翰大学，毕业后在清华大学任教。1919年秋入美哈佛大学文学系。1922年获文学硕士学位。同年转赴德国入莱比锡大学，专攻语言学。1923年获博士学位后回国，任北京大学教授、北京女子师范大学教务长和英文系主任。1924年后为《语丝》主要撰稿人之一。1926年到厦门大学任文学院长。1927年任外交部秘书。1932年主编《论语》半月刊。1934年创办《人间世》，1935年创办《宇宙风》，提倡"以自我为中心，以闲适为格调"的小品文。1935年后，在美国用英文写《吾国与吾民》、《京华烟云》、《风声鹤唳》等文化著作和长篇小说。1944年曾一度回国到重庆讲学。1945年赴新加坡筹建南洋大学，任校长。1952年在美国与人创办《天风》杂志。1966年后定居台湾。1967年受聘为香港中文大学研究教授。1975年被推举为国际笔会副会长。1976年在香港逝世。

文化拓展

林语堂的《生活的艺术》

《生活的艺术》是林语堂旅美专事创作后的第一部书，也是继《吾国与吾民》之后再获成功的又一英文作品。林语堂在书中谈了庄子的淡泊，赞了陶渊明的闲适，诵了《归去来辞》，讲了《圣经》的故事，以及中国人如何品茗，如何行酒令，如何观山，如何玩水，如何看云，如何鉴石，如何养花、蓄鸟、赏雪、听雨，吟风、弄月……

作者自评

本书是一种私人的供状，供认我自己的思想和生活所得的经验。我不想发表客观意见，也不想创立不朽真理。我实在瞧不起自许的客观哲学；我只想表现我个人的观点。我本想题这书的名字为"抒情哲学"，用抒情一词说明这里面所讲的是一些私人的观念。但是这个书名似乎太美，我不敢用，我恐怕目标定得太高，即难于满足读者的期望，况且我的主旨是实事求是的散文，所以用现在的书名。

幽默大师林语堂以人生优游者的独特视角，诠释中国人"生活的艺术"，展现出诗样人生、才情人生、幽默人生、智慧人生的别样风情。

在他的笔下，沉重的肉身转化为轻灵的舞者，悲剧与沉重都被舞蹈所化解；他的人生就是风行水上，下面纵有旋涡急流，风仍逍遥自在。

人世是唯一的天堂，宇宙是无知，人生是笑话，是无意的，但是要靠自己的选择，创造出生活的艺术，让遮蔽的心灵走向澄明，让卑微的灵魂走向高贵。

《生活的艺术》是林语堂旅美专事创作后的第一部书，也是继《吾国与吾民》之后再获成功的又一英文作品。该书于1937年在美国出版，次年便居美国畅销书排行榜榜首达52周，且接连再版四十余次，并翻译成十余种文字。

🌀 本草故事
为什么乐师和厨师是中国文化的代表者？

饭养身、乐养神

"调和"的方法与规律往往掌握在一些具有特殊技能的人手里。

有两种人最懂调和之道：一为乐师，二为厨师。

他们都被称之为师。"师"就是来定规则、定原则的人。

高雅的乐师与朴实的厨师风马牛不相及，为什么却都是最懂调和之道的人呢？

我们每天都要吃饭，吃饭是一种最基本的养身之法。而音乐养的则是人的灵魂。古人认为，世界上唯一能作用于人灵魂的东西就只有音乐。

中国传统文化一再强调身心不二，就是身体和心灵是一个整体，人若只养好了身体，而没养好心灵，那就是行尸走肉，不叫养生。养生不仅仅局限在肉体层面，肉体与心灵的调和才是真正的养生之道。人既有健康的身体，又有美好阳光的大情怀，才叫身心的康健。这也是中国传统文化一个很独特的观点。

优秀的乐师和厨师都是掌握调和之道的高手，他们代表了中国文化中的一种高境界。

厨神伊尹的调和之道

《吕氏春秋》记载：夏末商初，有一个叫伊尹的人，他善于调和五味，被誉为"厨神"。伊尹是商汤的大厨师，对于做饭有自己独特的视角与原理，即他特别懂得如何匹配食物的味道。

任何食物都有自己独特的味道、特性。比如鱼虾这些水生的东西腥味就比较重，牛、羊一类食草的动物膻气就比较大。那烹饪这些食物时就要施以特殊的手段来调和这些味道，达到既享用美味又去除异味的目的。

如何调和呢？伊尹说要靠三样东西：水、火和味（五味）。要想去除这些食物中的怪味，首先要靠水、火，通过掌握适当的火候和控制用水的比例来去异味；其次要通过酸、辛、甘、苦、咸这五味的调和来达到去除异味的目的。

五味调和是中国烹饪艺术所追求的最高境界，其实我们老百姓天天做饭的时候也都会用到，只是我们日用而不知，没有在意这背后的原理。

比如如何去掉鱼虾等海鲜的腥气呢？我们平常做这些食物的时候都会用到醋、姜和料酒，这几样东西就是很好的去腥之物。再比如我们炖牛羊肉的时候，都知道要多放一些葱、姜、大料，这些东西既可以去掉肉食中的臊味，还可化肉食，使我们既觉得好吃，还容易消化，对身体的健康有利。

做饭是门大学问。对于烹调每种食物来说，何时用大火，何时用文火，何时加水，何时放调料，放调料的次序，调料的用量等，都有所不同，可以说千变万化。胡乱做就得不到最佳的美味，得不到最营养科学的菜肴。说到底，还是一个"龢"的问题，"龢"的次序就给出了这层含义。

伊尹不仅仅是个神厨，他还是药食同源的奠基人，对后世影响巨大，可称为一代中医大师。

中药的药方就是多种药的配伍问题，而创始人就是这位伟大的神厨。中药开方的依据就是伊尹调和食物的原理。

伊尹根据五味入五脏的原理，将食物以君臣佐使配伍，以寒热温凉调性，把旧有的单味药治病发展成为了复方治病，其著作《伊尹汤液》是流芳千古的医家圣典。

我们拿一味汤来举例说明食物的配伍与调和之道。懂些养生之道的人都知道，当归可以补血，我们常在汤里加当归，而比较常做的一味汤就是"当归生姜羊肉汤"，这也是中医里很出名的一个成方，出自汉代张仲景的《金匮要略》，该汤在冬至前后喝可以调气补血，是一种简便易行的补阳之法。

中医认为，冬至为一阳生之际，姜可以帮助人体的阳气生发，而羊肉是补阳的食物，当归可以补血，所以按这种匹配做出来的汤被人饮用后就对身体特别好，大有补益。

我们常说"开方子"，顾名思义，"开方子"实际上就是开一个正确的方向。而这个正确的方向指的是什么呢？就是"和"的状态。人体的身心达到了"和"这个状态，就是走对了方向。

成语有"和羹调鼎"，鼎指鼎炉，羹指肉等食物，和羹调鼎就是说会煮肉。古人有种说法，凡是能够和羹调鼎者皆可以做宰相，这话的出处还是伊尹。

伊尹的出身很不好，为奴隶世家，但他非常有志气，勤奋好学，后成为了商汤的大厨，但他并没就此止步，而是在做饭做菜之余，仔细研究三皇五帝、大禹等英明君王的施政之道。一次，他借饭菜之事向商朝的君主汤提出了自己的治国主张，他说："做菜既不能太咸，也不能太淡，要调好作料才行；治国如同做菜，既不能操之过急，也不能松弛懈怠，只有恰到好处，才能办好。"商汤听后大受启发，并重用伊尹，封其为相，伊尹后来干得极为出色，成为了商朝的一代贤相。

所以，我们留意的话就会发现，做饭好吃的人，做音乐好听的人，都是懂得遵从和谐之道的人，这样的人在生活中的很多方面往往也是游刃有余，掌控有度。

从这里继续生发开去，其实像古人所说的"修身齐家治国平天下"、"治大国若烹小鲜"这些醒世恒言，都是基于"和"这个核心理念，而懂得

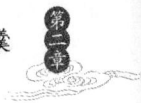

和谐之道的人会是最有价值的人，成为社会的中流砥柱。

金银花的传说

传说在很久以前，一个偏僻的小村里，住着一对勤劳善良的小夫妻。小夫妻生了一对双胞胎女孩，并给她俩起了好听的名字，"金花"和"银花"。金花、银花在父母的呵护下茁壮成长，不久便长成了如花似玉的大姑娘。她俩农忙时下田帮父母干活，闲时跟母亲一起拈针绣花、织布纺纱、上山采药，因此深得父母和乡亲们的喜欢。

一年初夏，村子里流行一种不知名的怪病。患病者无一例外地发热，高热不退，浑身上下泛起红斑或丘疹；病后不久即卧床不起，神昏谵语，随即命丧黄泉。村里的郎中束手无策，外地的郎中不敢进入，眼看全村人就只好等死了。在这危急的关头，金花、银花挺身而出，主动要求外出为乡亲们求医问药。而正在这时，她们父母也不幸患了此病。乡亲们都好心地劝她俩不要去了，以免求医问药不成，又没法为二老送终。姐妹俩面露难色。这时，父母语重心长地说："去吧！好孩儿！你们要尽快求得名医或好药回来，否则别回来见我们！"金花、银花含着泪花，当即收拾行李、干粮准备出发。乡亲们感动得热泪盈眶，嘱咐她俩好好求医问药，父母由乡亲们轮流照顾，不必挂念云云。

姐妹俩走遍千山万水，涉过无数激流险滩，遍访中原名医，但名医们不是对该病一无所知，就是因路途遥远而不愿前往。一天，姐妹俩路过华山，只见草棚外围满村民。走进草棚里，但见一位童颜白发的老者正在为一位奄奄一息的老农看病。姐妹俩上前说明缘由。老郎中听她俩说完，指着一屋子等着看病的农人对姐妹俩说："这里也流行瘟疫啊，我离不开。不过，我可以教你们一个方法，就是到丘陵、山谷和树林边采集一种初夏开花，花儿成对生于叶腋，初开时白色，后变黄色，黄白相映，严冬不落，叫'忍冬'的草药，它能治好你们乡亲的病。"老郎中进一步介绍说："这药的茎缠绕树木，长达数米，向左缠绕；中间空，多分枝，颜色棕褐。它开出的花瓣为棒状弯曲；色黄白，毛细密；偶有卵形叶状苞片；萼筒无毛，萼片被毛；花冠管状，上部五裂，裂片与冠管近相等；雄蕊五根，子房下位。闻之清香，尝之微苦。"姐妹俩听罢，立即谢别老郎中四处采集，不久便满载而归。

　　由于操劳过度，姐妹俩回到家乡后就病倒了。虽然如此，姐妹俩还是亲自用采来的草药煎汤给乡亲们服用。乡亲们服药后病情很快痊愈。而她俩也在父母的呵护下和乡亲们的关怀下不久病愈。为纪念姐妹俩的功绩，乡亲们便把那种草药叫做"金花银花"。后来，大家便渐渐地把"金花银花"简称为"金银花"了。

　　金银花性味甘、寒，归肺、胃、大肠经，具有清热、解毒、凉血、止痢等功效。用于热毒症、乳痈、肺脓疡、肠痈以及疖、痈、丹毒等疾病的治疗，载入我国第一部本草著作《神农本草经》中。

故乡的野菜

周作人

我的故乡不止一个，凡我住过的地方都是故乡。故乡对于我并没有什么特别的情分，只因钓于斯游于斯的关系，朝夕会面，遂成相识，正如乡村里的邻舍一样，虽然不是亲属，别后有时也要想念到他。我在浙东住过十几年，南京东京都住过六年，这都是我的故乡；现在住在北京，于是北京就成了我的家乡了。

日前我的妻往西单市场买菜回来，说起有荠菜在那里卖着，我便想起浙东的事来。荠菜是浙东人春天常吃的野菜，乡间不必说，就是城里只要有后园的人家都可以随时采食，妇女小儿各拿一把剪刀一只"苗篮"，蹲在地上搜寻，是一种有趣味的游戏的工作。那时小孩们唱道："荠菜马兰头，姊姊嫁在后门头。"后来马兰头有乡人拿来进城售卖了，但荠菜还是一种野菜，须得自家去采。

关于荠菜向来颇有风雅的传说，不过这似乎以吴地为主。《西湖游览志》云："三月三日男女皆戴荠菜花。谚云：三春戴养花，桃李羞繁华。"顾禄的《清嘉录》上亦说，"荠菜花俗呼野菜花，因谚有三月三蚂蚁上灶山之语，三日人家皆以野菜花置灶陉上，以厌虫蚁。侵晨村童叫卖不绝。或妇女簪髻上以祈清目，俗号眼亮花。"但浙东却不很理会这些事情，只是挑来做菜或炒年糕吃罢了。黄花麦果通称鼠麹草，系菊科植物，叶小、微圆互生，表面有白毛，花黄色，簇生梢头。春天采嫩叶，捣烂去汁，和粉作糕，称黄花麦果糕。小孩们有歌赞美之云：黄花麦果韧结结，关得大门自要吃，半块拿弗出，一块自要吃。

清明前后扫墓时，有些人家——大约是保存古风的人家——用黄花麦果作供，但不作饼状，做成小颗如指顶大，或细条如小指，以五六个作一攒，名曰茧果，不知是什么意思，或因蚕上山时设祭，也用这种食品，故有是称，亦未可知。自从十二三岁时外出不参与外祖家扫墓以后，不复见过茧果，近来住在北京，也不再见黄花麦果的影子了。日本称作"御形"，与荠菜同为春天的七草之一，也采来做点心用，状如艾饺，名曰"草饼"，春分前后多食之。在北京也有，但是吃去总是日本风味，不复是儿时的黄花麦果糕了。扫墓时候所常吃的还有一种野菜，俗称草紫，通称紫云英。农人在收获后，播种田内，用作肥料，是一种很被贱视的植物，但采取嫩茎瀹食，味颇鲜美，似豌豆苗。花紫红色，数十亩接连不断，一片锦绣，如铺着华美的地毯，非常好看，而且花朵状若蝴蝶，又如鸡雏，尤为小孩所喜，间有白色的花，相传可以治痢，很是珍重，但不易得。日本《俳句大辞典》云："此草与蒲公英同是习见的东西，从幼年时代便已熟识。在女人里边，不曾采过紫云英的人，恐未必有罢。"中国古来没有花环，但紫云英的花球却是小孩常玩的东西，这一层我还替那些小人们欣幸的。浙东扫墓用鼓吹，所以少年常随了乐音去看"上坟船里的娇娇"；没有钱的人家虽没有鼓吹，但是船头上篷窗下总露出些紫云英和杜鹃的花束，这也就是上坟船的确实的证据了。

◎ 提示

《故乡的野菜》于1924年4月5日发表于《晨报副刊》，后收入《雨天的书》（1925年北新书局出版）。在这篇散文中，作者以浓郁的怀旧情绪，介绍其故乡常见的野菜：荠菜，马兰头，鼠曲草，紫云英等，包括它们的形状，颜色及用途，以及与其相关的浙东民俗。作者引经据典，并将东洋习俗同中国习俗相比较映照，将浙东民俗置于一个横的文化比较剖面上和深厚的文化背景中。周作人的散文语言质朴平淡，风格从容平和，但富有哲理。

周作人（1885—1967），浙江绍兴人。原名櫆寿（后改为奎绶），字星杓，又名启明、启孟、起孟，笔名遐寿、仲密、岂明，号知堂、药堂等。历任国立北京大学教授、东方文学系主任，燕京大学新文学系主任、客座教授。新文化运动中是《新青年》的重要同人作者，并曾任"新潮社"主任编辑。"五四运动"之后，与郑振铎、沈雁冰、叶绍钧、许地山等人发起成立"文学研究会"；并与鲁迅、林语堂、孙伏园等创办《语丝》周刊，任主编和主要撰稿人。

雅舍谈吃（两篇）

梁实秋

炝青蛤

北人不大吃带壳的软体动物，不是不吃，是不似南人之普遍嗜食。

沈括《梦溪笔谈》卷二十四："如今之北方人喜用麻油煎物，不问何物，皆用油煎。庆历中，群学士会于玉堂，使人置得生蛤蜊一篑，令饔人烹之，久且不至。客讶之，使人检视，则曰：'煎之已焦黑而尚未烂。'坐客莫不大笑。"沈括，宋时人，当时可能有过这样的一个饔人闹过这样的一个笑话。

北平山东餐馆里，有一道有名的菜"炝青蛤"。所谓青蛤，一寸来长，壳面作淡青色，平滑洁净，肉微呈黄色，在蛤类中比较最具干净相。做法简单，先在沸水中烫过，然后瓣开贝壳，一个个的都仰列在盘里，洒上料酒姜末胡椒粉，即可上桌，为上好的佐酒之物。另一吃法是做"芙蓉青蛤"，所谓芙蓉就是蒸蛋羹，蒸到半熟时把剥好的青蛤肉摆在表面上，再蒸片刻即得。也有不剥蛤肉，整个青蛤带壳投在蛋里去蒸的。这种带壳蒸的办法，似嫌粗豪，但是也有人说非如此不过瘾。

青蛤在家里也可以吃，手续简单，不过在北方吃东西多按季节。春夏之交，黄鱼大头鱼上市，也就是吃蛤蜊的旺季。我记得先君在世的时候，照例要到供应水产最为丰富的东单牌楼菜市采购青蛤，一买就是满满一麻袋，足足有好几十斤，几乎一个人都提不动，运回家来供我们大嚼。先是浸蛤于水，过一昼夜而泥沙吐尽。听人说，水里若是滴上一些麻油，则沙吐得更快更干净。我没有试过。蛤虽味鲜，不宜多食，但是我的二姊曾有一顿吃下一百二十个青蛤的纪录。大家这样狂吃一顿，一年之内不作再吃想矣。

在台湾我没有吃到过青蛤。著名的食物"蚵仔煎"，蚵仔是台语，实即牡蛎，亦即蚝。这种东西宁波一带盛产。剥出来的肉，名为蛎黄。李时珍《本草》："南海人，食其肉，谓之蛎黄。"其实蛎黄亦不限于南海。东北人喜欢吃的白肉酸菜火锅，即往往投入一盘蛎黄，使汤味格外鲜美。此地其他贝类，如哈蛎、蚶、海瓜子，大部分都是酱油汤子里泡着，咸滋滋的，失去鲜味不少。蚶子是南方普遍食物，人工培养蚶子的地方名为蚶田。清一统志："莆田县东七十里大海上，有蚶田四百顷。"规模好大！蚶子用开水一烫，掰开加三合油加姜末就可以吃，壳里漾着血水，故名血蚶。我看见那血水，心里不舒服，再想到上海弄堂每天清早刷马桶的人，用竹帚蚶子壳"哗啦哗啦"搅得震天响，看着蚶子就更不自在了。至于淡菜，一名壳菜，也是浙闽名产，晒干了之后可用以煨红烧肉，其形状很丑，像是晒干了的蝉，又有人想入非非就是像另外一种东西。总之这些贝类都不是北人所易接受的。

美国西海岸自阿拉斯加起以至南加州，海底出产一种巨大的蛤蜊，名曰geoduck，很奇怪的当地的人却读如"古异德克"，又名之曰："蛤王"（king clam）。其壳并不太大，大者长不过四五寸许，但是它的肉体有一条长长的粗粗的肉伸出壳外，略有伸缩性，但不能缩进壳里，像象鼻一般，其状不雅，长可达一尺开外，两片硬壳贴在下面形同虚设。这条长鼻肉味鲜美，可以说是美国西海岸食物中的隽品。我曾为文介绍，可是国人旅游美国西部者，搜奇选胜，却很少人尝过"古异德克"。知音很难，知味亦不易。我初尝异味是在西雅图高叔哿严倚云伉俪府上，这两位都精易牙之术。高先生告诉我，"古异德克"虽是珍品，而美国人不善处理，较高级餐馆菜单中偶然也列此一味，但是烹制出来，尽管猛加"白兰地"，不是韧如皮鞋底，就是味同嚼蜡。皆因西人烹调方法，不外油炸、水煮、热烤，就是缺了我们中国的"炒"。他们根本没有炒菜锅。英文中没有相当于"炒"的字，目前一般翻译都作stir fry（一面翻腾一面煎）。高先生作"古异德克"是用炒的方法，先把象鼻形的那根肉割下来，其余部分丢弃，用沸水一浇，外表一层粗皱的松皮就容易脱落下来了，然后切成薄片，越薄越好。旺火，沸油，爆炒，加进葱姜盐，翻动十来下，熟了，略加玉米粉，使汁稠，趁热上桌，吃起来有广东馆子"炒响螺"的味道。

美国人不懂这一套。风行美国各地的"蛤羹"（clam chowder）味道不错，里面的番薯牛奶面粉大概不少，稠糊糊的，很难发现其中有蛤。现在他们动起"蛤王"的脑筋来了，切碎"古异德克"制作蛤羹，并且装了罐头，想来风味不恶。

一九八六年五月七日台湾一家报纸刊出一则新闻式的广告，标题是"深海珍品鲍鱼贝——肉质鲜美好口味"。鲍鱼贝的名字起得好，即是"古昇德克"。据说日本在一九七六年引进了鲍鱼贝，而且还生吃。在台湾好像尚未被老饕注意，也许是因为我们的美味种类已经太多了。

贝类之中体积最小者，当推江浙产的"黄泥螺"。这种东西我就从未见过。菁清说她从小就喜欢吃，清粥小菜经常少不了它，有一天她居然在台北一家店里瞥见了一瓶瓶的黄泥螺，像是他乡遇故知一般，扫数买了回来。以后再买就买不到了，据告这是海员偶然携来寄售的。黄泥螺小得像绿豆一般，黑不溜湫的，不起眼，里面的那块肉当然是小得可怜，而且咸得很。

喝　茶

我不善品茶，不通茶经，更不懂什么茶道，从无两腋之下习习生风的经验。但是，数十年来，喝过不少茶，北平的双窨、天津的大叶、西湖的龙井、六安的瓜片、四川的沱茶、云南的普洱、洞庭湖的君山茶、武夷山的崖茶，甚至不登大雅之堂的茶叶梗与满天星随壶净的高末儿，都尝试过。茶是我们中国人的饮料，口干解渴，惟茶是尚。茶字，形近於荼，声近於槚，来源甚古，流传海外，凡是有中国人的地方就有茶。人无贵贱，谁都有分，上焉者细啜名种，下焉者牛饮茶汤，甚至路边埂畔还有人奉茶。北人早起，路上相逢，辄问讯"喝茶未？"茶是开门七件事之一，乃人生必需品。

孩提时，屋里有一把大茶壶，坐在一个有棉衬垫的藤箱里，相当保温，要喝茶自己斟。我们用的是绿豆碗，这种碗大号的是饭碗，小号的是茶碗，作绿豆色，粗糙耐用，当然和宋瓷不能比，和江西瓷不能比，和洋瓷也不能比，可是有一股朴实厚重的风貌，现在这种碗早已绝迹，我很怀念。这种碗打破了不值几文钱，脑勺子上也不至于挨巴掌。银托白瓷小盖碗是祖父母专用的，我们看着并不羡慕。看那小小的一盏，两口就喝光，泡两三回就得换茶叶，多麻烦。如今盖碗很少见了，除非是到故宫博物院拜会蒋院长，他那大客厅里总是会端出盖碗茶敬客。再不就是在电视剧中也常看见有盖碗茶，可是演员一手执盖一手执碗缩着脖子啜茶那副狼狈相，令人发噱，因为他不知道喝盖碗茶应该是怎样的喝法，他平素自己喝茶大概一直是用玻璃杯、保温杯之类。如今，我们此地见到的盖碗，多半是近年来本地制造的"万寿无疆"的那种样式，瓷厚了一些；日本制的盖碗，样式微有不同，总觉得有些怪怪的。近有人回大陆，顺便探视我的旧居，带来我三十多年前天天使用的一只瓷盖碗，原是十二套，只剩此一套了，碗沿还有一点磕损，睹此旧物，勾起往日的心情，不禁黯然。盖碗究竟是最好的茶具。

茶叶品种繁多，各有擅场。有友来自徽州，同学清华，徽州产茶胜地，但是他看到我用一撮茶叶放在壶里沏茶，表示惊讶，因为他只知道茶叶是烘干打包捆载上船沿江运到沪杭求售，剩下来的茶梗才是家人饮用之物。恰如北人所谓"卖席的睡凉园"。我平素喝茶，不是香片就是龙井，多次到大栅栏东鸿记或西鸿记去买茶叶，在柜台前面一站，徒弟搬来凳子让坐，看伙计秤茶叶，分成若干小包，包得见棱见角，那份手艺只有药铺伙计可以媲美。茉莉花窨过的茶叶，临卖的时候再抓一把鲜茉莉花放在表面上，所以叫做双窨。於是茶店里经常是茶香花香，郁郁菲菲。父执有名玉贵者，旗人，精於饮馔，居恒以一半香片一半龙井混合沏之，有香片之浓馥，兼龙井之苦清。吾家效而行之，无不称善。茶以人名，乃径呼此茶为"玉贵"，私家秘传，外人无由得知。

其实，清茶最为风雅。抗战前造访知堂老人於苦茶庵，主客相对总是有清茶一盂，淡淡的、涩涩的、绿绿的。我曾屡侍先君游西子湖，从不忘记品尝当地的龙井，不需要攀登南高峰凤篁岭，近处平湖秋月就有上好的龙井茶，开水现冲，风味绝佳。茶后进藕粉一碗，四美具矣。正是"穿牖而来，夏日清风冬日日；卷帘相见，前山明月后山山。"（骆成骧聊）有朋自六安来，贻我瓜片少许，叶大而绿，饮之有荒野的气息扑鼻。其中西瓜茶一种，真有西瓜风味。我曾过洞庭，舟泊岳阳楼下，购得君山茶一盒。沸水沏之，每片茶叶均如针状直立漂浮，良久始舒展下沉，味品清香不俗。

初来台湾，粗茶淡饭，颇想倾阮囊之所有，在饮茶一端偶作豪华之享受。一日过某茶店，索上好龙井，店主将我上下打量，取八元一斤之茶叶以应，余示不满，乃更以十二元者奉上，余仍不满，店主勃然色变，厉声曰："买东西，看货色，不能专以价钱定上下。提高价格，自欺欺人耳！先生奈何不察？"我爱其戆直。现在此茶店门庭若市，已成为业中之翘楚。此后我饮茶，但论品味，不问价钱。

茶之以浓酽胜者莫过於工夫茶。《潮嘉风月记》说工夫茶要细炭初沸连壶带碗泼浇，斟而细呷之，气味芳烈，较嚼梅花更为清绝。我没嚼过梅花，不过我旅居青岛时有一位潮州澄海朋友，每次聚饮酪酊，辄相偕走访一潮州帮巨商於其店肆。肆后有密室，烟具、茶具均极考究，小壶小盅有如玩具。更有妙婉丱童伺候煮茶、烧烟，因此经常饱吃工夫茶，诸如铁观音、大红袍，吃了之后还携带几匣回家。不知是否故弄虚，谓炉火与茶具相距以七步为度，沸水之温度方合标准。举小盅而饮之，若饮罢径自返盅于盘，则主人不悦，须举盅至鼻头猛嗅两下。这茶最有解酒之功，如嚼橄榄，舌根微涩，数巡之后，好像是越喝越渴，欲罢不能。喝工夫茶，要有工夫，细呷细品，要有设备，要人服侍，如今乱糟糟的社会里谁有那么多的工夫？红泥小火炉哪里去找？伺候茶汤的人更无论矣。普洱茶，漆黑一团，据说也有绿色者，泡烹出来黑不溜湫，粤人喜之。在北平，我只在正阳楼看人吃烤肉，吃得口滑肚子膨亨不得动弹，才高呼堂倌泡普洱茶。四川的沱茶亦不恶，惟一般茶馆应市者非上品。台湾的乌龙，名震中外，大量生产，佳者不易得。处处标榜冻顶，事实上哪里有那么多的冻顶？

喝茶，喝好茶，往事如烟。提起喝茶的艺术，现在好像谈不到了，不提也罢。

◎ **提示**

《炝青蛤》与《喝茶》均选自梁实秋先生的《雅舍谈吃》。梁实秋（1903—1987），原名梁治华，出生于北京，浙江杭县（今杭州）人。笔名子佳、秋郎、程淑等。中国著名的散文家、学者、文学批评家、翻译家，国内研究莎士比亚的权威之一，曾与鲁迅等左翼作家笔战不断。1923年8月赴美留学，取得哈佛大学文学硕士学位。1926年回国后，先后任教于国立东南大学（南京大学前身）、国立青岛大学（山东大学前身）。1949年到台湾，任台湾师范学院英语系教授。一生给中国文坛留下了两千多万字的著作，著有《雅舍小品》（四集）、《雅舍杂文》、《雅舍谈吃》、《秋室杂文》、《实秋杂文》、《实秋文存》、《槐园梦忆》等，其散文集创造了中国现代散文著作出版的最高纪录。译成四百多万字的莎士比亚全部剧作和三卷诗歌。著成一百万字的《英国文学史》，选译了一百二十万字的《英国文学选》。译出一百二十四册《世界名人传》。编成三十多种英汉字典和数十种英语教材。

葵·薤

汪曾祺

小时读汉乐府《十五从军征》，非常感动。

十五从军征，八十始得归。道逢乡里人，"里中有阿谁？"——"遥望是君家，松柏冢累累。"兔从狗窦入，雉从梁上飞，中庭生旅谷，井上生旅葵。舂谷持作饭，采葵持作羹，羹饭一时熟，不知贻阿谁。出门东向望，泪落沾我衣。

诗写得平淡而真实，没有一句迸出呼天抢地的激情，但是惨切沉痛，触目惊心。词句也明白如话，不事雕饰，真不像是两千多年前的人写出的作品，一个十来岁的孩子也完全能读懂。我未从过军，接触这首诗的时候，也还没有经过长久的乱离，但是不止一次为这首诗流了泪。然而有一句我不明白，"采葵持作羹"。葵如何可以为羹呢？我的家乡人只知道向日葵，我们那里叫做"葵花"。这东西怎么能做羹呢？用它的叶子？向日葵的叶子我是很熟悉的，很大，叶面很粗，有毛，即使是把它切碎了，加了油盐，煮熟之后也还是很难下咽的。另外有一种秋葵，开淡黄色薄瓣的大花，叶如鸡脚，又名鸡爪葵。这东西也似不能做羹。还有一种蜀葵，又名锦葵，内蒙、山西一带叫做"蜀蜀"。我们那里叫做端午花，因为在端午节前后盛开。我从来也没听说过端午花能吃，——包括它的叶、茎和花。后来我在济南的山东博物馆的庭院里看到一种戎葵，样子有点像秋葵，开着耀眼的朱红的大花，红得简直吓人一跳。我想，这种葵大概也不能吃。那么，持以作羹的葵究竟是一种什么东西呢？

后来我读到吴其濬的《植物名实图考长编》和《植物名实图考》。吴其濬是个很值得叫人佩服的读书人。他是嘉庆进士，自翰林院修撰官至湖南等省巡抚。但他并没有只是做官，他留意各地物产丰瘠与民生的关系，依据耳闻目见，辑录古籍中有关植物的文献，写成了《长编》和《图考》这样两部巨著。他的著作是我国十九世纪植物学极重要的专著。直到现在，西方的植物学家还认为他绘的画十分精确。吴其濬在《图考》中把葵列为蔬类的第一品。他用很激动的语气，几乎是大声疾呼，说葵就是冬苋菜。

然而冬苋菜又是什么呢？我到了四川、江西、湖南等省，才见到。我有一回住在武昌的招待所里，几乎餐餐都有一碗绿色的叶菜做的汤。这种菜吃到嘴是滑的，有点像莼菜。但我知道这不是莼菜，因为我知道湖北不出莼菜，而且样子也不像。我问服务员："这是什么菜？"——"冬苋菜！"第二天我过到一个巷子，看到有一个年轻的妇女在井边洗菜。这种菜我没有见过。叶片圆如猪耳，颜色正绿，叶梗也是绿的。我走过去问她洗的这是什么菜，——"冬苋菜！"我这才明白：这就是冬苋菜，这就是葵！那么，这种菜作羹正合适，——即使是旅生的。从此，我才算把《十五从军征》真正读懂了。

吴其濬为什么那样激动呢？因为在他成书的时候，已经几乎没有人知道葵是什么了。

蔬菜的命运，也和世间一切事物一样，有其兴盛和衰微，提起来也可叫人生一点感慨，葵本来是中国的主要蔬菜。《诗·风·七月》："七月烹葵及菽"，可见其普遍。后魏《齐民要术》以《种葵》列为蔬菜第一篇。"采葵莫伤根"，"松下清斋折露葵"，时时见于篇咏。元代王祯的《农书》还称葵为"百菜之主"。不知怎么一来，它就变得不行了。明代的《本草纲目》中已经将它列入草类，压根儿不承认它是菜了！葵的遭遇真够惨的！到底是什么原因呢？我想是因为后来全国普遍种植了大白菜。大白菜取代了葵。齐白石题画中曾提出"牡丹为花之王，荔枝为果之王，独不论白菜为菜中之王，何也"？其实大白菜实际上已经成"菜之王"了。幸亏南方几省还有冬苋菜，否则吴其濬就死无对证，好像葵已经绝了种似的。吴其濬是河南固始人，他的家乡大概早已经没有葵了，都种了白菜了。他要是不到湖南当巡抚，大概也弄不清葵是啥。吴其濬那样激动，是为葵鸣不平。其意若曰：葵本是菜中之王，是很好的东西；它并没有绝种！它就是冬苋菜！您到南方来尝尝这种菜，就知道了！

北方似乎见不到葵了。不过近几年北京忽然卖起一种过去没见过的菜：木耳菜。你可以买一把来，做个汤，尝尝。葵就是那样的味道，滑的，木耳菜本名落葵，是葵之一种，只是葵叶为绿色，而木耳菜则带紫色，且叶较尖而小。

由葵我又想到薤。

我到内蒙去调查抗日战争时期游击队的材料，准备写一个戏。

看了好多份资料，都提到部队当时很苦，时常没有粮食吃，吃"荄荄"，下面多于括号中注明（音"害害"）。我想："荄荄"是什么东西？再说"荄"（读gāi），也不读"害"呀！后来在草原上有人给我找了一棵实物，我一看，明白了：这是薤。薤（音xié）。内蒙、山西人每把声母为X的字读成H母，又好用叠字，所以把"薤"念成了"害害"。

薤叶极细。我捏着一棵薤，不禁想到汉代的挽歌《薤露》，"薤上露，何易晞，露晞明朝还落复，人死一去何时归？"不说葱上露、韭上露，是很有道理的。薤叶上实在挂不住多少露水，太易"晞"掉了。用此来比喻人命的短促，非常贴切。同时我又想到汉代的人一定是常常食薤的，故尔能近取譬。 北方人现在极少食薤了。南方人还是常吃的。湖南、湖北、江西、云南、四川都有。这几省都把这东西的鳞茎叫做"藠头"。"藠"音"叫"。南方的年轻人现在也有很多不认识这个藠字的。我在韶山参观，看到说明材料中提到当时用的一种土造的手榴弹，叫做"洋藠古"，一个讲解员就老实不客气地读成"洋晶古"。湖南等省人吃的藠头大都是腌制的，或入醋，味道酸甜；或加辣椒，则酸甜而极辣，皆极能开胃。南方人很少知道藠头即是薤的。北方城里人则连藠头也不认识。北京的食品商场偶尔从南方运了藠头来卖，趋之若鹜的都是南方几省的人。北京人则多用不信任的眼光端详半天，然后望望然后去之。

我曾买了一些，请几位北方同志尝尝，他们闭着眼睛嚼了一口，皱着眉头说："不好吃！——这哪有糖蒜好哇！"我本想长篇大论地宣传一下藠头的妙处，只好咽回去了。哀哉，人之成见之难于动摇也！

我写这篇随笔，用意是很清楚的。

第一，我希望年轻人多积累一点生活知识。古人说诗的作用：可以观，可以群，可以怨，还可以多识于草木虫鱼之名。这最后一点似乎和前面几点不能相提并论，其实这是很重要的。草木虫鱼，多是与人的生活密切相关。对于草木虫鱼有兴趣，说明对人也有广泛的兴趣。

第二，我劝大家口味不要太窄，什么都要尝尝，不管是古代的还是异地的食物，比如葵和薤，都吃一点。一个一年到头吃大白菜的人是没有口福的。许多大家都已经习以为常的蔬菜，比如菠菜和莴笋，其实原来都是外国菜。西红柿、洋葱，几十年前中国还没有，很多人吃不惯，现在不是也都很爱吃了么？许多东西，乍一吃，吃不惯，吃吃，就吃出味儿来了。

你当然知道，我这里说的，都是与文艺创作有点关系的问题。

◎ **提示**

汪曾祺，1920年3月5日生于江苏高邮，中国当代作家、散文家、戏剧家，京派作家的代表人物。被誉为"抒情的人道主义者，中国最后一个纯粹的文人，中国最后一个士大夫"。汪曾祺在短篇小说创作上颇有成就，对戏剧与民间文艺也有深入钻研。

除此之外，汪曾祺还有另一个头衔——美食家。他不仅能下厨房烹饪一手好美食，更能把吃的感受、吃的氛围、吃的渊源、吃的文化以及每道菜用什么料、怎么做，无不用雅致、细腻的语言，描绘得头头是道、饶有风味。很普通的菜，经他的文字一摆布，不仅没有了油腻的烟火味儿，还直接延伸到了审美境界，《口蘑》、《萝卜》、《五味》、《豆腐》、《干丝》、《家常酒菜》、《故乡的食物》……有人评价说，他是一位把口腹之欲和高雅文化之间的距离拉得最近的人。

☁ **文化拓展**
《植物名实图考长编》和《植物名实图考》

《植物名实图考长编》和《植物名实图考》两部著作均为吴其濬（吴其瀓）所撰。吴其濬（1789—1874），河南固始人，嘉庆丁丑（1817）进士。先后任翰林院修撰、礼部尚书等职。后出任湖北、江西、甘肃、浙江、湖南、云南、贵州、广东、福建、山西等省的学政、巡抚等职。时人称其"宦迹半天下"。《清史稿》有传。他虽是科甲出身，一直做官，但对于植物学研究有浓厚的兴趣。每到一地他都随时留心观察、记录各种植物的生长和分布状况，大量采集植物标本，并向乡人请教。

《植物名实图考长编》22卷，著录植物838种，分为谷、蔬、山草、隰草、蔓草、芳草、水草、石草、毒草、果、木共11大类。类下分若干种。每种植物列为一条，辑录自古以来关于该种植物的记载和评论，偶加按语。内容包括其形态、产地、药性、其他用途、栽培加工炮制方法，甚至传说、神话典故等。本书保存了许多古代的植物、本草文献，又经作者分类整理编纂成书，为后人研究提供了丰富的资料，是一部很有参考研究价值的植物学资料汇编。

《植物名实图考》共38卷，着重考核植物名实，对历来的同物异名或同名异物考订尤详，为研究中国植物种、属及固有名称的重要参考文献。分为谷、蔬、山草、阳草、石草、水草、蔓草、芳草、毒草、群芳、果、木12大类，收载植物1714种，比《本草纲目》多519种。有图1800余幅。吴其濬利用巡视各地的机会广泛采集标本，足迹遍及大江南北，多数图谱系按照实物绘出，绘图之精美受到中外学术界推崇。书中所记载的植物涉及我国十九个省，特别是云南、河南、贵州等省的植物采集比较多。据统计，产自边远的云南地区的植物达390余种，这在以前是很少见的。本书纠正了不少前人的错误，大量记录了我国各地丰饶的植物资源及民间开发利用情况。《植物名实图考》所记载的植物，在种类和地理分布上，都远远超过历代诸家本草，对我国近代植物分类学、近代中药学的发展都有很大影响。

《植物名实图考》一书在国际上享有很高的声誉，为世界植物学的发展作出了一定的贡献。1870年德国毕施奈德在《中国植物学文献评论》中认为《植物名实图考》是中国植物学著作中比较有价值的书，"刻绘尤极精审"，"其精确程度往往可资以鉴定科和目"，甚至"种"。现在世界上很多国家的图书馆都藏有这部书。

本草故事

丹参的故事

丹参是一味常用中药，别名红根、紫丹参、血参根等，这是因其药用的根部呈紫红色之故。此外，民间还有将其称作"丹心"的，这与流传的一个感人故事有关。

相传很久以前，东海岸边的一个渔村里住着一个叫"阿明"的青年。阿明从小丧父，与母亲相依为命，因自幼在风浪中长大，练就了一身好水性，人称"小蛟龙"。有一年，阿明的母亲患了妇科病，经常崩漏下血，请了很多大夫，都未治愈，阿明一筹莫展。正当此时，有人说东海中有个无名岛，岛上生长着一种花开紫蓝色、根呈红色的药草，以这种药草的根煎汤内服，就能治愈其母亲的病。阿明听后，喜出望外，便决定去无名岛采药。村里的人听说后，都为阿明捏一把汗，因为去无名岛的海路不但暗礁林立，而且水流湍急，欲上岛者十有九死，犹过"鬼门关"。但病不宜迟，阿明救母心切，毅然决定出海上岛采药。

第二天，阿明就驾船出海了。他凭着高超的技艺，绕过了一个个暗礁，冲过了一个个激流险滩，终于闯过"鬼门关"，顺利登上了无名岛。上岸后，他四处寻找那种开着紫蓝色花、根是红色的药草。每找到一棵，便赶快挖出其根，不一会儿就挖了一大捆。返回渔村后，阿明每日按时侍奉母亲服药，母亲的病很快就痊愈了。

村里人对阿明冒死采药为母治病的事非常敬佩。都说这种药草凝结了阿明的一片丹心，便给这种根红的药草取名"丹心"。后来在流传过程中，取其谐音就变成"丹参"了。

故事中所说的"丹参"，始载于汉代的《神农本草经》。中医认为，其味苦，性微寒，具有活血通经、祛淤止痛、清心除烦、凉血消痈等作用，适用于血淤、血热、血淤兼热或血热兼淤所致的各种病证，尤为妇科、内科及外伤科证属血淤兼热者所常用。按故事所说，阿明的母亲所患的崩漏病证，大概也是血淤兼热所致，故服用本品收效。当今，该药又被制成注射剂、滴丸等，用于心脑血管等病的治疗，均有较好的疗效。

第三章

采薜荔兮水中
掰芙蓉兮木本

　　子曰："《诗》可以兴，可以观，可以群，可以怨，迩之事父，远之事君，多识于鸟兽草木之名。""多识"的意思，就是增加了解。鸟兽草木都是与人类生活密切相关的知识，尤其是"草木"的知识，更为重要，更要多多了解掌握。据统计，《诗经》中提到的动植物有338种，其中植物178种，动物160种，包括粮食作物、经济作物、药用植物、芳草、野菜及野生草木。它比我国第一部本草学著作《神农本草经》还要早，因此在本草学研究中常被引用作为佐证。《离骚》作为我国第一部浪漫主义抒情长诗，诗中多用香花美草表达诗人高洁的品格和美好的政治理想。屈原的诗赋中诸多中草药，是祖国医药宝库中的珍贵遗产，同时，也从一个侧面反映了我国古代文人兼习药理的风尚。

采采芣苢[1]

《诗经》

采采芣苢,薄言采之[2]。采采芣苢,薄言有[3]之。

采采芣苢,薄言掇[4]之。采采芣苢,薄言捋[5]之。

采采芣苢,薄言袺[6]之。采采芣苢,薄言襭[7]之。

※ 注释

[1]芣苢(fú yǐ):即车前草,多年生草本,高20厘米—60厘米,全体光滑或稍有短毛。根茎短而肥厚,着生多数须根。根出叶外展,长4厘米—12厘米,宽4厘米—9厘米,全缘或有波状浅齿,基部狭窄成叶柄,叶柄和叶片几等长,基部膨大。花茎较叶片短或超出,有浅槽;穗状花序排列不紧密,长20厘米—30厘米,花绿白色。苞片宽三角形,比萼片短,二者都有绿色的龙骨状突起;花冠裂片披针形。蒴果椭圆形,近中部开裂,基部有不脱落的花萼,果内有种子6粒—8粒,细小,黑色,腹面平坦。花果期4月—8月。

[2]薄、言:皆语助词。采,采取。这句写开始摘取芣苢。

[3]有:收藏。一说,有,获取。

[4]掇(duō):拾取。

[5]捋(luō):捋取。

[6]袺(jié):拉起衣衽以盛放物品。袺之,拉起衣衽,把芣苢装进去。

[7]襭(xié):把衽插在衣带中以盛放物品。襭之,把衽插在衣带里,把芣苢装进去。

◇ 译文

采呀采呀采芣苢,采呀采呀采起来。采呀采呀采芣苢,采呀采呀采得来。采呀采呀采芣苢,一片一片摘下来。采呀采呀采芣苢,一把一把捋下来。采呀采呀采芣苢,提起表襟兜起来。采呀采呀采芣苢,掖起衣襟兜回来。

◎ 提示

《诗经》是我国第一部诗歌总集,共收入自西周初年至春秋中期五百多年的诗歌三百零五篇。《诗经》共分风(160篇)、雅(105篇)、颂(40篇)三大部分。它们都得名于音乐。"风"的意义就是声调。古人所谓"秦風"、"魏風"、"鄭風"，就如现在我们说陕西调、山西调、河南调。"雅"是正的意思。周代人把正声叫做雅乐，犹如清代人把昆腔叫做雅部，带有一种尊崇的意味。大雅、小雅可能是根据年代先后而分的。"颂"是用于宗庙祭的乐歌。

这篇似是妇女采芣苢子时所唱的歌。开始是泛言往取，最后是满载而归，欢乐之情可以从这一过程中体现出来。"芣苢"即车前草，这是当时人们采车前草时所唱的歌谣。

《诗经》中的歌谣，有很多用重章叠句的形式，但像《芣苢》这篇重叠得如此多却是绝无仅有的。这种看起来很单调的重叠，有它特殊的效果。在不断重叠中，产生了简单明快、往复回环的音乐感。同时，在六个动词的变化中，又表现了越采越多直到满载而归的过程。诗中完全没有写采芣苢的人，读起来却能够明白地感受到她们欢快的心情——情绪就在诗歌的音乐节奏中传达出来。

余冠英今译

车前子儿采呀采，采呀快快采些来。车前子儿采呀采，采呀快快采起来。车前子儿采呀采，一颗一颗拾起来。车前子儿采呀采，一把一把捋下来。车前子儿采呀采，手提着衣襟兜起来。车前子儿采呀采，掖起了衣襟兜回来。

思考与练习

一、试分析这首诗中出现的几个动词。

二、熟读并体会这首诗的意境。

三、查找相关资料，认识"芣苢"的药用和食用价值。

48

采 葛

《诗经》

彼采葛兮，一日不见，如三月[1]兮！

彼采萧兮，一日不见，如三秋[2]兮！

彼采艾兮，一日不见，如三岁[3]兮！

※ 注释

[1]三月：指三个月。

[2]三秋：通常一秋为一年，后又有专指秋三月的用法。这里三秋长于三月，短于三年，义同三季，九个月。

[3]三岁：指三年。

◇ 译文

那个采葛的姑娘啊。一日不见她，好像三个整月长啊。

那个采萧的姑娘啊。一日不见她，好像三个秋季长啊。

那个采艾的姑娘啊。一日不见她，好像三个周年长啊。

◎ 提示

诗中提到三种采集对象，在《诗经》其他篇目中也出现过，《周南·葛覃》叙述女性家奴割取、加工葛，用来织布的情况。《王风·葛藟》以葛藤起兴，引出流浪汉的不幸。《小雅·蓼萧》以萧起兴，歌颂贵族君子。《大雅·生民》叙述进行祭祀的场面时写道："取萧祭用旨，取羝以较。"把萧和牛羊脂肠一起焚烧，发出浓烈的香气。诗中出现的植物都是常见的采集对象，给人以亲切感。

作者抒发了对所爱女子的眷恋，展示的是物理时间和心理时间的巨大差距。由于思念深切，所以一日如三月、三秋、三岁，采用的也是盘升排列的方式。《郑风·子衿》也有"一日不见，如三月兮"的诗句。

萧、艾在《诗经》中都是作为正面物象出现的，在《离骚》中，萧、艾则成为负面的物象："何昔日之芳草兮，今直此次萧艾也。"萧、艾是常见植物，因此，屈原贬抑它们，用以突出香草的可贵，和《诗经》对萧、艾的肯定呈相反的审美取向。

思考与练习

一、熟读并体会这首诗的意境。

二、查找相关资料，认识葛的药用和食用价值。

三、趣味题

药名对联小故事

有一年夏天，一位通晓文墨的远方客人到医院看病，一进院门只见满园青翠淡竹，绿叶欲滴，恰似垂手迎客，顿觉暑气消散，浑身清凉爽快，不禁脱口而出："烦暑最宜淡竹叶。"老中医见有人来，随口出对，即在屋内应声对曰："伤寒尤妙小柴胡。"客人走进堂屋，即向先生说："途中炎热劳累，饮食无常，腹中疼痛，浑身困乏，特慕名而来请先生诊治。"老中医望闻问切后，开了药方，取药付与来人，并叮咛如何服法。客人感谢说："神州处处有亲人，不论生地熟地。"老中医笑着说："春风来时尽著花，但闻藿香木香。"联中嵌入药名，借喻自然，用得贴切，使联意浑然一体。

说一说这则小故事中有多少种药草名，并在课外认识这些药草。

黍[1] 离
《诗经》

彼黍离离[2]，彼稷[3]之苗。行迈[4]靡靡[5]，中心[6]摇摇[7]。

知我者谓[8]我心忧，不知我者谓我何求。悠悠[9]苍天！此何人哉[10]？

彼黍离离，彼稷之穗。行迈靡靡，中心如醉。

知我者谓我心忧，不知我者谓我何求。悠悠苍天！此何人哉？

彼黍离离，彼稷之实[11]。行迈靡靡，中心如噎[12]。

知我者谓我心忧，不知我者谓我何求。悠悠苍天！此何人哉？

※ 注释

[1]黍：古代专指一种子实叫黍子的一年生草本植物。子实去皮后叫黄米，有黏性，可以酿酒、做糕等。

[2]离离：繁茂貌。

[3]稷：谷子，一说高粱。黍的一个变种，散穗，子实不黏或黏性不及黍者为稷。

[4]行迈：道上走。

[5]靡靡：迟迟、缓慢的样子。

[6]中心：内心。

[7]摇摇：心神不宁。

[8]谓：说。

[9]悠悠：遥遥，形容天之无际。

[10]此何人哉：这（指故国沦亡的凄凉景象）是谁造成的呢？

[11]实：籽粒。

[12]噎：食物塞住咽喉，这里指哽咽。

◇ 译文

那黍子一行行地排列，那高粱生出苗儿来。缓慢地走着，心中恍惚不安。了解我的人说我有忧愁，不了解我的人说我有所求。遥远的苍天啊，这都是谁造成的呢？

那黍子一行行地排列，那高粱抽出穗儿来。缓慢地走着，心中如酒醉般昏昏沉沉。了解我的人说我有忧愁，不了解我的人说我有所求。遥远的苍天啊，这都是谁造成的呢？

那黍子一行行地排列，那高粱结出粒儿来。缓慢地走着，心中难过，哽咽难言。了解我的人说我有忧愁，不了解我的人说我有所求。遥远的苍天啊，这都是谁造成的呢？

◎ 提示

《黍离》选自《诗经·王风》，采于民间，是周代社会生活中的民间歌谣，基本产生于西周初叶至春秋中叶，距今三千年左右。关于它的缘起，毛诗序称："《黍离》，闵宗周也。周大夫行役至于宗周，过故宗庙宫室，尽为禾黍。闵周室之颠覆，彷徨不忍去，而作是诗也。"这种解说在后代得到普遍接受，黍离之悲成为重要典故，用以指亡国之痛。

思考与练习

一、熟读全诗，并感受诗中递进式写景抒情的方法。

二、黍与稷有区别吗？请说说我国长江南北不同的粮食作物。

蓼　莪

《诗经》

蓼蓼者莪[1]，匪[2]莪伊[3]蒿。哀哀父母，生我劬[4]劳。

蓼蓼者莪，匪莪伊蔚[5]。哀哀父母，生我劳瘁。

瓶[6]之罄矣，维罍[7]之耻。鲜[8]民之生，不如死之久矣。

无父何怙[9]？无母何恃？出则衔恤[10]，入则靡至。

父兮生我，母兮鞠[11]我。拊[12]我畜我，长我育我，顾[13]我复我，出入腹[14]我。

欲报之德。昊[15]天罔极！

南山烈烈[16]，飘风[17]发发。民莫不穀[18]，我独何害！

南山律律[19]，飘风弗弗[20]。民莫不穀，我独不卒[21]！

※ 注释

[1]蓼（lù）蓼：长又大的样子。莪（é）：一种草，即莪蒿。李时珍《本草纲目》："莪抱根丛生，俗谓之抱娘蒿。"

[2]匪：同"非"。

[3]伊：是。

[4]劬（qú）劳：与下章"劳瘁"皆劳累之意。

[5]蔚：（wèi）：一种草，即牡蒿。

[6]瓶：汲水器具。罄（qìng）：尽。

[7]罍：（léi）：盛水器具。

[8]鲜：（xiǎn）：指寡、孤。民：人。

[9]怙：（hù）：依靠。

[10]衔恤：含忧。

[11]鞠：养。

[12]拊：通"抚"。畜：通"慉"，喜爱。

[13]顾：顾念。复：返回，指不忍离去。

[14]腹：指怀抱。

[15]昊（hào）天：广大的天。罔：无。极：准则。

[16]烈烈：通"颲颲"，山风大的样子。

[17]飘风：同"飙风"。发发：读如"拨拨"，风声。

[18]穀：善。

[19]律律：同"烈烈"。

[20]弗弗：同"发发"。

[21]卒：终，指养老送终。

◇ **译文**

看那莪蒿长得高，却非莪蒿是散蒿。可怜我的爹与妈，抚养我大太辛劳！

看那莪蒿相依偎，却非莪蒿只是蔚。可怜我的爹与妈，抚养我大太劳累！

汲水瓶儿空了底，装水坛子真羞耻。孤独活着没意思，不如早点就去死。

没有亲爹何所靠？没有亲妈何所恃？出门行走心含悲，入门茫然不知止。

爹爹呀你生下我，妈妈呀你喂养我。你们护我疼爱我，养我长大培育我，

想我不愿离开我，出入家门怀抱我。想报爹妈大恩德，老天降祸难预测！

南山高峻难逾越，飙风凄厉令人怯。大家没有不幸事，独我为何遭此劫？

南山高峻难迈过，飙风凄厉人哆嗦。大家没有不幸事，不能终养独是我！

◎ **提示**

莪，即抱娘蒿，也叫萝、萝蒿、廪蒿，多年生草本植物，生在水边，叶像针开黄绿色小花，叶嫩时可吃。莪抱根丛生，很像孩童粘着父母的情状，所以历来被人称为"抱娘蒿"。明代杰出的诗人和画家王西楼作过有诗有画的《野菜谱》，收野菜52种，其中就有抱襄（娘）蒿——"抱襄蒿，结根牢，解不散，如漆胶。君不见昨朝儿卖客船上，儿抱娘哭不肯放。"李时珍在《本草纲目》中说，"莪抱根丛生，俗谓之抱娘蒿。"

赋比兴交替使用是此诗写作一大特色，《诗说》云："是诗前三章皆先比而后赋也；四章赋也；五、六章皆兴也。"后两章也应该说是"先兴后赋"。三种表现方法灵活运用，前后呼应，抒情起伏跌宕，回旋往复，传达孤子哀伤情思，可谓珠落玉盘，运转自如，艺术感染力强烈。《晋书·孝友传》载王裒因痛父无罪处死，隐居教授，"及读《诗》至'哀哀父母，生我劬劳'，未尝不三复流涕，门人受业者并废《蓼莪》之篇"；又《南齐书·高逸传》载顾欢在天台山授徒，因"早孤，每读《诗》至'哀哀父母'，辄执书恸泣，学者由是废《蓼莪》"，类似记载尚有，不必枚举。子女赡养父母，孝敬父母，本是中华民族的传统美德，也应该是整个人类社会

的道德准则，而此诗则是以充沛情感表现这一美德最早的文学作品，对后世影响极大，不仅在诗文赋中常被引用，朝廷下的诏书中也屡屡被提及。《诗经》这部典籍对民族心理、民族精神形成的影响由此可见一斑。

七月流火

《诗经》

七月流火[1]，九月授衣[2]。一之日觱发[3]，二之日栗烈[4]。无衣无褐[5]，何以卒岁。三之日于耜[6]，四之日举趾[7]。同我妇子，馌彼南亩[8]，田畯至喜[9]。

七月流火，九月授衣。春日载阳[10]，有鸣仓庚[11]。女执懿筐[12]，遵彼微行[13]，爰求柔桑[14]。春日迟迟[15]，采蘩祁祁[16]。女心伤悲，殆及公子同归[17]。

七月流火，八月萑苇[18]。蚕月条桑[19]，取彼斧斨[20]，以伐远扬[21]，猗彼女桑[22]。七月鸣鵙[23]，八月载绩。载玄载黄[24]，我朱孔阳[25]，为公子裳。

四月秀葽[26]，五月鸣蜩[27]。八月其获，十月陨萚[28]。一之日于貉[29]，取彼狐狸，为公子裘。二之日其同[30]，载缵武功[31]，言私其豵[32]，献豜于公[33]。

五月斯螽动股[34]，六月莎鸡振羽[35]，七月在野，八月在宇，九月在户，十月蟋蟀入我床下。穹窒熏鼠[36]，塞向墐户[37]。嗟我妇子，曰为改岁[38]，入此室处。

六月食郁及薁[39]，七月亨葵及菽[40]，八月剥枣[41]，十月获稻，为此春酒[42]，以介眉寿[43]。七月食瓜，八月断壶[44]，九月叔苴[45]，采荼薪樗[46]，食我农夫。

九月筑场圃[47]，十月纳禾稼[48]。黍稷重穋[49]，禾麻菽麦[50]。嗟我农夫，我稼既同，上入执宫功[51]。昼尔于茅，宵尔索綯[52]。亟其乘屋[53]，其始播百谷。

二之日凿冰冲冲[54]，三之日纳于凌阴[55]。四之日其蚤[56]，献羔祭韭[57]。九月肃霜[58]，十月涤场[59]。朋酒斯飨[60]，曰杀羔羊。跻彼公堂[61]，称彼兕觥[62]，万寿无疆[63]。

※ 注释

[1]七月流火：火（古读如毁），或称大火，星名，即心宿。流，流动。每年夏历五月，黄昏时候，这星当正南方，也就是正中和最高的位置。过了六月就偏西向下了，这就叫做"流"。

[2]授衣：将裁制冬衣的工作交给女工。九月丝麻等事结束，所以在这时开始做冬衣。

[3]一之日：十月以后第一个月的日子。以下二之日、三之日等仿此。为幽历纪日法。觱发：大风触物声。

[4]栗烈：或作"凛冽"，形容气寒。

[5]褐：粗布衣。

[6]于：犹"为"。于耜是说修理耒耜（耕田起土工具）。

[7]趾：足。"举趾"是说去耕田。

[8]馌（yè）：馈送食物。亩：指田身。田耕成若干垄，高处为亩，低处为畎。田垄东西向的叫做"东亩"，南北向的叫做"南亩"。这两句是说妇人童子往田里送饭给耕者。

[9]田畯（jùn）：农官名，又称农正或田大夫。

[10]春日：指二月。载：始。阳：温暖。

[11]仓庚：鸟名，就是黄莺。

[12]懿（yì）：深。

[13]微行：小径（桑间道）。

[14]爰（yuán）：语词，犹"曰"。柔桑：初生的桑叶。

[15]迟迟：天长的意思。

[16]蘩（fán）：菊科植物，即白蒿。古人用于祭祀，女子在嫁前有"教成之祭"。一说用蘩"沃"蚕子，则蚕易出，所以养蚕者需要它。其法未详。祁祁：众多（指采蘩者）。

[17]公子：指诸侯之子。殆及公子同归：是说怕被公子强迫带回家去。一说指怕被女公子带去陪嫁。

[18]萑（huán）苇：芦苇。八月萑苇长成，收割下来，可以做箔。

[19]蚕月：指三月。条桑：修剪桑树。

[20]斨（qiāng）：方孔的斧头。

[21]远扬：指长得太长而高扬的枝条。

[22]猗（yǐ）：《说文》、《广雅》作"掎"，牵引。"掎桑"是用手拉着桑枝来采叶。南朝乐府诗《采桑度》云："系条采春桑，采叶何纷纷"，似先用绳系桑然后拉着绳子采。女桑：小桑。

[23]鵙（jú）：鸟名，即伯劳。

[24]玄：是黑而赤的颜色。玄、黄指丝织品与麻织品的染色。

[25]朱：赤色。阳：鲜明。以上二句言染色有玄有黄有朱，而朱色尤为鲜明。

[26]葽（yāo）：植物名，今名远志。秀葽：言远志结实。

[27]蜩（tiáo）：蝉。

[28]陨萚（tuò）：落叶。

[29]貉：通"祃"。田猎者演习武事的礼叫祃祭或貉祭。于貉：言举行貉祭。《郑笺》："于貉，往博貉以自为裘也。"

[30]同：聚合，言狩猎之前聚合众人。

[31]缵（zuǎn）：继续。武功：指田猎。

[32]豵（zōng）：一岁小猪，这里用来代表比较小的兽。私其豵：言小兽归猎者私有。

[33]豜（jiān）：三岁的猪，代表大兽。大兽献给公家。

[34]斯螽（zhōng）：虫名，蝗类，即蚱蜢、蚂蚱。旧说斯螽以两股相切发声，"动股"言其发出鸣声。

[35]莎鸡：虫名，今名纺织娘。振羽：言鼓翅发声。

[36]穹：穷尽，清除。窒：堵塞。穹窒：言将室内满塞的角落搬空，搬空了才便于熏鼠。

[37]向：朝北的窗户。墐：用泥涂抹。贫家门扇用柴竹编成，涂泥使它不通风。

[38]曰：《汉书》引作"聿"，语词。改岁：是说旧年将尽，新年快到。

[39]郁：植物名，唐棣之类。树高五六尺，果实像李子，赤色。薁：植物名，果实大如桂圆。一说为野葡萄。

[40]菽（shū）：豆的总名。

[41]剥（pū）：读为"扑"，打。

[42]春酒：冬天酿酒经春始成，叫做"春酒"。枣和稻都是酿酒的原料。

[43]介：祈求。眉寿：长寿，人老眉间有豪毛，叫秀眉，所以长寿称眉寿。

[44]壶：葫芦。

[45]叔：拾。苴：秋麻之籽，可以吃。

[46]樗（chū）：木名，臭椿。薪樗：言采樗木为薪。

[47]场：是打谷的场地。圃：是菜园。春夏做菜园的地方秋冬就做成场地，所以场圃连成一词。

[48]纳：收进谷仓。稼：古读如"故"。禾稼：谷类通称。

[49]重：即"种"，是先种后熟的谷。穋（lù）：即稑（lù），稑是后种先熟的谷。

[50]禾麻菽麦：这句的"禾"是专指一种谷，即今之小米。

[51]功：事。宫功：指建筑宫室，或指室内的事。

[52]索：动词，指制绳。绹：绳。索绹：是说打绳子。上两句言白天取茅草，夜晚打绳子。

[53]亟：急。乘屋：盖屋。茅和绳都是盖屋需用的东西。以上三句言宫功完毕后，急忙修理自己的屋子。因为播谷的工作又要开始了，不得不急。

[54]冲冲：古读如"沉"，凿冰之声。

[55]凌：是聚集的水。阴：指藏冰之处。

[56]蚤：读为"爪"，取。这句是说取冰。

[57]献羔祭韭（jiǔ）：这句是说用羔羊和韭菜祭祖。《礼记·月令》说仲春献羔开冰，四之日正是仲春。

[58]肃霜：犹"肃爽"，双声连语。这句是说九月天高气爽。

[59]涤场：清扫场地。这句是说十月农事完全结束，将场地打扫干净。一说"涤场"即"涤荡"，"十月涤荡"是说到了十月草木摇落无余。

[60]朋酒：两樽酒。这句连下句是说年终燕乐。

[61]跻（jī）：登。公堂：或指公共场所，不一定是国君的朝堂。

[62]称：举。兕觥（sìgōng）：角爵。古代用兽角做的酒器。

[63]万：大。无疆：无穷。以上三句言升堂举觥，祝君长寿。

◇ **译文**

七月大火向西落，九月妇女缝寒衣。十一月北风劲吹，十二月寒气袭人。没有好衣没粗衣，怎么度过这年底？正月开始修锄犁，二月下地去耕种。带着妻儿一同去，把饭送到向阳的土地上去，田官十分高兴。

七月大火向西落，九月妇女缝寒衣。春天阳光暖融融，黄鹂婉转唱着歌。姑娘提着深竹筐，一路沿着小道走。伸手采摘嫩桑叶，春来日子渐渐长。人来人往采白蒿，姑娘心中好伤悲，害怕要随贵人嫁他乡。

七月大火向西落，八月要把芦苇割。三月修剪桑树枝，取来锋利的斧头。砍掉高高长枝条，攀着细枝摘嫩桑。七月伯劳声声叫，八月开始把麻织。染丝有黑又有黄，我的红色更鲜亮，献给贵人做衣裳。

四月远志结了籽，五月知了阵阵叫。八月田间收获忙，十月树上叶子落。十一月上山猎貉，猎取狐狸皮毛好，送给贵人做皮袄。十二月猎人会合，继续操练打猎功。打到小猪归自己，猎到大猪献王公。

五月蚱蜢弹腿叫，六月纺织娘振翅。七月蟋蟀在田野，八月来到屋檐下。九月蟋蟀进门口，十月钻进我床下。堵塞鼠洞熏老鼠，封好北窗糊门缝。叹我妻儿好可怜，岁末将过新年到，迁入这屋把身安。

六月食李和葡萄，七月煮葵又煮豆。八月开始打红枣，十月下田收稻谷。酿成春酒美又香，为了主人求长寿。七月里面可吃瓜，八月到来摘葫芦。九月拾起秋麻子，采摘苦菜又砍柴，养活农夫把心安。

九月修筑打谷场，十月庄稼收进仓。黍稷早稻和晚稻，粟麻豆麦全入仓。叹我农夫真辛苦，庄稼刚好收拾完，又为官家筑宫室。白天要去割茅草，夜里赶着搓绳索。赶紧上房修好屋，开春还得种百谷。

十二月凿冰冲冲，正月搬进冰窖中。二月开初祭祖先，献上韭菜和羊羔。九月寒来始降霜，十月清扫打谷场。两槽美酒敬宾客，宰杀羊羔大家尝。登上主人的庙堂，举杯共同敬主人，齐声高呼寿无疆。

◎ 提示

本诗是《诗经》中比较长的一首，反映了周代早期的农业生产情况和农民的日常生活情况，不仅有重要的历史价值，也是一首杰出的叙事兼抒情的名诗。全诗共分为八章：第一章从岁寒写到春耕开始；第二章写妇女蚕桑；第三章写布帛衣料的制作；第四章写猎取野兽；第五章写一年将尽，为自己收拾屋子过冬；第六章写采藏果蔬和造酒——这都是为公家的，为自己采藏的食物是瓜瓠麻子苦菜之类；第七章写收成完毕后为公家做修屋或室内工作，然后修理自家的茅屋；末章写凿冰的劳动和一年一次的年终燕饮。全诗围绕着一个"苦"字，按照季节的先后，从年初写到年终，从种田养蚕写到打猎凿冰，反映了一年四季多层次的工作面和高强度的劳动，语言朴实无华；完全是用铺叙的手法写成的；语调凄切清苦，仿佛是在哭吟着一部沉重的历史。

思考与练习

一、熟读全诗，并感受诗中叙事兼抒情的写法。

二、请指出诗中所写到的植物或庄稼的名称，并查找相关资料认识这些植物或庄稼。

文化拓展

《诗经》与中草药

《诗经》是中国第一部诗歌总集，共305篇，内容多反映王室诸侯庆典、祭祀、宴请、婚嫁、民间农事、人民生活的痛苦及对幸福生活的渴望等。全书提到的动植物338种，其中植物178种，动物160种，包括粮食作物、经济作物、药用植物、芳草、野菜及野生草木等。

卷耳，今为祛风除湿药苍耳，主用其果，名苍耳子，亦有用全草者。《周南·卷耳》诗文为："采采卷耳，不盈顷筐。嗟我怀人，置彼周行。"可译为：采了又采苍耳菜，就是不满小浅筐。心中想着心上人，把筐放在大路旁。卷耳是供妇女们采集的野菜。药用首载于汉代《神农本草经·中品》，谓主风寒头痛，风湿痹痛。孙思邈收入《千金要方·食治》篇，谓有小毒，说明唐时仍可做野菜。

木瓜，今为除湿疗痹药。《卫风·木瓜》诗文为："投我以木瓜，报之以琼琚。匪报也，永以为好也。"可译为：你送我一个木瓜，我回报一块玉佩。不仅是为了回报，是表示永远相好。可玩可食的青黄色木瓜，是情人间的赠物。药用首载于魏晋间《名医别录》，名木瓜实，谓主湿痹邪气，霍乱吐下，转筋不止。

芍药，今为养血平肝药。《郑风·溱洧》中有芍药。诗文为："溱与洧，方涣涣兮。士与女，方秉蕑兮。女曰：'观乎？'士曰：'既且。''且往观乎！洧之外，洵訏且乐。'维士与女，伊其相谑，赠之以芍药。"译文为：溱水流、洧水淌，三月冰融水流畅。一对青年男和女，手拿兰草驱不祥。女孩说："咱们去看看？"男孩道："我已去过了一趟。""陪我再去又何妨！洧水外，河岸旁，真是好玩又宽广。"男男女女在河边，互相逗笑好欢畅，送支芍药莫相忘。芍药是恋人分手时的赠物，好似今日象征爱情的红玫瑰。药用首见于《五十二病方》，后收入《神农本草经·中品》，谓主邪气腹痛，除血痹等。

蓷，即益母草，今为活血调经药，种子亦入药，名茺蔚子。《诗经·王风·中谷有蓷》诗云："中谷有蓷，暵其干矣。有女仳离，暵其叹矣。暵其叹矣，遇人之艰难矣。"可译为：山谷长着益母草，天旱不雨草枯焦。有位女子被遗弃，又悲又愤气难消。又悲又愤气难消，后悔嫁人没选好。枯焦的益母草，用来比喻主人公内心的痛苦、体态的憔悴。药用首载于《神农本草经·上品》，名茺蔚子，谓主明目益精，久服轻身。茎，主风疹瘙痒，可作浴汤。以益母草名入药，首见宋代《本草图经》。

以上四例，当时均非药用植物。实际上，诗中的所有植物，都只是提出了名，未言有何药用。但是，《诗经》中的个别植物，含有人们已知的某种药用价值，可以视为药用植物。

如芣苢，一般释为车前草，为今之利尿退肿药。《周南·芣苢》篇，今人认为是一群妇女，在采集车前子时随口唱的短歌："采采芣苢，薄言掇之。采采芣苢，薄言捋之。"译为：采了又采车前草，快点把它拾起来。采了又采车前草，快点把籽抹下来。原来，采车前草的目的，是为了获取它的种子车前子。车前子形体极小，既不能食也不能玩，被认为可治不孕和难产。那时丈夫们常在外从军或服徭役，妇女在家生活艰难，不孕和难产是困扰妇女的两大难题。

芣苢还有人释为薏苡。今人赵晓明详细考证，芣苢不是车前草，而是有六千年栽培史的粮食作物薏苡。甲骨文中有薏苡，并记载用它来酿酒。古人也认为，薏苡"食之宜人"、"令人宜子"，有助生育。

《诗经·卫风·伯兮》中的谖草，即今之萱草、金针菜，能舒畅情志，令人忘忧。《郑风·溱洧》中的蕳，是一种芳香的兰草，用之沐浴或佩带，可芳香辟邪，带来安康吉祥。另外，《王风·采葛》中的艾、多首诗涉及的蒿之类，采来晒干扎把，点燃作灸用以止痛，或生烟熏蚊，或烧灰淋水取汁浣衣，都是当时的药用植物。但像这样的药用植物，可能不超过20种。到后来，它们中的多数植物，才逐渐作为药用。

车前草的传说

汉朝有一位名将，叫马武。

一年六月，天旱无雨，庄稼全死了。可巧，马武打了败仗，部队溃退到不见人烟的荒野。人和马饿死、渴死了许多。剩下的人马，也因为缺水，大多得了膀胱"湿热症"，一个个小肚子发胀，不光人尿血，就连马也尿血。

一天，马夫忽然发现有几匹马不尿血了，显得精神多了。马夫很奇怪："它们这是吃了什么？"他围着马车转来转去，发现停放马车的前方地面上，长着一种猪耳形的野草，几天来，这几匹马一直在吃着这种东西。马夫心想：这种草也许能治"尿血症"。于是，他拔了许多猪耳草煎汤，一连吃了几天，小便果然正常了。

马夫急忙跑到将军帐内，把此事禀告马武。马武听闻大喜，传令全营拔草煎水，供人喝、给马饮。几天过后，全营人马的"尿血症"都治好了。

马武问马夫："治病的猪耳草长在什么地方？"

马夫领将军走到帐外，指给他看："马车前边的就是。"

马武哈哈大笑，说："好个车前草。"

从这时起，"车前草"的名字就传开了。

离 骚
（节选）

屈 原

帝高阳之苗裔[1]兮，朕皇考曰伯庸[2]。

摄提贞于孟陬[3]兮，惟庚寅吾以降。

皇览揆余初度[4]兮，肇锡余以嘉名[5]：

名余曰正则兮，字余曰灵均[6]。

纷[7]吾既有此内美兮，又重之以修能[8]。

扈江离与辟芷兮[9]，纫秋兰以为佩。

汩[10]余若将不及兮，恐年岁之不吾与[11]。

朝搴阰之木兰兮[12]，夕揽洲之宿莽[13]。

日月忽其不淹[14]兮，春与秋其代序。

惟草木之零落兮，恐美人之迟暮。

不抚壮而弃秽兮，何不改乎此度？

乘骐骥以驰骋兮，来吾道夫先路也。

昔三后[15]之纯粹兮，固众芳之所在。

杂申椒与菌桂兮，岂维纫夫蕙茝！

彼尧舜之耿介兮，既遵道而得路。

何桀纣之猖披兮，夫唯捷径以窘步。

惟夫党人之偷乐兮，路幽昧以险隘。

岂余身之惮殃[16]兮，恐皇舆之败绩[17]！

忽奔走以先后兮，及前王之踵武。

荃[18]不察余之中情兮，反信谗而齌[19]怒。

余固知謇謇之为患兮[20]，忍而不能舍也。

指九天以为正兮，夫唯灵修[21]之故也。

约黄昏以为期兮，羌中道而改路！

初既与余成言[22]兮，后悔遁而有他。

余既不难夫离别兮，伤灵修之数[23]化。

余既滋兰之九畹[24]兮，又树蕙之百亩。

畦留夷与揭车兮[25]，杂杜衡[26]与芳芷。

冀[27]枝叶之峻茂兮，愿俟时乎吾将刈[28]。

虽萎绝其亦何伤兮，哀众芳之芜秽。

众皆竞进以贪婪兮，凭不厌[29]乎求索。

羌内恕己以量人兮[30]，各兴心而嫉妒。

忽驰骛以追逐兮，非余心之所急。

老冉冉其将至兮，恐修名之不立。

朝饮木兰之坠露兮，夕餐秋菊之落英。

苟余情其信姱以练要兮[31]，长顑颔[32]亦何伤。

擥[33]木根以结茝兮，贯薜荔之落蕊[34]。

矫菌桂以纫蕙兮[35]，索胡绳之𦆕𦆕[36]。

謇吾法夫前修兮[37]，非世俗之所服[38]。

虽不周[39]于今之人兮，愿依彭咸[40]之遗则。

长太息以掩涕兮[41]，哀民生之多艰。

余虽好修姱以鞿羁兮[42]，謇朝谇而夕替。

既替余以蕙纕[43]兮，又申之以揽茝[44]。

亦余心之所善兮，虽九死其犹未悔。

※ 注释

[1]高阳：楚之远祖，即祝融吴回。苗裔：子孙。

[2]朕：我。皇考：太祖。伯庸：屈氏始封君，西周末年楚君熊渠的长子，被封为句亶王，在甲水边上。屈氏即甲氏。

[3]摄提：摄提格的省称。木星（岁星）绕日一周约十二年，以十二地支来表示，寅年名摄提格。贞：正当。孟陬（zōu）：夏历正月。

[4]皇：皇考。览：观察。揆：揣测。

[5]肇（zhào）：借作"兆"，卦兆。锡：赐。

[6]屈原名平，字原。"正则"是阐明名平之义，言其公正而有法则，合乎天道；高平的地叫做原，"灵均"，是字原之义，言其灵善而均调。

[7]纷：盛多状。

[8]重（chóng）：加。

[9]扈：披。江离：即江蓠，一种香草。辟：系结，为"绗"字之借。芷：白芷，一种香草。

[10]汩（yù）：水流急的样子，这里形容流逝的时光。

[11]与：等待。

[12]搴（qiān）：摘。阰（pí）：山坡。

[13]揽：采。宿莽：一种可以杀虫蠹的植物，叶含香气。楚人名草曰"莽"，此草终冬不死，故名。即今水莽草。

[14]淹：停留。

[15]三后：即楚三王。西周末年楚君熊渠封其三子为王：长子庸为句亶王，为屈氏之祖；仲子红为鄂王，为楚王族；少子执疵为越章王。当时楚国空前强大。

[16]惮（dàn）殃：害怕灾祸。

[17]皇舆：君王的舆辇，这里比喻国家。败绩：作战时战车倾覆，也指战争失败。

[18]荃（quán）：香草名，喻君。

[19]齌（jì）怒：暴怒。

[20]固：本来。謇（jiǎn）：忠直敢言的样子。

[21]灵修：楚人对君王的美称。

[22]成言：彼此约定。

[23]数（shuò）：屡次。

[24]畹（wǎn）：楚人地亩单位，一畹等于三十亩。

[25]畦（qí）：田垄。留夷、揭车：皆香草名。

[26]杜蘅：香草名。

[27]冀：希望。

[28]俟（sì）：等待。刈（yì）：收割。

[29]凭：饱满。厌：满足。

[30]羌：楚人发语词，表反问和转折语气。恕己以量人：宽恕自己而苛求他人。

[31]苟：假如。姱（kuā）：美。练要：精诚专一。

[32]顑颔（kǎnhàn）：食不饱而面黄肌瘦的样子。

[33]擥（lǎn）：同"揽"，采摘。

[34]贯：贯穿。薜荔：一种蔓生香草。之：此处同"其"。

[35]菌桂、蕙：皆香草。

[36]索：搓为绳。胡绳：即结缕，一种香草，蔓状，如绳索，故名。纚

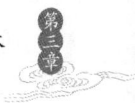

（xǐ）纚：长而美好的样子。

[37]謇：发语词。法：效法。前修：前代贤人。

[38]服：佩，用。

[39]周：合。

[40]彭咸：楚先贤，其人"处有为，出不苟"，不与世俗同流合污。

[41]太息：叹息。掩：拭。涕：泪。

[42]虽：借作"唯"。羁（jī）羁：自我约束。

[43]蕙缥（xiāng）：用香蕙作佩带。

[44]揽茝（chǎi）：采集白芷。

◇ 译文

颛顼啊，我是你的远代子孙，伯庸是我先祖的光辉大名。岁星在寅的那一年的正月庚寅，我从天上翩然降临。尊敬的先祖啊，仔细揣度我刚刚出生的时辰和啼声，通过占卜赐给了我相应的美名。给我取的大名叫正则啊，给我取的字叫灵均。上天既赋予我这么多内在的美质啊，又加之以我注意修养自己的品性。我披着喷吐幽香的江离和白芷啊；又连缀起秋兰作为自己的佩巾。光阴似箭，我惟恐抓不住这飞逝的时光，让岁月来塑造我美好的心灵。清晨，我浴沐着晨曦去拔取坡上的木兰；傍晚，我背着夕阳在洲畔采摘宿莽来润德润身。太阳与月亮互相交迭，未尝稍停，新春与金秋相互交替，永无止境。想到树上黄叶纷纷飘零，我害怕美人啊，您头上也添上丝丝霜鬓！为什么，为什么你不把握年岁壮盛的时机，丢弃秽恶的行径？为什么，为什么你不改变这种不善的法度？任用贤才，来驰骋于天下！随我来吧！我当为君在前面带路！沿着康庄大道走向幸福与光明。

忆往昔，我三代先王的德行是那么完美精纯，一丛丛芳草鲜花簇拥着他们。那时节啊，花椒与桂树层层相间，哪里只是蕙草与白芷散发芬芳？哦！唐尧和虞舜是多么正大光明，他们遵循着正道，向着光明迈进。夏桀和商纣是多么狂乱啊，只想走捷径，抄小路，结果走向困境。那些党人是这样苟且偷安，他们一步步走向死胡同而不思反省。难道我担心自己会遭受灾祸吗？不，我担心的是楚国的车驾将要覆倾！急匆匆，我为王朝的复兴前后奔波，希望跟上前代明王的脚印。君主啊，你不能体察我的一片衷情，反而听信谗言，对我大发雷霆。我明明知道直谏忠告会招灾惹祸，但我怎么能看着祖国沉沦！我敢手指苍天让它给我作证，我对你完全是一片忠心！

想过去，你与我披肝沥胆，定下约言，可后来，你却另作打算，不记前情。我和你分别并不感到难堪，伤心的是你胸无定见、反复无常！我曾经栽培了大片的春兰，又种下了秋蕙百来亩。我还分块种植了芍药与揭车，将马蹄香与白芷套种其间。我真希望它们能够绿叶成荫、枝干参天，到时候就可以收获藏敛。即使花儿谢了，那又有什么悲伤，最痛心的是，众多的香草已经发生了质变。那些党人争着贪利夺权，孜孜以求地追逐着功名利禄。他们都猜忌着别人而原谅自己，彼此间勾心斗角，相互嫉妒。像他们那样竭尽全力去争权夺利，实在不是我内心所要追求的东西。我觉得自己的老境将要渐渐到来，只担心美好的名声来不及树立。清晨，我吮吸着木兰花上的坠露；傍晚，我餐食着菊花瓣上的蓓蕾。只要内心是真正的美好而又精纯，我就是长久面黄肌瘦又有何可悲？我用木兰的根须把白芷拴上，再穿上带着露珠的薜荔。我用菌桂的嫩枝连缀起蕙草，再绞起胡绳的一串串花蕊。我是如此虔诚地效法古代的圣贤，绝非一般世俗之徒的穿戴。

我不能和今人志同道合，但却心甘情愿沐浴彭咸的遗辉。我揩拭着辛酸的眼泪，声声长叹，哀叹人生的航道充满了艰辛。我只不过是洁身自好却因此遭殃受累，早晨前去进谏，到傍晚就遭毁弃！既因为我用香蕙作佩带而贬黜我啊，又因为我采集白芷而给我加上罪名。这些都是我内心之所珍爱，就是让我死九次我也绝不后悔！

◎ 提示

《离骚》是屈原的代表作。370多句，2400多字，为中国古代最长的抒情诗。王逸《楚辞章句》题作《离骚经》，宋代洪兴祖在《楚辞补注》中指出："盖后世之士，祖述其词，尊之为经耳。"也有人称之为《离骚赋》，或简称《骚》。自汉迄南北朝，《离骚》又常被举作屈原全部作品的总称。在文学史上，还常以"风"、"骚"并称，用"风"来概括《诗经》，用"骚"来概括《楚辞》。《离骚》中诗人用了许多比喻，无情地揭露了统治集团的丑恶，抨击了他们的奸邪、纵欲、贪婪、淫荡和强暴。同时，他也塑造了坚持正义、追求真理、不避艰难、不怕迫害、热爱乡土和人民的诗人自我形象。

《离骚》是一部具有现实意义的浪漫主义抒情诗，诗中无论是主人公形象的塑造，还是一些事物特征的描绘，诗人都大量采用夸张的浪漫主义表现手法。神话传说的充分运用，展开了多彩的幻想的翅膀，更加强了《离骚》的浪漫主义气韵。比喻手法的运用，在《离骚》中是非常多见的，如他以香草比喻诗人品质的高洁，以男女关系比喻君臣关系，以驾车马比喻治理国家等。

思考与练习

一、本文表露了诗人的哪些人生感慨？体现了诗人怎样的人格形象？

二、作品基本上采取对偶句的形式，试联系具体的诗句，对对偶句的特点作分析。

三、举例分析作品中香草的比兴意义或象征意义。

四、查找相关资料，认识作品中各种香草。

文化拓展

《离骚》中的中医药

《离骚》是我国文学史上最宏伟的一部自叙性抒情长诗。我国文学史上第一位伟大的诗人屈原，以高度的艺术技巧，在诗中形象鲜明地抒发了自己的崇高品质和政治理想。

《离骚》鲜明的政治倾向性通过托物比兴手法表现出来。诗人的想象力极为丰富，天上地下，四极八荒，任其驰骋。风雷云月等自然现象，虬龙鸾凤等珍禽异兽，甚至兰椒蕙芷等香花美草，都用来为他的抒情服务。

更让人叫绝的是，屈原的诗是与中医药文化相互交融。在现存的屈原诗中，与中药相关的有19首，其中植物类药物多达50多种。对于《离骚》所述的中草药，早在宋代就有学者作了专门研究，堪为代表的是宋人吴仁杰所撰的《离骚草木疏》，共分四卷，载有草木55种。

屈原抒情奔腾浩瀚，笔法昂扬激荡，诗中一些中草药的形态、生长、栽培、采集，被描绘得栩栩如生、酣畅淋漓。如"扈江离与辟芷兮，纫秋兰以为佩"，记载了江离、芷、兰三味中草药，意思为我披上了江离和辟芷，又联缀起秋兰为佩饰，借喻自己的美质和才能。"余既滋兰之九畹兮，又树蕙之百亩。畦留夷与揭车兮，杂杜衡与芳芷"四句中，留夷、揭车、杜衡、芳芷都是中草药名，以大量种植芳草比喻自己曾积极广泛地推荐和精心培养人才，希望共同从事政治改革。

有关中草药的描述，在屈原其他诗赋中也可见到，如"秋兰兮青青，绿叶兮紫茎"、"采三秀兮于山间，石磊磊兮葛蔓蔓"、"采薜荔兮水中，搴芙蓉兮木末"，是写采集灵芝草、薜荔和芙蓉花，有山有水，相互辉映，犹如一幅绝妙的山水图，令人感到美不胜收。

本草故事

当归当归，为何不归？

当归，尽人皆知的补血良药，含有当归而不归的意思。

据传古代云南边疆某村庄有一青年药农，新婚不久，为生活所迫，要进山挖药。其妻依依难舍，青年也甚为留恋，在含泪惜别时，嘱咐爱妻在家里艰苦度日，如果三年不能归家，允许她改嫁。哪知青年一去三年，由于山深林密，路途遥远而无法通讯。三年来妻子见丈夫全无消息，忧虑交加而致气血并虚，得了严重的妇女病。婆婆见媳妇形体日瘦，神情日疲，茶饭不思，顿生怜恤之心，劝她改嫁。妻子初有不舍，后来也以为丈夫一去已过三年，料想凶多吉少，便经不住人们的劝说而另择配偶了。

谁知她改嫁后不久的一天，采药青年突然回来了。当他得知妻子已经改嫁，后悔不迭，乃托人捎信要求再见一面，共叙别后情景。妻子应允，相见时竟抱头痛哭。在悔恨交加中，青年得知她家境艰难，便相赠一些药材，叫她去卖钱度日。青年走后，患病已久又多情的女子见前夫如此铁石心肠，顿时瘫软在地，想起自己的不幸身世，一阵心酸，痛不欲生，就胡乱拿些药来煎服，以此来了却残生。哪想到连吃几天，脸上竟渐有血色，红润起来，病也不治而愈，后来人们记取青年药农当归而不归，害得妻子改嫁的沉痛教训，遂将此药取名为"当归"。

当归为伞形科多年生草本植物，含挥发油、水溶性生物碱、蔗糖等，有补血调经、活血止痛功效，适用于治疗血虚引起的头昏目眩、心悸疲倦等症。

第四章

问渠哪得清如许

为有源头活水来

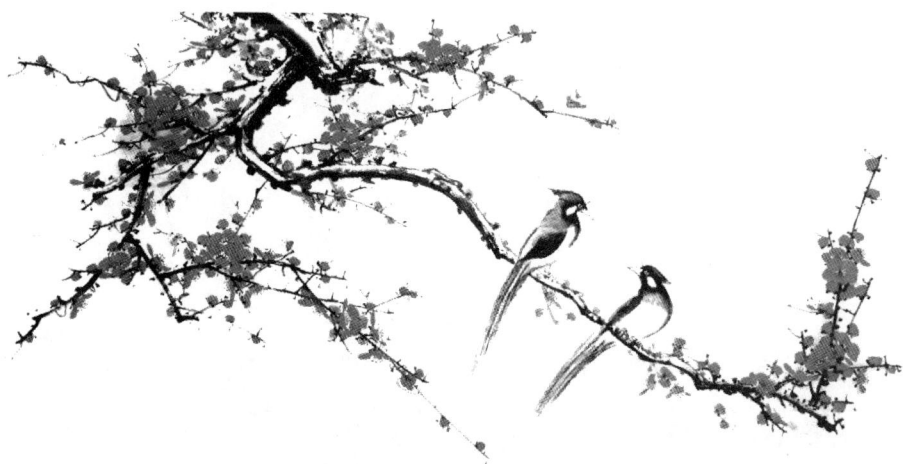

导读

儒道释是中国传统文化的"源头活水",千百年来对中国社会产生了深远的影响,塑造了中国人的思想性格和民族精神。儒家的"孝、悌、忠、信,廉、义、礼、耻"是中国人基本的人伦道德准则;"天行健君子以自强不息"是我们民族奋发图强、自强不息的精神来源,而"修身齐家治国平天下"则是中国知识分子的修为、责任和使命。学习儒家经典《论语》,让圣贤先哲的智慧之光照亮每个人的前程。

有专家指出,自古以来,道学与中医药水乳交融。"深根固蒂"就是老子以花果树木的生长发展现象来说明生命的规律。生命要良好持续,就必须首先掌握好生命的规律,顺应生命规律。要花荣果盛,必须先把根扎稳扎深。根深,然后枝干才能得到保障和必要的营养,然后才可能开花结果。这被东汉以后道教创立者和西汉以来的养生学家、医学家奉为圭臬,形成中国医药学独树一帜的完整思想理论体系。

侍 坐

子路、曾皙、冉有、公西华[1]侍坐[2]。子曰："以吾一日长乎尔，毋吾以也。居则曰：'不吾知也！'如或知尔，则何以哉？"

子路率尔而对曰："千乘之国[3]，摄[4]乎大国之间，加之以师旅[5]，因之以饥馑[6]；由也为之，比及[7]三年，可使有勇，且知方[8]也。"

夫子哂[9]之。

"求，尔何如？"

对曰："方六七十，如五六十[10]，求也为之，比及三年，可使足民。如其礼乐，以俟君子。"

"赤，尔何如？"

对曰："非曰能之，愿学焉。宗庙之事[11]，如会同[12]，端章甫[13]，愿为小相焉。"

"点，尔何如？"

鼓瑟希[14]，铿尔[15]，舍瑟而作，对曰："异乎三子者之撰[16]。"

子曰："何伤乎？亦各言其志也。"

曰："莫春[17]者，春服既成[18]，冠者[19]五六人，童子[20]六七人，浴乎沂[21]，风乎舞雩[22]，咏而归[23]。"

夫子喟然叹[24]曰："吾与点[25]也。"

三子者出，曾皙后。曾皙曰："夫三子者之言何如？"

子曰："亦各言其志也已矣！"

曰："夫子何哂由也？"

曰："为国以礼，其言不让，是故哂之。唯求则非邦也与？安见方六七十，如五六十而非邦也者？唯赤则非邦也与？宗庙会同，非诸侯而何？赤也为之小，孰能为之大？"

※ 注释

[1]子路：姓仲，名由，字子路，又字季路，小孔子9岁。曾皙：姓曾，名点，字子皙。曾参的父亲，约小孔子20岁。冉有：姓冉，名求，字子有，小孔子29岁。公西华：姓公西，名赤，字子华，小孔子42岁。以上四人都是孔子的学生。

[2]侍坐：卑者在尊者身旁陪伴叫"侍"。单用"侍"是陪伴者站着。用"侍坐"指双方都坐着；陪侍长者闲坐。

[3]率尔：轻率、毫不思索的样子。千乘（shèng）之国：拥有一千辆兵车的国家。古时一车四马为"一乘"。能出车千乘的国家，在当时是一个中等国家。

[4]摄：迫近。进而作"夹"讲。

[5]师旅：古时军队的编制。五百人为一"旅"，五旅为一"师"。后因以"师旅"为军队的通称。

[6]饥馑：谷不熟为"饥"，果蔬不熟为"馑"。

[7]比（bì）及：等到。

[8]方：正道。这里指辨别是非的道理。

[9]哂（shěn）：笑。这里略含讥讽的意思。

[10]方六七十，如五六十：一个纵横六七十里，或者五六十里的小国家。方，见方，方圆。计量面积或体积的一种单位。面积一方即一丈见方。方六七十，即国土边长为六七十里。如：或者，连词，表示选择关系。

[11]宗庙之事：指诸侯的祭祀活动。其中以祭祀祖宗为代表。祭祖必在宗庙，故以"宗庙之事"泛指。

[12]如会同：或者是诸侯会盟，朝见天子。如：或者，连词，表示选择关系。会同：诸侯会盟。会，诸侯相见。同，诸侯共同朝见天子。

[13]端章甫：穿着礼服，戴着礼帽。端，礼服。章甫：礼帽。在这里都是名词活用作动词。

[14]希：通"稀"，指弹瑟的速度放慢，节奏逐渐稀疏。

[15]铿（kēng）尔："铿"的一声，琴瑟声止住了。铿：象声词。指弹瑟完毕时最后一声高音。尔："铿"的词尾。

[16]撰：才能，指为政的才能。

[17]莫（mù）春：指夏历三月，天气已转暖的时节。莫：通"暮"。

[18]春服既成：春天的衣服已经穿上了。春服，指夹衣或单衫。成，定。

[19]冠者：古代男子二十岁时要举行冠礼，束发、加帽，表示成人。"冠者"指成年人。

[20]童子：未加冠以前的少年（不到20岁）。

[21]浴乎沂（yí）：到沂河里去洗洗澡。乎：介词，用法同"于"，状

语后置，"乎沂"是状语。沂，水名，在今山东曲阜南。此水因有温泉流入，故暮春时即可入浴。

[22]风乎舞雩（yú）：到舞雩台上吹吹风。风：吹风，乘凉。名词活用作动词。舞雩。鲁国祭天求雨的地方，设有坛，在今山东曲阜南。"雩"是古代为求雨而举行的祭祀。古人行雩时要伴以音乐和舞蹈，故称"舞雩"。

[23]归：通"馈"，进食，送食。

[24]喟（kuì）然：长叹的样子。喟，叹息声。

[25]与：赞许，同意。

◎ 提示

本篇选自《论语·先进》，记录了孔子和四位弟子关于个人志向抱负的一次讨论，是《论语》中最富于文学色彩的篇章之一。文章通过对人物语言及动作、神态的记录，生动地表现了孔子与几位弟子不同的个性风采。如孔子循循善诱、和蔼亲切的师长风度，子路的鲁莽直率，曾点的淡泊洒脱，冉有、公孙华的谨慎谦逊等等，都给人以很深刻的印象。

思考与练习

一、熟读课文，并用心体会孔子当时的教学情景。

二、联系现实，议一议孔子教学思想的现实意义。

三、趣味题：猜药谜

    1. 湖光水影接秋色。（打一中草药名）

    2. 窗前江水泛春色。（打一中草药名）

    3. 零落成泥碾作尘。（打一中草药名）

    4. 子规啼尽杜鹃红。（打一中草药名）

为政二十四章

《论语》

1. 子曰："为政以德[1]，譬如北辰[2]，居其所[3]而众星共[4]之。"

※ 注释

[1]为政以德：以，用的意思。此句是说统治者应以道德进行统治，即"德治"。

[2]北辰：北极星。

[3]所：处所，位置。

[4]共：同"拱"，环绕的意思。

◇ 译文

孔子说："（周君）以道德教化来治理政事，就会像北极星那样，自己居于一定的方位，而群星都会环绕在它的周围。"

☆ 评析

这段话代表了孔子的"为政以德"的思想，意思是说，统治者如果实行德治，群臣百姓就会自动围绕着他转。这是强调道德对政治生活的决定作用，主张以道德教化为治国的原则。这是孔子学说中较有价值的部分，表明儒家治国的基本原则是德治，而非严刑峻法。

2. 子曰："诗三百[1]，一言以蔽[2]之，曰'思无邪。'[3]"

※ 注释

[1]诗三百：诗，指《诗经》，三百是虚数，指三百多篇。

[2]蔽：概括的意思。

[3]思无邪：此为《诗经·鲁颂》上的一句，此处的"思"作思想解。无邪，一解为"纯正"，一解为"直"，前者较妥。

◇ 译文

孔子说："《诗经》三百篇的微言大义，可以用一句话来概括，就是'思想纯正'。"

☆ 评析

孔子时代，可供学生阅读的书还不是很多，《诗经》经过孔子的整理加工以后，被用作教材。孔子对《诗经》有深入研究，所以他用"思无邪"来概括它。《论语》中解释《诗经》的话，都是按照"思无邪"这个原则而提出的。

3. 子曰："道[1]之以政，齐[2]之以刑，民免[3]而无耻[4]；道之以德，齐之以礼，有耻且格[5]。"

※ 注释

[1]道：有两种解释，一为"引导"，二为"治理"。前者较为妥帖。

[2]齐：整齐、约束。

[3]免：避免、躲避。

[4]耻：羞耻之心。

[5]格：有两种解释，一为"至"，二为"正"。

◇ 译文

孔子说："用法制禁令去引导百姓，使用刑法来约束他们，老百姓只是求得免于犯罪受惩，却失去了廉耻之心；用道德教化引导百姓，使用礼制去统一百姓的言行，百姓不仅会有羞耻之心，而且也就守规矩了。"

☆ 评析

在本章中，孔子举出两种截然不同的治国方针。孔子认为，刑罚只能使人避免犯罪，不能使人懂得犯罪可耻的道理，而道德教化比刑罚要高明得多，既能使百姓循规蹈矩，又能使百姓有知耻之心。这反映了道德在治理国家时不同于法制的特点。

4. 子曰："吾十有[1]五而志于学，三十而立[2]，四十而不惑[3]，五十而知天命[4]，六十而耳顺[5]，七十而从心所欲不逾矩[6]。"

※ 注释

[1]有：同"又"。

[2]立：站得住的意思。

[3]不惑：不被外界事物所迷惑。

[4]天命：指不能为人力所支配的事情。

[5]耳顺：对此有多种解释。一般而言，指对那些于己不利的意见也能正确对待。

[6]从心所欲不逾矩：从，遵从的意思。逾，越过。矩，规矩。

◇ 译文

孔子说："我十五岁立志于学习；三十岁能够自立；四十岁能不被外界事物所迷惑；五十岁懂得了天命；六十岁能正确对待各种言论，不觉得不顺；七十岁能随心所欲而不越出规矩。"

☆ 评析

在本章里，孔子自述了他学习和修养的过程。这一过程，是一个随着年龄的增长，思想境界逐步提高的过程。就思想境界来讲，整个过程分为三个阶段：十五岁到四十岁是学习领会的阶段；五十、六十岁是安身立命的阶段，也就是不受环境左右的阶段；七十岁是主观意识和做人的规则融合为一的阶段。在这个阶段中，道德修养达到了最高的境界。孔子的道德修养过程，有合理因素：第一，他看到了人的道德修养不是一朝一夕的事，不能一下子完成，不能搞突击，要经过长时间的学习和锻炼，要有一个循序渐进的过程。第二，道德的最高境界是思想和言行的融合，自觉地遵守道德规范，而不是勉强去做。这两点对任何人都是适用的。

5. 孟懿子[1]问孝，子曰："无违[2]。"樊迟[3]御[4]，子告之曰："孟孙[5]问孝于我，我对曰无违。"樊迟曰："何谓也。"子曰："生，事之以礼；死，葬之以礼，祭之以礼。"

※ 注释

[1]孟懿子：鲁国的大夫，三家之一，姓仲孙，名何忌，"懿"是谥号。

其父临终前要他向孔子学礼。

[2]无违：不要违背。

[3]樊迟：姓樊名须，字子迟。孔子的弟子，比孔子小46岁。他曾和冉求一起帮助季康子进行革新。

[4]御：驾驭马车。

[5]孟孙：指孟懿子。

◇ **译文**

孟懿子问什么是孝，孔子说："孝就是不要违背礼。"后来樊迟给孔子驾车，孔子告诉他："孟孙问我什么是孝，我回答他说不要违背礼。"樊迟说："不要违背礼是什么意思呢？"孔子说："父母活着的时候，要按礼侍奉他们；父母去世后，要按礼埋葬他们、祭祀他们。"

☆ **评析**

孔子极其重视孝，要求人们对自己的父母尽孝道，无论他们在世或去世，都应如此。但这里着重讲的是，尽孝时不应违背礼的规定，否则就不是真正的孝。可见，孝不是空泛的、随意的，必须受礼的规定，依礼而行就是孝。

6.孟武伯[1]问孝，子曰："父母唯其疾之忧[2]。"

※ **注释**

[1]孟武伯：孟懿子的儿子，名彘。武是他的谥号。
[2]父母唯其疾之忧：其，代词，指父母。疾，病。

◇ **译文**

孟武伯向孔子请教孝道，孔子说："父母唯恐孩子有疾病，孩子如能够体会到父母的这种心情，在日常生活中格外谨慎小心，这就是孝。"

☆ **评析**

本章是孔子对孟懿子之子问孝的答案。对于这里孔子所说的"父母唯其疾之忧"，历来有三种解释：1. 父母爱自己的子女，无所不至，唯恐其有疾病，子女能够体会到父母的这种心情，在日常生活中格外谨慎小心，这就是孝。2. 做子女的，只需父母在自己有病时担忧，在其他方面就不必担忧了，这就是孝。3.子女只要为父母的病疾而担忧，其他方面不必过多地担忧。本文采用第一种说法。

7. 子游[1]问孝，子曰："今之孝者，是谓能养。至于犬马，皆能有养，不敬，何以别乎？"

※ **注释**

[1]子游：姓言名偃，字子游，吴国人，比孔子小45岁。

◇ **译文**

子游问什么是孝，孔子说："如今所谓的孝，只是说能够赡养父母便足够了。然而，就是犬马都能够得到饲养。如果不存心孝敬父母，那么赡养父母与饲养犬马又有什么区别呢？"

☆ **评析**

本章还是谈论孝的问题。对于"至于犬马，皆能有养"一句，历来也有几种不同的解释。一是说狗守门、马拉车驮物，也能侍奉人；二是说犬马也能得到人的饲养。本文采用后一种说法。

8. 子夏[1]问孝。子曰："色[2]难。有事，弟子[3]服[4]其劳；有酒食，先生[5]馔[6]，曾[7]是以为孝乎？"

※ **注释**

[1]子夏：姓卜，名商，字子夏，孔子的著名弟子，"孔门十哲"之一。子夏少孔子44岁，是孔子后期学生中之佼佼者。

[2]色：本义脸色。

[3]弟子：孩子、儿子。

[4]服：负担。

[5]先生：年长者。

[6]馔：吃喝。

[7]曾：副词，加强语气。

◇ 译文

　　子夏问孔子什么是孝顺。孔子就告诉他说："对待父母和颜悦色是最难的。有了事情替父母去做了，有了佳肴让父母兄长先吃，难道这就算是孝顺了吗？"

☆ 评析

　　子夏问老师什么是孝顺。孔子的回答与上面一段所讲的并没有多大的出入。基本上还是讲情感方面的事情，对父母孝顺的一个非常重要的方面——和颜悦色而待之。孔子的回答并不是很主观。他采取了发问的方法：啊，你替父母劳动了，有好吃的也让给父母了，难道这就是孝顺了吗？所以孔子发问背后的潜台词是：一个人若仅仅满足父母的衣食之虑，而没有一个好的态度（色难），那根本谈不上什么是孝。

　　9. 子曰："吾与回言[1]，终日不违[2]，如愚。退而省其私[3]，亦足以发，回也不愚。"

※ 注释

[1]回：姓颜名回，字子渊，比孔子小30岁，鲁国人，孔子的得意门生。

[2]不违：不提相反的意见和问题。

[3]退而省其私：考察颜回私下里与其他学生讨论学问的言行。

◇ 译文

　　孔子说："我整天给颜回讲学，他从来不提反对意见和疑问，像个笨人。等他退下之后，我考察他私下的言论，发现他对我所讲授的内容有所发挥，可见颜回其实并不笨。"

☆ 评析

　　这一章讲儒家推崇"内圣外王"（内具圣人之德，外行仁政王道）之学，注重自我修养，强调内在心性的陶冶，注重内心的体察，颐养心性，认真学习前人的理论，静思品咀。在神思默运中举一而知十，深刻地融会贯通前人的思想成果，从而形成真知灼见，切勿在一知半解之下仓促发出狂妄的言论。

10. 子曰："视其所以[1]，观其所由[2]，察其所安[3]，人焉廋[4]哉？人焉廋哉？"

※ 注释

[1]所以：所做事情的动机。

[2]所由：所走过的道路。

[3]所安：所安的心境。

[4]廋（sōu）：隐藏、藏匿。

◇ 译文

孔子说："（要了解一个人）应看他言行的动机，观察他所走的道路，考察他做事时的心情。这样，这个人怎样能隐藏得了呢？这个人隐藏得了什么呢？"

☆ 评析

本文主要讲如何了解别人的问题。孔子认为，对人应当听其言而观其行，还要看他做事的心境，从他的言论、行动到他的内心，全面了解观察，那么这个人就没有什么可以隐藏得了的。

11. 子曰："温故而知新[1]，可以为师矣。"

※ 注释

[1]温故而知新：故，已经过去的。新，刚刚学到的。

◇ 译文

孔子说："在温习旧知识、反思已经过去的事情时，能有新体会、新发现，凭此就可以当老师了。"

☆ **评析**

　　"温故而知新"是孔子对我国教育学的重大贡献之一，他认为，不断温习所学过的知识，从而可以获得新知识；不断反思过去的事情，从而有新体会、新感悟。这一学习方法不仅在古代有其价值，在今天也有不可否认的适用性。人们的新知识、新学问往往都是在过去所学知识、所经历事情的基础上发展而来的。

　　12. 子曰："君子不器[1]。"

※ **注释**

　　[1]器：器具。

◇ **译文**

　　孔子说："君子不像器具那样，只有某一方面的用途。"

☆ **评析**

　　君子是孔子心目中具有理想人格的人，非凡夫俗子，他应该担负起治国安邦之重任，对内可以妥善处理各种政务；对外能够应对四方，不辱君命。所以，孔子说，君子应当博学多识，具有多方面的才干，不只局限于某个方面，因此，君子可以通观全局、领导全局，成为合格的领导者。

　　13. 子贡问君子。子曰："先行[1]，其言而[2]后从之。"

※ **注释**

　　[1]行：行动。
　　[2]而：连词，表承接作用，接着，更进一步的意思。

◇ **译文**

　　子贡问怎样做一个君子。孔子说："对于你要说的话，先实行了，再说出来，（这就可以说是一个君子了）。"

☆ **评析**

做一个有道德修养、博学多识的君子，这是孔子弟子们孜孜以求的目标。孔子认为，作为君子，不能只说不做，而应先做后说。只有先做后说，才可以取信于人。

14. 子曰："君子周[1]而不比[2]，小人[3]比而不周。"

※ **注释**

[1]周：合群。

[2]比：勾结。

[3]小人：没有道德修养的凡人。

◇ **译文**

孔子说："君子合群而不与人勾结，小人与人勾结而不合群。"

☆ **评析**

孔子在这一章中提出君子与小人的区别点之一，就是小人结党营私，与人相勾结，不能与大多数人融洽相处；而君子则不同，他胸怀广阔，与众人和谐相处，从不与人相勾结，这种思想在今天仍不失其积极意义。

15. 子曰："学而不思则罔[1]，思而不学则殆[2]。"

※ **注释**

[1]罔：迷惑、糊涂。

[2]殆：疑惑、危险。

◇ **译文**

孔子说："只读书学习而不思考问题，就会罔然无知；只空想而不读书学习，就会疑惑而没有收获。"

☆ 评析

　　孔子认为，在学习的过程中，学和思不能偏废。他指出了学而不思的局限，也道出了思而不学的弊端。主张学与思相结合。只有将学与思相结合，才可以使自己成为有道德、有学识的人。这种思想在今天的教育活动中有其值得肯定的价值。

　　16. 子曰："攻乎[1]异端[2]，斯害也已。"

※ 注释

　　[1]攻：专攻、治。
　　[2]异端：事物两端之一，从任何一端看对方都是"异端"。

◇ 译文

　　如果只注重一端，则无论做什么事情都有害处。

☆ 评析

　　子曰："攻乎异端，斯害也已。"这是《论语》中历来争议最大的语句之一。可以解为：一、研究和学习异端的学问有害。二、攻击异端学说就可以制止祸害。三、攻击异端学说有害。本解释认为：看问题要全面，处理事情要掌握度，治学要全面通脱，如果只在一个方面下功夫，或只站在一方面立场上考虑问题，这样是有危害的。所以分析事情、做事情都要掌握合适的度，要叩其两端，采用中庸的态度，不能偏激，更不能走极端。

　　17. 子曰："由[1]，诲汝知之乎？知之为知之，不知为不知，是知[2]也。"

※ 注释

　　[1]由：孔子的学生，即子路。
　　[2]知：通"智"，智慧。

◇ 译文

　　孔子说："子路啊，教导你的东西都知道了吗？知道就是知道，不知道就是不知道，这样才是真正的智慧。"

☆ **评析**

这是广为流传的一句孔子名言，后世被用来提醒人们用老实的态度对待知识上的问题，来不得半点虚伪和骄傲。要养成踏实认真的学习态度，实事求是的作风，避免鲁莽虚荣的风气。

18. 子张[1]学干禄[2]，子曰："多闻阙[3]疑[4]，慎言其余，则寡尤[5]；多见阙殆，慎行其余，则寡悔。言寡尤，行寡悔，禄在其中矣。"

※ **注释**

[1]子张：姓颛孙名师，字子张，生于公元前503年，比孔子小48岁，孔子的学生。

[2]干禄：干，求的意思。禄，即古代官吏的俸禄。干禄就是求取官职。

[3]阙：缺。此处意为放置在一旁。

[4]疑：怀疑。

[5]寡尤：寡，少的意思。尤，过错。

◇ **译文**

子张要学谋取官职的办法。孔子说："要多听，有怀疑的地方先放在一旁不说，其余有把握的，也要谨慎地说出来，这样就可以少犯错误；要多看，有怀疑的地方先放在一旁不做，其余有把握的，也要谨慎地去做，就能减少后悔。说话少过失，做事少后悔，官职俸禄就在这里了。"

☆ **评析**

孔子并不反对他的学生谋求官职，在《论语》中还有"学而优则仕"的观念。他认为，身居官位者，应当谨言慎行，说有把握的话，做有把握的事，这样可以减少失误，减少后悔，这是对国家对个人负责任的态度。当然，这里所说的并不仅仅是为官的方法，也表明了孔子在知与行二者关系问题上的观念。

19. 哀公[1]问曰："何为则民服？"孔子对曰[2]："举直错诸枉[3]，则民服；举枉错诸直，则民不服。"

※ 注释

[1]哀公：姓姬名蒋，哀是其谥号，鲁国国君，公元前494—前468年在位。

[2]对曰：《论语》中记载对国君及在上位者问话的回答都用"对曰"，以表示尊敬。

[3]举直错诸枉：举，选拔的意思。直，正直公平。错，同"措"，放置。枉，不正直。

◇ 译文

鲁哀公问："怎样才能使百姓服从呢？"孔子回答说："把正直无私的人提拔起来，把邪恶不正的人置于一旁，老百姓就会服从了；把邪恶不正的人提拔起来，把正直无私的人置于一旁，老百姓就不会服从。"

☆ 评析

亲君子，远小人，这是孔子一贯的主张，在选用人才的问题上仍是如此。荐举贤才、选贤用能，这是孔子德治思想的重要组成部分。宗法制度下的选官用吏，唯亲是举，非亲非故者即使再有才干，也不会被选用。孔子的这种用人思想在当时可说是一大进步。"任人唯贤"的思想，在今天仍不失其珍贵的价值。

20. 季康子[1]问："使民敬、忠以[2]劝[3]，如之何？"子曰："临[4]之以庄，则敬[5]；孝慈，则忠；举善而教不能，则劝。"

※ 注释

[1]季康子：姓季孙名肥，康是他的谥号，鲁哀公时任正卿，是当时政治上最有权势的人。

[2]以：连接词，与"而"同。

[3]劝：使人听从。

[4]临：对待。

[5]孝慈：一说当政者自己孝慈；一说当政者引导老百姓孝慈。此处采用前者。

◇ 译文

季康子问道："要使老百姓对当政的人尊敬、尽忠而服从我，该怎样去做呢？"孔子说："你用庄重的态度对待老百姓，他们就会尊敬你；你对父母孝顺、对子弟慈祥，百姓就会尽忠于你；你选用善良的人，又教育能力差的人，百姓就会服从你了。"

☆ 评析

本章内容还是在谈如何从政的问题。孔子主张"礼治"、"德治"，这不单单是针对老百姓的，对于当政者仍是如此。当政者本人应当庄重严谨、孝顺慈祥，老百姓就会对当政的人尊敬、尽忠又服从。

21. 或[1]谓孔子曰："子奚[2]不为政？"子曰："《书》[3]云：'孝乎惟孝，友于兄弟。施[4]于有政。'是亦为政，奚其为为政？"

※ 注释

[1]或：有人。不定代词。

[2]奚：疑问词，相当于"为什么"。

[3]《书》：指《尚书》。

[4]施：一作施行讲；一作延及讲。

◇ 译文

有人对孔子说："你为什么不从事政治呢？"孔子回答说："《尚书》上说：'孝就是孝敬父母，友爱兄弟。把这孝悌的道理施于政事。'也是从事政治，又要怎样才能算是为政呢？"

☆ 评析

这一章反映了孔子两方面的思想主张。其一，国家政治以孝为本，孝父友兄的人才有资格担当国家的官职，说明了孔子的"德治"思想主张。其二，孔子从事教育，不仅是教授学生，而且是通过对学生的教育，间接参与国家政治，这是他教育思想的实质，也是他为政的一种形式。

22. 子曰："人而无信[1]，不知其[2]可[3]也。大车无輗[4]，小车无軏[5]，其何以[6]行之[7]哉？"

※ 注释

[1]信：信用。

[2]其：代词，他。

[3]可：可以、行。

[4]輗（ní）：牛车车辕与轭相连接的木销子。《朱子集注》称"大车，谓平地任载之车。辕端横木，缚轭以驾牛者"。

[5]軏（yuè）：马车车辕与轭相连接的木销子。《朱子集注》称"小车，谓田车、兵车、乘车。辕端上曲，钩衡以驾马者"。

[6]何以：以何，凭什么。

[7]之：音节助词，无实义。

◇ 译文

孔子说："人要是失去了信用或不讲信用，不知道他还可以做什么，（就像）牛车、马车没有车辕与轭相连接的木销子，那靠什么行走呢？"

☆ 评析

弟子问孔子如何治国，孔子说要做到三点：要"足食"，有足够的粮食；"足兵"，有足够的军队；"足信"，还要得到百姓的信任。弟子问，如果不得已必须去掉一项，去哪一项？孔子回答："去兵"。弟子又问，如果还必须去掉一项，去哪一项？孔子说："去食。民无信不立。"由此可见，在孔子看来，得到百姓的信任比什么都重要。

23. 子张问："十世[1]可知也？"子曰："殷因[2]于夏礼，所损益[3]可知也；周因于殷礼，所损益可知也。其或继周者，虽百世，可知也。"

※ 注释

[1]世：古时称三十年为一世。也有的把"世"解释为朝代。

[2]因：因袭，沿用。

[3]损益：减少和增加，即优化、变动之义。

◇ 译文

子张问孔子："今后十世（的礼仪制度）可以预知吗？"孔子回答说："商继承了夏的礼仪制度，所减少和所增加的内容是可以知道的；周又继承商的礼仪制度，所废除的和所增加的内容也是可以知道的。将来有继承周朝的新帝王，礼仪制度也自当有所修补、增减、完善，因此，就是百世以后（的礼仪制度），也是可以预知的。"

☆ 评析

本章中孔子提出一个重要概念：损益。它的含义是增减、兴革，即对前代典章制度、礼仪规范等有继承、沿袭，也有改革、变通。这表明，孔子并不是顽固保守派，并不是一定要回到周公时代，他也不是反对所有的改革。当然，他的损益程度是受限制的，是以不改变周礼的基本性质为前提的。

24. 子曰："非其鬼[1]而祭之，谄[2]也。见义[3]不为，无勇也。"

※ 注释

[1]鬼：有两种解释，一是指鬼神，二是指死去的祖先。这里泛指鬼神。

[2]谄（chǎn）：谄媚、阿谀。

[3]义：人应该做的事就是"义"。

◇ 译文

孔子说："不是你应该祭的鬼神，你却去祭它，这就是谄媚。见到应该挺身而出的事情却袖手旁观，就是怯懦。"

☆ 评析

在本章中，孔子又提出"义"和"勇"的概念，这都是儒家塑造高尚人格的规范。《论语集解》注："义，所宜为。"符合于仁、礼要求的，就是义。"勇"，就是果敢，勇敢。孔子把"勇"作为实现"仁"的条件之一，"勇"，必须符合"仁、义、礼、智"，否则就是"乱"。

☆ **总评析**

《为政》篇包括二十四章。本篇主要内容涉及孔子"为政以德"的思想、谋求官职和从政为官的基本原则、学习与思考的关系、温故而知新的学习方法、孔子本人学习和修养的过程，以及对孝、悌等道德范畴的进一步阐述。

思考与练习

一、熟读并背诵《为政》二十四章。

二、结合自身，谈谈学习《为政》二十四章的心得。

文化拓展
修身齐家治国平天下——孔子《论语》

孔子（前551—前479），名丘，字仲尼，春秋时期鲁国陬邑（今山东曲阜）人，先祖为宋国（今河南商丘）贵族。春秋末期的思想家、教育家、政治家，儒家思想的创始人。孔子集华夏上古文化之大成，在世时已被誉为"天纵之圣"、"天之木铎"，是当时社会上最博学的人之一，被后世统治者尊为孔圣人、至圣、至圣先师、万世师表，是"世界十大文化名人"之首。孔子的儒家思想对中国及世界产生了深远的影响。

孔子的祖先本来是宋国的贵族，后因避宫廷祸乱而迁居鲁国。孔子的父亲是一名武士，虽跻身于贵族之列，但地位很低。孔子三岁时，父亲便去世了，他跟着母亲过着贫困的生活。孔子年轻时做过"委吏"（管理仓库）、"乘田"（掌管牛羊畜牧）一类的小官，鲁定公时，孔子曾任中都宰、大司寇（主管司法，与司徒、司马、司空三卿并列），鲁定公十二年（前498），孔子"由大司寇行摄相事"，"与闻国政"（《史记·孔子世家》），政治生涯到了顶峰。由于与当时主宰鲁国政权的季孙氏、叔孙氏、孟孙氏三家政治观点不和，孔子离开鲁国去周游列国，希望在别的国家实现自己的政治抱负。先后到了卫、宋、陈、蔡、楚等国，都没有受到重用。晚年回到鲁国一心一意讲学和整理古代文献资料，曾整理删定《诗经》、《尚书》等，并将鲁国史官所记之《春秋》加以删修，使之成为中国第一部编年体历史著作。孔子讲学，学生多达三千人，其中著名的有七十二人。

《论语》成书于春秋战国之际，是孔子的弟子及再传弟子记录整理孔子言行的一部著作，涉及哲学、政治、经济、教育、文艺等诸多方面，是儒学最主要的经典。在表达上，《论语》的语言精练而形象生动，是语录体散文的典范。在编排上，《论语》没有严格的编纂体例，每一条就是一章，集章为篇，篇、章之间并无紧密联系，只是大致归类，并有重复章节出现。

到汉代时，有《鲁论语》（20篇）、《齐论语》（22篇）、《古文论语》（21篇）三种《论语》版本流传。东汉末年，郑玄以《鲁论语》为底本，参考《齐论语》和《古文论语》编校成一个新的本子，并加以注释。郑玄的注本流传后，《齐论语》和《古文论语》便逐渐亡佚了。以后各代注释《论语》的版本主要有：三国时魏国何晏《论语集解》，南北朝梁代皇侃《论语义疏》，宋代邢昺《论语注疏》、朱熹《论语集注》，清代刘宝楠《论语正义》等。

公孙丑[1]

《孟子》

"敢问夫子恶乎长?"

曰:"我知言,我善养吾浩然[2]之气。"

"敢问何谓浩然之气?"

曰:"难言也。其为气也,至大至刚,以直养而无害,则塞于天地之间。其为气也,配义与道;无是,馁也。是集义所生者,非义袭而取之也。行有不慊[3]于心,则馁矣。我故曰,告子[4]未尝知义,以其外之也。必有事焉,而勿正[5],心勿忘,勿助长也。无若宋人然:宋人有闵[6]其苗之不长而揠[7]之者,芒芒然[8]归,谓其人[9]曰:'今日病[10]矣!予助苗长矣!'其子趋而注视之,苗则槁矣。天下之不助苗长者寡矣。以为无益而舍之者,不耘[11]苗者也;助之长者,揠苗者也,非徒无益,而又害之。"

"何谓知言?"

曰:"诐辞[12]知其所蔽,淫辞[13]知其所陷,邪辞知其所离,遁辞[14]知其所穷。生于其心,害于其政;发于其政,害于其事。圣人复起,必从吾言矣。"

※ 注释

[1]这一段系节选公孙丑与孟子的对话。问话的是公孙丑。

[2]浩然:盛大而流动的样子。

[3]慊:快,痛快。

[4]告子:名不详,可能曾受教于墨子。

[5]正:止。"而勿正"即"而勿止"。

[6]闵:担心,忧愁。

[7]揠:拔。

[8]芒芒然:疲倦的样子。

[9]其人:指他家里的人。

[10]病:疲倦,劳累。

[11]耘:除草。

[12]诐(bì)辞:偏颇的言辞。

[13]淫辞：夸张、过分的言辞。

[14]遁辞：躲闪的言辞。

◇ **译文**

公孙丑问："请问老师您擅长于哪一方面呢？"

孟子说："我善于分析别人的言语，我善于培养自己的浩然之气。"

公孙丑问："请问什么叫浩然之气呢？"

孟子说："这很难用一两句话说清楚。这种气，极端浩大，极端有力量，用正直去培养它而不加以伤害，就会充满天地之间。不过，这种气必须与仁义道德相配，否则就会缺乏力量。而且，必须要有经常性的仁义道德蓄养才能生成，而不是靠偶尔的正义行为就能获取的。一旦你的行为问心有愧，这种气就会缺乏力量。所以我说，告子不懂得义，因为他把义看成心外的东西。我们一定要不断地培养义，心中不要忘记，但也不要一厢情愿地去帮助它生长。不要像某个宋人一样：宋国有个人嫌他种的禾苗老是长不高，于是到地里去用手把它们一株一株地拔高，累得气喘吁吁地回家，对他家里人说：'今天可真把我累坏啦！不过，我总算让禾苗一下子就长高了！'他的儿子跑到地里去一看，禾苗已全部干死了。天下人不犯这种拔苗助长错误的是很少的。认为养护庄稼没有用处而不去管它们的，是只种庄稼不除草的懒汉；一厢情愿地去帮助庄稼生长的，就是这种拔苗助长的人，不仅没有益处，反而害死了庄稼。"

公孙丑问："怎样才算善于分析别人的言语呢？"

孟子回答说："偏颇的言语知道它片面在哪里；夸张的言语知道它过分在哪里；怪僻的言语知道它离奇在哪里；躲闪的言语知道它理穷在哪里。从心里产生，必然会对政事造成危害，用于政事，必然会对国家大事造成危害。如果圣人再世，他也一定会同意我的话。"

◎ **提示**

孟子（约前372—前289），名轲，字子舆，邹国（今山东邹城）人。战国时期伟大的思想家、政治家、文学家，民本思想的先驱，儒家思想的主要代表人物之一。在政治上主张法先王、行仁政；在学说上推崇孔子，反对杨朱、墨翟。孟子继承并发展了孔子的思想，被后世尊称为亚圣。其弟子将孟子的言行记录成《孟子》一书，属语录体散文集，是孟子的言论汇编，由孟子及其弟子共同编写完成。他提倡仁政，提出"民贵君轻"的民本思想，游历于齐、宋、滕、魏、鲁诸国，希望追随孔子推行自己的政治主张，前后历时二十多年。但孟子的仁政学说被认为是"迂远而阔于事情"，而没有得到实行的机会。最后他退居讲学，和他的学生一起，"序《诗》、《书》，述仲尼之意，作《孟子》七篇"。

思考与练习

一、熟读课文并理解其内涵。

二、再读"拔苗助长"的故事，谈谈自己的认识。

三、趣味题

中草药谚语是我国劳动人民用药经验智慧及知识的大成，读起来琅琅上口，又富于哲理，使人从中增长了中药的知识。中草药谚语涉及药物的采收、鉴别、贮存、功用以及疗效等诸多方面，对于指导中药学的学习和临床运用大有益处。如：

三月茵陈四月蒿，五月六月当柴烧。

知母好刨，就怕拔毛。

粗皮横纹菊花心，不问就是西洋参。

冬吃萝卜夏吃姜，不劳医生开药方。

家中一碗绿豆汤，清热解毒赛神方。

知母贝母款冬花，专治咳嗽一把抓。

请课外上网查找中草药谚语，并能理解熟记。

本草故事

凤仙花的传说

凤仙花味辛性温，能活血散瘀、通经消肿，是妇科调经和外治跌打损伤的民间要药。

相传很早很早以前，在福建尤溪有个叫凤仙的女孩，长得亭亭玉立，秉性温柔善良，与一名叫金童的小伙相爱。一天，县官的儿子路过此地，见凤仙这般漂亮，顿生歹心，前来调戏，被凤仙臭骂一顿。

　　凤仙知道大祸即将临头，决定与金童投奔他乡。凤仙只有父亲，金童只有母亲，四人连夜启程。途中，金童的母亲患病，闭经腹痛，荒山野岭又无处求医访药，四人只好停步歇息。

　　县官听说儿子被一村姑痛骂，遂命手下前来捉拿。眼看就要被追上，无奈凤仙、金童拜别父母，纵身跳入万丈深渊，以死保节。两位老人强忍悲痛将二人合葬。

　　晚上两位老人依坟而卧。凤仙和金童托梦给父母，告之山涧开放的花儿能治母亲的病。次日醒来，果见山涧满是红花、白花，红的似朝霞，白的似纯银。老人用花煎汤，服后果真经通病愈。后人将这种中药命名为凤仙花或金童花以示纪念。

老子名言精选

《道德经》

1. 道可道，非常道。名可名，非常名。无名天地之始；有名万物之母。

2. 天下皆知美之为美，斯恶已。皆知善之为善，斯不善已。

3. 有无相生，难易相成，长短相形，高下相倾，音声相和，前后相随。

4. 不上贤，使民不争；不贵难得之货，使民不为盗；不见可欲，使心不乱。圣人治，虚其心，实其腹，弱其志，强其骨。常使民无知无欲。使智者不敢为也。则无不治也。

5. 天地不仁，以万物为刍狗；圣人不仁，以百姓为刍狗。

6. 上善若水。水善利万物而不争，处众人之所恶，故几于道。

7. 大道废，有人义；智惠出，有大伪；六亲不和，有孝慈；国家昏乱，有忠臣。

8. 绝圣弃智，民利百倍；绝仁弃义，民复孝慈；绝巧弃利，盗贼无有。此三者，为文不足，故令有所属：见素抱朴，少私寡欲，绝学无忧。

9. 道大，天大，地大，王大。域中有四大，而王处其一。

10. 人法地，地法天，天法道，道法自然。

11. 重为轻根，静为躁君。轻则失根，躁则失君。

12. 知人者智，自知者明。胜人有力，自胜者强。知足者富，强行有志。不失其所者久。死而不亡者寿。以其终不自为大，故能成其大。

13. 道常无为而无不为。

14. 道生一，一生二，二生三，三生万物。万物负阴而抱阳，冲气以为和。

15. 圣人无心，以百姓心为心。

16. 我有三宝，持而宝之。一曰慈，二曰俭，三曰不敢为天下先。

17. 人之生也柔弱，其死也坚强。草木之生也柔脆，其死也枯槁。故坚强者死之徒，柔弱者生之徒。是以兵强则灭，木强则折。强大处下，柔弱处上。

18. 天下莫柔弱于水，而攻坚强者莫之能胜，以其无以易之。

19. 弱之胜强，柔之胜刚，天下莫不知，莫能行。

20. 甘其食，美其服，安其居，乐其俗。邻国相望，鸡犬之声相闻，民至老死，不相往来。

◎ 提示

老子（约前571—前471），姓李，名耳，字伯阳，谥号聃。楚国苦县厉乡曲仁里（此地本是封于西周的陈国，今河南鹿邑与安徽涡阳存有争议）人。我国最伟大的哲学家和思想家之一，被道教尊为教祖，世界文化名人。《史记·老子韩非列传第三》："老子者，楚苦县厉乡曲仁里人也。姓李氏，名耳，字伯阳，谥曰聃。周守藏室之史也。"老子生活在春秋时期，曾在周国都洛邑任藏室史，他博学多才，孔子周游列国时曾向老子问礼。老子晚年乘青牛西去，在函谷关写成了五千言的《道德经》（又称《道德真经》或《老子》或《老子五千文》）。老子的思想主张是"无为"，理想政治境界是"邻国相望，鸡犬之声相闻，民至老死不相往来"。《老子》以"道"解释宇宙万物的演变，"道"为客观自然规律，同时又具有"独立不改，周行而不殆"的永恒意义。《老子》书中包括大量朴素辩证法观点，如以为一切事物均具有正反两面，"反者道之动"，并能由对立而转化，"正复为奇，善复为妖"，"祸兮福之所倚，福兮祸之所伏"。又以为世间事物均为"有"与"无"之统一，"有、无相生"，而"无"为基础，"天下万物生于有，有生于无"。"天之道，损有余而补不足，人之道则不然，损不足以奉有余"；"民之饥，以其上食税之多"；"民之轻死，以其上求生之厚"；"民不畏死，奈何以死惧之"？其学说对中国哲学发展具有深刻影响，其内容主要见《老子》这本书。《老子》版本众多，差异较大，本书以朱谦之《老子校释》，中华书局1984年版为本录文。老子的哲学思想和由他创立的道家学派，对我国2000多年来思想文化的发展产生了深远的影响。

思考与练习

一、熟读并体会语录的内涵。

二、请说说学后给你的思想启发。

逍遥游
（节选）

《庄子》

北冥有鱼[1]，其名曰鲲[2]。鲲之大，不知其几千里也；化而为鸟，其名为鹏[3]。鹏之背，不知其几千里也；怒而飞[4]，其翼若垂天之云[5]。是鸟也，海运则将徙于南冥[6]。南冥者，天池也[7]。齐谐者[8]，志怪者也[9]。谐之言曰："鹏之徙于南冥也，水击三千里[10]，抟扶摇而上者九万里[11]，去以六月息者也[12]。"野马也[13]，尘埃也[14]，生物之以息相吹也[15]。天之苍苍，其正色邪？其远而无所至极邪[16]？其视下也亦若是，则已矣。且夫水之积也不厚，则其负大舟也无力。覆杯水于坳堂之上[17]，则芥为之舟[18]；置杯焉则胶，水浅而舟大也。风之积也不厚，则其负大翼也无力，故九万里则风斯在下矣[19]。而后乃今培风[20]，背负青天而莫之夭阏者[21]，而后乃今将图南。蜩与学鸠笑之曰[22]："我决起而飞[23]，枪榆枋[24]，时则不至，而控于地而已矣[25]；奚以之九万里而南为[26]？"适莽苍者[27]，三飡而反[28]，腹犹果然[29]；适百里者，宿舂粮[30]；适千里者，三月聚粮。之二虫又何知[31]？小知不及大知[32]，小年不及大年。奚以知其然也？朝菌不知晦朔[33]，蟪蛄不知春秋[34]，此小年也。楚之南有冥灵者[35]，以五百岁为春，五百岁为秋；上古有大椿者[36]，以八千岁为春，八千岁为秋[37]。而彭祖乃今以久特闻[38]，众人匹之[39]，不亦悲乎？

汤之问棘也是已[40]："穷发之北有冥海者[41]，天池也。有鱼焉，其广数千里，未有知其修者[42]，其名为鲲。有鸟焉，其名为鹏，背若太山[43]，翼若垂天之云；抟扶摇羊角而上者九万里[44]，绝云气[45]，负青天，然后图南，且适南冥也。斥鴳笑之曰[46]：'彼且奚适也？我腾跃而上，不过数仞而下[47]，翱翔蓬蒿之间，此亦飞之至也[48]。而彼且奚适也？'"此小大之辩也[49]。

故夫知效一官[50]、行比一乡[51]、德合一君而徵一国者[52]，其自视也亦若此矣。而宋荣子犹然笑之[53]。且举世誉之而不加劝[54]，举世非之而不加沮[55]，定乎内外之分[56]，辩乎荣辱之境[57]，斯已矣。彼其于世，未数数然也[58]。虽然，犹有未树也。夫列子御风而行[59]，泠然善也[60]，旬有五日而后反[61]。彼于致福者[62]，未数数然也。此虽免乎行，犹有所待者也[63]。若夫乘天地之正[64]，而御六气之辩[65]，以游无穷者，彼且恶乎待哉[66]? 故曰：至人无己[67]，神人无功[68]，圣人无名[69]。

※ 注释

[1]冥：亦作溟，海之意。"北冥"，就是北方的大海。下文的"南冥"仿此。传说北海无边无际，水深而黑。

[2]鲲（kūn）：本指鱼卵，这里借表大鱼之名。

[3]鹏：本为古"凤"字，这里用表大鸟之名。

[4]怒：奋起。

[5]垂：边远；这个意义后代写作"陲"。一说遮，遮天。

[6]海运：海水运动，这里指汹涌的海涛；一说指鹏鸟在海面飞行。徙：迁移。

[7]天池：天然的大池。

[8]齐谐：书名。一说人名。

[9]志：记载。

[10]击：拍打，这里指鹏鸟奋飞而起双翼拍打水面。

[11]抟（tuán）：环绕而上。一说"抟"当作"搏"（bó），拍击的意思。扶摇：又名叫飙，由地面急剧盘旋而上的暴风。

[12]去：离，这里指离开北海。息：停歇。

[13]野马：春天林泽中的雾气。雾气浮动状如奔马，故名"野马"。

[14]尘埃：扬在空中的土叫"尘"，细碎的尘粒叫"埃"。

[15]生物：概指各种有生命的东西。息：这里指有生命的东西呼吸所产生的气息。

[16]极：尽。

[17]覆：倾倒。坳（ào）：坑凹处，"坳堂"指厅堂地面上的坑凹处。

[18]芥：小草。

[19]斯：则，就。

[20]而后乃今：意思是这之后方才；以下同此解。培：通作"凭"，凭借。

[21]莫：这里作没有什么力量讲。夭阏（è）：又写作"夭遏"，意思是遏阻、阻拦。"莫之夭阏"即"莫夭阏之"的倒装。

[22]蜩（tiáo）：蝉。学鸠：一种小灰雀，这里泛指小鸟。

[23]决（xuè）：迅疾的样子。

[24]枪（qiāng）：突过。榆枋：两种树名。

[25]控：投下，落下来。

[26]奚以：何以。之：去，到。为：句末疑问语气词。

[27]适：往，去，到。莽苍：指迷茫看不真切的郊野。

[28]飡（cān）：同"餐"。反：返回。

[29]犹：还。果然：饱的样子。

[30]宿：这里指一夜。

[31]之：这。二虫：指上述的蜩与学鸠。

[32]知（zhì）：通"智"，智慧。

[33]朝：清晨。晦朔：一个月的最后一天和最初一天。一说"晦"指黑夜，"朔"指清晨。

[34]蟪蛄（huìgū）：即寒蝉，春生复死或复生秋死。

[35]冥灵：传说中的大龟，一说树名。

[36]大椿：传说中的古树名。

[37]根据前后用语结构的特点，此句之下当有"此大年也"一句，但传统本子均无此句。

[38]彭祖：古代传说中年寿最长的人。乃今：而今。以：凭。特：独。闻：闻名于世。

[39]匹：配，比。

[40]汤：商汤。棘：汤时的贤大夫。已：矣。

[41]穷发：不长草木的地方。

[42]修：长。

[43]太山：大山。一说即泰山。

[44]羊角：旋风，回旋向上如羊角状。

[45]绝：穿过。

[46]斥鷃（yàn）：一种小鸟。

[47]仞：古代长度单位，周制为八尺，汉制为七尺；这里应从周制。

[48]至：极点。

[49]辩：通"辨"，辨别、区分的意思。

[50]效：功效；这里含有胜任的意思。官：官职。

[51]行（xìng）：品行。比：能够相匹。

[52]徵：取信。

[53]宋荣子：一名宋钘，宋国人，战国时期的思想家。犹然：讥笑的样子。

[54]举：全。劝：劝勉，努力。

[55]非：责难，批评。沮（jǔ）：沮丧。

[56]内外：这里分别指自身和身外之物。在庄子看来，自主的精神是内在的，荣誉和非难都是外在的，而只有自主的精神才是重要的、可贵的。

[57]境：界限。

[58]数数（shuò）然：急急忙忙的样子。

[59]列子：郑国人，名叫列御寇，战国时代思想家。御：驾驭。

[60]泠（líng）然：轻盈美好的样子。

[61]旬：十天。有：又。

[62]致：罗致，这里有寻求的意思。

[63]待：凭借，依靠。

[64]乘：遵循，凭借。天地：这里指万物，指整个自然界。正：本；这里指自然的本性。

[65]御：含有因循、顺着的意思。六气：指阴、阳、风、雨、晦、明。辩：通作"变"，变化的意思。

[66]恶（wū）：何，什么。

[67]至人：这里指道德修养最高尚的人。无己：清除外物与自我的界限，达到忘掉自己的境界。

[68]神人：这里指精神世界完全能超脱于物外的人。无功：不建树功业。

[69]圣人：这里指思想修养臻于完美的人。无名：不追求名誉地位。

◇ **译文**

北方的大海里有一条鱼，它的名字叫鲲。鲲的体积，真不知道大到几千里；变化成为鸟，它的名字就叫鹏。鹏的脊背，真不知道长到几千里；当它奋起而飞的时候，那展开的双翅就像天边的云。这只鹏鸟呀，随着海上汹涌的波涛迁徙到南方的大海。南方的大海是个天然的大池。《齐谐》是一部专门记载怪异事情的书，这本书上记载说："鹏鸟迁徙到南方的大海，翅膀拍击水面激起三千里的波涛，海面上急骤的狂风盘旋而上直冲九万里高空，离开北方的大海用了六个月的时间方才停歇下来。"春日林泽原野上蒸腾浮动犹如奔马的雾气，低空里沸沸扬扬的尘埃，都是大自然里各种生物的气息吹拂所致。天空是那么湛蓝湛蓝的，难道这就是它真正的颜色吗？抑或是高旷辽远没法看到它的尽头呢？鹏鸟在高空往下看，不过也就像这个样子罢了。

再说水汇积不深，它浮载大船就没有力量。倒杯水在庭堂的低洼处，那么小小的芥草也可以给它当作船；而搁置杯子就动不了，因为水太浅而船太大了。风聚积的力量不雄厚，它托负巨大的翅膀便力量不够。所以，鹏鸟高飞九万里，狂风就在它的身下，然后方才凭借风力飞行，背负青天而没有什么力量能够阻遏它了，然后才像现在这样飞到南方去。寒蝉与小灰雀讥笑它说："我从地面急速起飞，碰着榆树和枋树的树枝，常常飞不到而落在地上，为什么要到九万里的高空而向南飞呢？"到迷茫的郊野去，带上三餐就可以往返，肚子还是饱饱的；到百里之外去，要用一整夜时间准备干粮；到千里之外去，三个月以前就要准备粮食。寒蝉和灰雀这两个小东西懂得什么呢！小聪明赶不上大智慧，寿命短比不上寿命长。怎么知道是这样的呢？清晨的菌类不会懂得什么是晦朔，寒蝉也不会懂得什么是春秋，这就是短寿。楚国南边有叫冥灵的大龟，它把五百年当作春，把五百年当作秋；上古有叫大椿的古树，它把八千年当作春，把八千年当作秋，这就是长寿。而彭祖到如今还是以年寿长久闻名于世，人们与他攀比，岂不可悲可叹吗？

商汤询问棘的话是这样的："在那草木不生的北方，有一个很深的大海，那就是'天池'。那里有一种鱼，它的脊背有好几千里，没有人能够知道它有多长，它的名字叫鲲，有一种鸟，它的名字叫鹏，它的脊背像座大山，展开双翅就像天边的云。鹏鸟奋起而飞，翅膀拍击急速旋转向上的气流直冲九万里高空，穿过云气，背负青天，这才向南飞去，打算飞到南方的大海。斥鷃讥笑它说：'它打算飞到哪儿去？我奋力跳起来往上飞，不过几丈高就落了下来，盘旋于蓬蒿丛中，这也是我飞翔的极限了。而它打算飞到什么地方去呢？'"这就是小与大的不同了。

所以，那些才智足以胜任一个官职，品行合乎一乡人心愿，道德能使国君感到满意，能力足以取信一国之人的人，他们看待自己也像是这样哩。而宋荣子却讥笑他们。世上的人们都赞誉他，他不会因此越发努力，世上的人们都非难他，他也不会因此而更加沮丧。他清楚地划定自身与物外的区别，辨别荣誉与耻辱的界限，不过如此而已呀！宋荣子对于整个社会，从来不急急忙忙地去追求什么。虽然如此，他还是未能达到最高的境界。列子能驾风行走，那样子实在轻盈美好，而且十五天后方才返回。列子对于寻求幸福，从来没有急急忙忙的样子。他这样做虽然免除了行走的劳苦，可还是有所依凭呀。至于遵循宇宙万物的规律，把握"六气"的变化，遨游于无穷无尽的境域，他还仰赖什么呢！因此说，道德修养高尚的"至人"能够达到忘我的境界，精神世界完全超脱物外的"神人"心目中没有功名和事业，思想修养臻于完美的"圣人"从不去追求名誉和地位。

思考与练习

一、试说说本文所表达的思想观点和此观点的积极意义与可能产生的消极影响。

二、庄子在本文中所提出的"小大之辩"有何合理性？

秋　水
（节选）
《庄子》
河伯与北海

秋水时[1]至，百川灌[2]河。泾[3]流之大，两涘渚崖之间，不辩[4]牛马。于是焉河伯欣然自喜，以天下之美为尽在己。顺流而东行，至于北海。东面而视，不见水端。于是焉，河伯始旋[5]其面目，望洋[6]向若而叹曰："野语有之曰：'闻道百，以为莫己若'者，我之谓也。且夫我尝闻少仲尼之闻，而轻伯夷[7]之义者，始吾弗信，今我睹子[8]之难穷也，吾非至于子之门，则殆矣，吾长[9]见笑于大方之家。"

北海若曰："井鼃[10]不可以语于海者，拘于虚[11]也；夏虫不可以语于冰者，笃[12]于时也；曲士[13]不可以语于道者，束于教也。今尔出于崖涘，观于大海，乃知尔丑[14]，尔将可与语大理[15]矣。天下之水，莫大于海。万川归之，不知何时止而不盈；尾闾[16]泄之，不知何时已而不虚[17]；春秋不变，水旱不知。此其过[18]江河之流，不可为量数。而吾未尝以此自多[19]者，自以比形于天地，而受气于阴阳，吾在天地之间，犹小石小木之在大[20]山也。方[21]存乎见少，又奚[22]以自多！计四海之在天地之间也，不似礨[23]空之在大泽乎？计中国之在海内不似稊米[24]之在大（tài）仓乎？号[25]物之数谓之万，人处一焉；人卒九州，谷食之所生，舟车之所通，人处一焉。此其比万物也，不似豪末之在于马体乎？五帝之所连[26]，三王之所争，仁人之所忧，任士之所劳[27]，尽此矣！伯夷辞之以为名，仲尼语之以为博。此其自多也，不似尔向之自多于水乎？"

※ 注释

[1]时：按时令。

[2]灌：奔注。河：黄河。

[3]泾：直流的水波，此指水流。

[4]不辩：分不清。

[5]旋：转，改变。

[6]望洋：茫然抬头的样子。

[7]伯夷：商孤竹君之子，与弟叔齐争让王位，被认为节义高尚之士。

[8]子：原指海神若，此指海水。

[9]长：永远。大方之家：有学问的人。

[10]鼃：蛙。

[11]虚：同"墟"，居住的地方。

[12]笃（dú）：固。引申为束缚、限制。

[13]曲士：孤陋寡闻的人。

[14]丑：鄙陋，缺乏知识。

[15]大理：大道。

[16]尾闾（lǚ）：海的底部，排泄海水的地方。

[17]虚：流空。

[18]过：超过。

[19]自多：自夸。

[20]大：同"太"。

[21]方：正。存：察，看到。见（xiàn）：显得。

[22]奚：何，怎么。

[23]礨（lěi）：石块。礨空：石块上的小空洞。大泽：大湖泊。

[24]稊米：泛指细小的米粒。

[25]号：称。

[26]连：继续。

[27]"仁"二句：仁人，指专门讲仁义的儒家者流；任士，指身体力行的墨家者流。墨家以任劳以成人之所急为己任，故称。

◇ **译文**

秋天的洪水按时到来，千百条江河注入黄河，水流巨大，两岸与洲岛之间，不能分辨出牛和马。这时，黄河神河伯十分欣喜，认为天下盛美的东西全在自己身上。他顺着流水往东走，到了渤海，脸朝东望去，看不到尽头。于是河伯才改变了欣喜的脸色，茫然对着海神叹息道："有句俗话说，'听到了许多道理，就以为没有人比得上自己'，说的就是我呀。况且我曾听说有人认为孔子的学识少、认为伯夷的道义轻，开始我还不相信；如今我看见您的广阔无边，我如果不是来到您的家门前，那就危险了，我将永远被明白大道理的人所讥笑。"

渤海神若说："对井里的蛙不可与它谈论关于海的事情，是由于它的眼界受着狭小居处的局限；对夏天生死的虫子不可与它谈论关于冰雪的事情，是由于它被生存的时令局限；对见识浅陋的人不可与他谈论关于大道理的问题，是由于他的眼界受着教育的束缚。如今你从河岸流出来，看到大海后，才知道你的浅陋，这就可以与你谈论大道理了。天下的水，没有比海更大的了。万千条江河归向大海，不知什么时候停止，可它不满溢出来；海水从尾闾泄流排放出去，虽有永不停止的时候，但海水却不见减少而流尽；海水不因季节的变化而有所增减，也不因水灾旱灾而受影响。这表明它的容量超过长江、黄河，不可计数。但是我未曾借此自我夸耀，因为自从天地之间生成，从那里汲取阴阳之气，我在天地里面，犹如小石小木在大山上一样，正存念会被别人小看，又凭什么自我夸耀呢？计算一下四海在天地间，不像小洞在巨大的水泽里吗？计算一下中原在天下，不像稊米在大仓里吗？称事物的数量叫做'万'，人类只是占其中的一类；人类遍布天下，谷物所生长的地方，车船所通达的地方都有人，令人只是占其中的一千；这表明人与万物相比，不像毫毛的末梢在马体上吗？五帝所连续统治的，三王所争夺的，仁人所担忧的，以天下为己任的贤人所劳碌的，全不过如此而已。伯夷以辞让君王位置而博得名声，孔子以谈论天下而显示渊博，他们这样自我夸耀，不正像你先前看到河水上涨而自满一样吗？"

孔子与子路

孔子游于匡，宋人围之数匝[1]，而弦歌[2]不辍。

子路入见，曰："何夫子之娱也？"

孔子曰："来，吾语女。我讳穷久矣，而不免，命也；求通久矣，而不得，时也。当尧、舜而天下无穷人，非知[3]得也；当桀、纣而天下无通人，非知失也；时势适然。夫水行不避蛟龙者，渔父之勇也；陆行不避兕虎[4]者，猎夫之勇也；白刃[5]交于前，视死若生者，烈士[6]之勇也；知穷之有命，知通之有时，临大难而不惧者，圣人之勇也。由，处矣！吾命有所制矣！"

无几何，将甲者进，辞曰："以为阳虎也，故围之；今非也，请辞而退。"

※ 注释

[1]匝：层；圈。

[2]弦歌：弹琴诵读。

[3]知：通"智"。才智。

[4]兕（sì）虎：虎与犀牛。

[5]白刃：指刀剑。

[6]烈士：壮烈之士。

◇ 译文

孔子周游到匡地，卫国人一层又一层地包围了他，可是孔子仍在不停地弹琴诵读。子路入内见孔子说："先生如此欢欣是为什么呢？"孔子说："来，我告诉你！我忌讳困窘蔽塞已经很久很久了，可是始终不能免除，这是命运啊。我寻求通达也已经很久很久了，可是始终未能达到，这是时运啊。当尧、舜的时代，天下没有一个困顿潦倒的人，并非因为他们都才智超人；当桀、纣的时代，天下没有一个通达的人，并非因为他们都才智低下。这都是时运所造成的。在水里活动而不躲避蛟龙，乃是渔夫的勇敢；在陆上活动而不躲避犀牛老虎，乃是猎人的勇敢；刀剑交错地横于眼前，看待死亡犹如生还的，乃是壮烈之士的勇敢。懂得困厄潦倒乃是命中注定，知道顺利通达乃是时运造成，面临大难而不畏惧的，这就是圣人的勇敢。仲由啊，你还是安然处之吧！我命中注定要受制啊！"

没有过多久，统带士卒的将官走了进来，深表歉意地说："大家把你看作是阳虎，所以包围了你；现在知道了你不是阳虎，请让我向你表示歉意并且撤离部队。"

庄子与惠子

庄子钓于濮水。楚王使大夫二人往先焉，曰："愿以境内累矣！"

庄子持竿不顾[1]，曰："吾闻楚有神龟，死已三千岁矣。王巾笥[2]而藏之庙堂之上。此龟者，宁[3]其死为留骨而贵乎？宁其生而曳尾于涂[4]中乎？"

二大夫曰："宁生而曳尾涂中。"庄子曰："往矣！吾将曳尾于涂中。"

惠子相[5]梁，庄子往见之。或谓惠子曰："庄子来，欲代子相。"于是惠子恐，搜于国中三日三夜。庄子往见之，曰："南方有鸟，其名为鹓鹐，子知之乎?夫鹓鹐发于南海而飞于北海，非梧桐不止，非练实[6]不食，非醴泉不饮。于是鸱[7]得腐鼠，鹓鹐过之，仰而视之曰：'吓[8]!'今子欲以子[9]之梁国而吓我邪?"

庄子与惠子游于濠梁之上。

庄子曰："儵[10]鱼出游从容，是鱼之乐也。"

惠子曰："子非鱼，安知鱼之乐?"

庄子曰："子非我，安知我不知鱼之乐?"

惠子曰"我非子，固[11]不知子矣;子固非鱼也，子之不知鱼之乐全矣!"

庄子曰："请循其本。子曰'汝安知鱼乐'云者[12]，既已知吾知之而问我。我知之濠上也。"

※ 注释

[1]顾：回头看。

[2]巾笥（sì）：装头巾的小箱子，即巾箱。

[3]宁：宁愿。

[4]涂：泥水。

[5]相：动词，做宰相。

[6]练实：竹子的果实。

[7]鸱（chī）：鹞鹰。

[8]吓：怒叱。

[9]子：第二人称"你"。

[10]儵鱼：俗称白鲦鱼，是北方水域中最为常见的、数量最为庞大的鱼。

[11]固：固然。

[12]云者：所说的话。

◇ 译文

庄子在濮水边垂钓，楚王派遣两位大臣先行前往致意，说："楚王愿将国内政事委托给你而劳累你了。"

庄子手把钓竿头也不回地说："我听说楚国有一神龟，被杀死的时候已经活了三千年了，楚王用竹箱装着它，用巾饰覆盖着它，珍藏在宗庙里。这只神龟，是宁愿死去为了留下骨骸而显示尊贵呢，还是宁愿活着在泥水里拖着尾巴呢？"两位大臣说："宁愿拖着尾巴活在泥水里。"庄子说："你们走吧!我仍将拖着尾巴生活在泥水里。"

惠子在梁国做宰相，庄子前往看望他。有人对惠子说："庄子来梁国，是想取代你做宰相。"于是惠子恐慌起来，在都城内搜寻庄子，整整三天三夜。

庄子前往看望惠子，说："南方有一种鸟，它的名字叫鹓鶵，你知道吗？鹓鶵从南海出发飞到北海，不是梧桐树它不会停息，不是竹子的果实它不会进食，不是甘美的泉水它不会饮用。正在这时一只鸱鹰寻觅到一只腐烂了的老鼠，鹓鶵刚巧从空中飞过，鸱鹰抬头看着鹓鶵，发出一声怒气：'吓'!如今你也想用你的梁国来怒叱我吗？"

庄子和惠子一道在濠水的桥上游玩。庄子说："鯈鱼游得多么悠闲自在，这就是鱼儿的快乐。"惠子说："你不是鱼，怎么知道鱼的快乐?"庄子说："你不是我，怎么知道我不知道鱼的快乐?"惠子说："我不是你，固然不知道你;你也不是鱼，你不知道鱼的快乐，也是完全可以肯定的。"庄子说："还是让我们顺着先前的话来说。你刚才所说的'你怎么知道鱼的快乐'的话，就是已经知道了我知道鱼儿的快乐而问我，而我则是在濠水的桥上知道鱼儿快乐的。"

◎ 提示

庄子（约前369—前286），姓庄，名周，字子休（一说子沐）。战国时期宋国蒙（今安徽亳州蒙城）人。著名的思想家、哲学家、文学家，是道家学派的代表人物，老子哲学思想的继承者和发展者，先秦庄子学派的创始人。他的学说涵盖着当时社会生活的方方面面，但根本精神还是皈依于老子的哲学。后世将他与老子并称为"老庄"，他们的哲学为"老庄哲学"。庄子曾作过漆园吏，生活贫穷困顿，却鄙弃荣华富贵、权势名利，力图在乱世保持独立的人格，追求逍遥无恃的精神自由。对于庄子在中国文学史和思想史上的重要贡献，唐开元二十五年庄子被诏号为"南华真人"，后人即称

《庄子》为《南华经》。

《庄子》具有浓厚的浪漫主义色彩，对后世文学有很大的影响。庄子的思想包含着朴素辩证法因素，主要思想是"天道无为"。其文章，想象力很强，文笔变化多端，并采用寓言故事形式，富有幽默讽刺的意味。超常的想象和变幻莫测的寓言故事，构成了庄子特有的奇特的形象世界，"意出尘外，怪生笔端"（刘熙载《艺概·文概》）。《汉书·艺文志》著录《庄子》五十二篇，但留下来的只有三十三篇。分为：外篇，内篇，杂篇。其中内篇七篇，一般定为庄子著；外篇、杂篇可能掺杂他的门人和后来道家学者的作品。研究中国哲学，不能不读《庄子》；研究中国文学，也不能不读《庄子》。鲁迅先生说过："其文汪洋辟阖，仪态万方，晚周诸子之作，莫能先也。"（《汉文学史纲要》）其中的名篇有《逍遥游》、《齐物论》、《养生主》等。

思考与练习

一、熟读课文，并说说本文揭示了什么道理。

二、举例说明《秋水篇》善于援譬设喻的特点。

三、趣味题：猜药谜

　　1. 严寒时节郁葱葱。（打一中草药名）

　　2. 踏花归来蝶绕膝。（打一中草药名）

　　3. 虚有其表要不得。（打一中草药名）

　　4. 猜谜更使人生慧。（打一中草药）

文化拓展

道学与医学的渊源

张绪通：美籍华裔知名学者和医生，早年先后留学于日本和美国，取得医学、法学和哲学博士学位。1961年以来一直从医从教于世界各地，特别是长期从事中国道学文化的研究，造诣甚深，重视实用。1976年他在美国创立了道学会，现为美国道学会会长、明道大学校长。

张绪通介绍说，自古以来，道学与医学水乳交融。老子曾提出两个对人类生命非常有影响的概念。

第一个概念为"长生久视"。人在生命的过程中，逐渐衰老退化，最显著的表现就是由白内障造成的老年性失明。老人在失明之后所受到的精神上和身体上的巨大苦楚是难以言喻的。失明通常成为长生的后果，因此长生与久视产生了矛盾。换言之，人能企求长生以保证生命的量，却不能同时保证活泼健康、青春常在的生命的质。人的青春难以长在，转瞬即逝，犹如滔滔江水；而尽情享用青春者，又必促成短寿。长生是指生命的量；久视是生命的质。人要尽量长久地享受活泼的青春，把长生与久视的矛盾统一起来，便成了道学里一个极重要而且现实的命题。

第二个概念为"深根固蒂"，它为长生久视提供了方法。深根固蒂是老子以花果树木的生长发展现象来说明生命的规律。要使生命良好地持续，就必须先掌握好生命的规律。要花荣果盛，必须先把根扎稳扎深。根深，然后枝干才能得到必要的营养，才可能开花结果。如果根扎得太浅，只要人畜一碰或是大风一吹，就树倒根拔，以致枯萎而死，根本就谈不上花荣果盛或长期繁茂。从而产生了东方特有的生命哲学思想与原则，这被西汉以来的养生学家、医学家和东汉以后道教创立者奉为圭臬，也从而形成了中国医学的独树一帜的完整思想理论体系。具体来说：一是整体思想；二是固本培元思想；三是气、血、营、卫循环思想；四是阴、阳、虚、实平衡思想；五是经、络、脏、腑中心病因思想；六是辨证论治思想；七是养生预防思想；八是温、凉、补、泻调和思想；九是用药中五味、五性，升、降、浮、沉，君、臣、佐、使的完全平衡的复方配剂思想。

张绪通分析说，中国古代有神农遍尝百草，黄帝针灸推拿，伊尹煎汤调液，彭祖运气导引，以至扁鹊著《八十一难经》，张仲景著《伤寒论》、《金匮要略》。从公元前2000年到公元200年，中国医学无论在学说理论上，还是在临床实践上，都是高度完备和发达的。

东汉末期，中国有了本土宗教道教。道教除了浪漫的人生色彩与宗教的戒律形式外，对外持"济世救人"的宗旨，对内则持"长生久视"的信仰。有了宗旨与信仰，通过宗教的热忱来实践，从而形成了东晋时代的道、医一体的结合论。其著名的代表者就是《抱朴子》、《肘后备急方》的作者——功封关内侯的道教理论家葛洪。他提出过："为道者兼修医术，以救近祸。""为道者以救人危，护人疾病，令不枉死为上功。"把医术定为最重要的修道内容之一。

到了唐代，道教徒中出了一位成就非常突出的医学家，他就是药王孙思邈。他是中国医学的集大成者，所著《千金要方》包括医理、方药、针灸、内功、推拿、食疗、养生、性理等方面的内容，成为后世医家除《内经》、《伤寒论》外又一必读之书。中国医学大道的独特思想方法，经过后来道教的深化，在不断的临床实践中逐渐成熟，一气呵成，从而形成了完整的体系，然后东传朝鲜、日本等国。

本草故事
仙鹤草的传说

关于中药仙鹤草的传说有不同的故事，但最常能听到的是以下两种。从前，在东辽县辽河源镇的芦苇塘里住着一百多只仙鹤，其中一只领头的雌鹤非常美丽，据说她是由天上的仙女下凡而来，也叫它鹤女神。

离芦苇塘不远，有一个转心湖泉，这眼泉是一条土龙钻出地面而形成。泉水清香甘甜，水清澈见底，终日不干。有一年大旱，芦苇塘干涸，仙鹤实在渴得没有办法，就央求鹤女神去转心湖泉里弄点水喝。鹤女神答应了，她叫了一声，就变成了一个村姑，手提一个水罐，来到泉水旁。她伸头向泉水中望去，美丽的身影倒映到泉中，土龙在泉底看到了这如花似玉的村姑，一下子蹿出水面，张牙舞爪地向村姑扑来。村姑奋力与土龙搏斗，并将水罐向土龙的眼睛狠狠地砸去，不想土龙一口咬住村姑的脚，又抓住她的衣领。村姑羞愤难挡，无心恋战，叫了一声，立刻恢复了原形，飞向开空；芦苇中的仙鹤姐妹也随着她飞向远方。从此，在这片土地上慢慢长出了一种草，羽毛状复叶，顶部生花穗，根呈黑色，根部生白色芽蕾，人们叫它仙鹤草。

另外还有一种传说，古时两个秀才进京赶考，途中路过一片沙滩地带。时值炎夏，烈日当空，晒得他们汗流浃背，又渴又累。这时，一个秀才流出鼻血，另一个慌了手脚。在荒郊野外，一无医，二无药，只好看着鲜红的血从鼻子中流出。正在他俩焦急的时候，只见一只仙鹤嘴里衔着一根草，慢慢从头顶飞过来。在他们上空把几棵草扔下，落在他们面前。流鼻血的秀才急忙把野草放在嘴里嚼了起来，有了水分的滋润，嗓子不干了，口也不渴了，没一会儿，鼻血也不流了，他们高兴地急忙赶路。后来，他们都中了进士，当了官，但难忘这奇特的经历，于是派人到山上寻找那种能止鼻血的野草。

为纪念送草药的仙鹤，他们就把这种野草取名叫"仙鹤草"，从而流传民间，并载入本草，广为药用。

仙鹤草还有许多其他别称，如狼牙草、龙牙草、龙芽草、瓜香草、石打穿、铁胡蜂、地蜈蚣、金顶龙芽、老鹳嘴、子母草、毛脚茵等。为蔷薇科植物龙芽草的地上部分。味苦、涩，性平。归肺、肝、脾经。用途非常广泛，可用于各种出血病证，诸如咯血、吐血、衄血、尿血、便血、崩漏及外伤出血。可单用或配其他药物同用。

第五章

青青河畔草
绵绵思远道

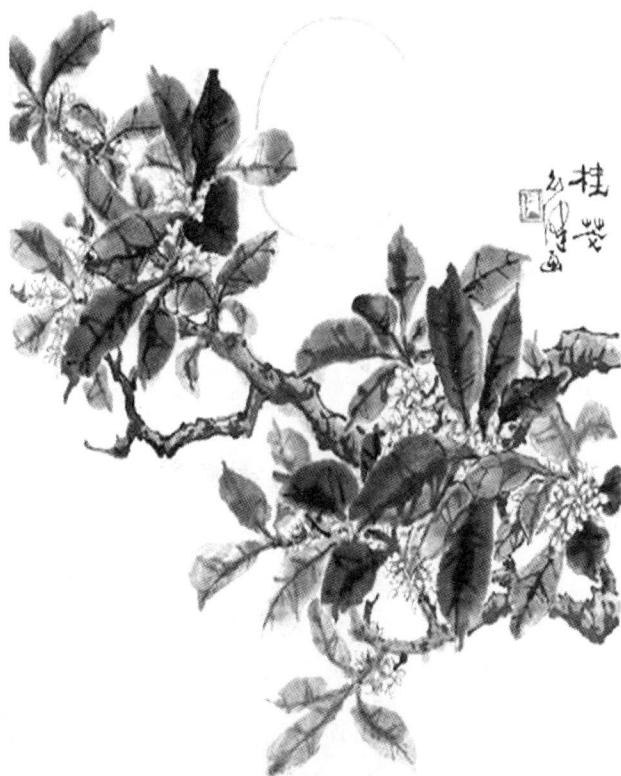

导读

　　"青青河畔草，绵绵思远道"是汉乐府民歌中的诗句，以其芳草萋萋、思念绵远的诗歌意象传诵至今。两汉经济文化繁荣，在文学方面，有与大汉气象相应的气势磅礴的华丽赋体，有反映社会民间生活的汉乐府、古诗十九首，诞生了我国第一部汉字字典《说文解字》；在史学方面则有司马迁的《史记》，为"史家之绝唱，无韵之《离骚》"；在中医药方面，则有我国第一部本草学专著《神农本草经》和第一部中医学经典《黄帝内经》的问世，还有东汉名医张仲景的《伤寒杂病论》，为中医药学的发展做出了巨大的贡献。

饮马长城窟行

汉乐府

青青河畔草，绵绵[1]思远道。

远道不可思[2]，宿昔[3]梦见之。

梦见在我傍，忽觉在他乡[4]。

他乡各异县，展转[5]不相见。

枯桑知天风，海水知天寒[6]。

入门各自媚[7]，谁肯相为言[8]！

客从远方来，遗我双鲤鱼[9]。

呼儿烹[10]鲤鱼，中有尺素[11]书。

长跪[12]读素书，书中竟何如？

上言加餐食，下言长相忆[13]。

※ 注释

[1]绵绵：连绵不断之貌。这里义含双关，由看到连绵不断的青青春草，而引起对征人的缠绵不断的情思。远道：犹言"远方"。

[2]不可思：是无可奈何的反语。这句是说征人辗转远方，想也是白想。

[3]宿昔：一作"夙昔"，昨夜。《广雅》云："昔，夜也。"

[4]这二句是说刚刚还见他在我身边，一觉醒来，原来是南柯一梦。

[5]展转：同"辗转"。不相见：一作"不可见"。

[6]枯桑知天风，海水知天寒：枯桑，落了叶的桑树。这两句是说枯桑虽然没有叶，仍然感到风吹，海水虽然不结冰，仍然感到天冷。比喻那远方的人纵然感情淡薄也应该知道我的孤凄、我的想念。闻一多《乐府诗笺》云："喻夫妇久别，口虽不言而心自知苦。"

[7]媚：爱。

[8]言：《广雅》云："言，问也。"这二句是说别人回到家里，只顾自己一家人亲亲热热，可又有谁肯来安慰我一声？

[9]双鲤鱼：指信函。古人寄信是藏于木函中，函用刻为鱼形的两块木板制成，一盖一底，所以称之为"双鲤鱼"。以鱼象征书信，是我国古代习用的比喻。

[10]烹：煮。假鱼本不能煮，诗人为了造语生动故意将打开书函说成烹鱼。

[11]尺素：指书信。古人写信是用帛或木板，其长皆不过尺，故称"尺素"或"尺牍"。这句是说打开信函取出信。

[12]长跪：古代的一种跪姿。古人日常都是席地而坐，两膝着地，犹如今日之跪。长跪是将上躯直耸，以示恭敬。

[13]这二句是说，信里先说的是希望妻子保重，后又说他在外对妻子十分想念。

◎ **提示**

乐府本是汉武帝时设立的一个掌管音乐的官署，它除了将文人歌功颂德的诗配乐演唱外，还担负采集民歌的任务。这些乐章、歌词后来统称为"乐府诗"或"乐府"。今存两汉乐府中的民歌仅四十多首，它们多出自于下层人民群众之口，反映了当时某些社会矛盾，有较高的研究价值；同时，其风格质朴率真，不事雕琢，颇具独特的审美意趣。

《饮马长城窟行》属乐府相和歌瑟调曲，又称《饮马行》。《古今乐录》说："王僧虔《技录》云：'《饮马行》，今不歌。'""青青河畔草，绵绵思远道"，乃是一篇思妇之辞，与长城饮马无涉，用作《饮马长城窟行》的乐辞。也有人认为它是汉末蔡邕的作品。

思考与练习

一、熟读古诗，并体会其抒发的思想感情。

二、说说"青青河畔草"的意象，并援引有关诗句。

三、趣味题：按谜面分别猜一中草药名。

    1. 五月既望

    2. 儿童节放假

    3. 九死一生

    4. 忠诚老实

    5. 决心扎根边疆

神农尝百草传说中的真实

以神农为本草之宗的神话已经流传了几千年，近年来随着考古发掘的深入，发现一些早期古代文献的记载并非仅仅是旨在尊圣尚古，而是以历史真实性为依据的。

神农和药的关系最早见于《淮南子·修务训》："神农乃始教民，尝百草之滋味，当时一日而遇七十毒，由此医方兴焉。"即言神农尝百草，有了药而医学勃。后又见于《史记补·三皇本纪》："神农氏以赭鞭鞭草木，始尝百草，始有医药。"既尊神农为三皇之一，又尊为医药的创始人。

《世本》也说："神农和药济人。"可见神农不只是尝百草认药，还有遣药之能。宋代刘恕又把以上诸论综合起来，他在《通外纪》中说："民有疾病，未知药石，炎帝始味草木之滋，尝一日而遇七十毒，神而化之，遂作方书，以疗民疾，而医道立矣。"近年考古尚没有发现方书，但确认了尝百草的历史年代和活动区域，说明古人以神农尝百草之说溯本崇源言大道的立意正确不谬。

现代考古认定，距今五千至一万年前，是我国新石器时代的早、中期，即传说中的神农时代，距今五六千年前是新石器时代晚期向青铜时代过渡的时期，即传说中的黄帝时代。

神农、黄帝既是氏族领袖，又是氏族和部落的称号，分别代表着两个时代。神农氏族，姜姓，又称炎帝，《大戴礼记·五帝德篇》又称赤帝，原是西戎族的一支，以牛为图腾。

炎帝族最早居住在大西北的新疆、甘肃、青海、陕西等地，他们先于黄帝族自西北进入华北、中原等地区，后来又逐渐向南方转移至湖湘。炎帝族在进入中部地区时，与最早进入中部地区的南方"蛮族"的九个部落联盟——九黎族发生冲突。蚩尤是九黎族的首领，兄弟八十一人，即八十一个氏族的酋长。炎帝族被迫逃避到涿鹿。后来炎帝族与姬姓、号轩辕氏又号有熊氏的黄帝族联合，在涿鹿大械斗，攻杀蚩尤。

之后炎黄两族在阪泉发生了三次大冲突，黄帝族统率熊罴、貔貅、虎打败了炎帝族。之后炎帝族逐渐在中部定居下来，延续了炎帝的文化。

神农氏族时代，以农业为主，畜牧业也是重要的部分，并有制陶、纺织等手工业，已经用弓箭，有货物交换。在陕西半坡遗址有石斧和骨锄出土，有一陶罐粟在居室内被发现，另一陶钵粟是作为殉葬物放在墓葬里的。在湘南，八千年前左右的澧县八十垱遗址，发现稻谷和大米两万多粒，是全世界史前稻谷物发现最多的地方；还有木耒、木铲和骨铲等农具，以及木杵等加工工具，与《周易·系辞》"神农氏作，斫木为耜，揉木为耒，耒耨之利，以教天下"的记载完全相合。成书于战国中期的《尸子》说"神农氏七十世有天下"，《续三皇本纪》记载炎帝称帝"五百三十年"。近年史家据澧县八十垱遗址发掘出的一些台基式建筑，认为该处曾是6500年前神农氏族的中心所在。第一代神农当是从这里出发南巡为民治病，因误尝断肠草而崩葬于长沙茶乡之尾，这也与神农氏尝百草而遇毒的传说相合。神农氏族因缔造农耕文明而被拥戴为中心氏族，其子孙从此繁衍于四方。最后一代炎帝榆冈部落，因败于阪泉之战，叶落归根于先祖的寝陵附近。

以上考古资料足以说明中药起源于先民的农业文明时代，故《墨子·贵义》说："譬若药然，草之本"，后世以此称中药学著作为"本草"。汉代把中药学名著冠名《神农本草经》，既是"言大道"（《尚书·孔安国序》），又是对先人发现药物的尊崇。

本草故事

长生不老药

长生不老药，顾名思义，就是吃了能长生的药。这是历代帝王都在追求的神药，也出现在许多小说、电视剧中。它是被妖魔化的中国古代文化的一部分，就连现代人也在不倦追求抗衰老剂。

公元前219年，秦始皇曾坐着船环绕山东半岛，在那里他一直流连了三个月。他听说渤海湾有三座仙山，叫蓬莱、方丈、瀛洲，在三座仙山上居住着三个仙人，手中有长生不老药。告诉秦始皇这个神奇故事的人叫徐福，他是当地的一个方士，听说他曾经亲眼看到过这三座仙山。秦始皇听后非常高兴，于是就派徐福带领千名童男童女入海寻找长生不老药。徐福带领浩大的船队出发了，但他在海上漂流了好长时间也没有找到他所说的仙山，更不用说长生不老药。秦始皇是个暴君，徐福没有完成任务，回去后依秦始皇的作风一定会被杀头，于是他就带着这千名童男童女顺水漂流到了日本。

　　徐福虽然一去不返，但秦始皇并没有死了那份求仙的心，四年以后，也就是公元前215年，秦始皇又找到一个叫卢生的燕人——他是专门从事修仙养道的方士。秦始皇这次派卢生入海求仙与徐福有所不同，徐福是去寻找长生不老药，而这次卢生入海是寻找两位古仙人，一个叫"高誓"，一个叫"羡门"。

　　据记载，秦始皇遍寻不着的"长生不老药"，俗名叫"太岁"，学名叫"肉灵芝"。但最终，秦始皇没吃到长生药，既没有长命百岁，就连秦王朝也早早灭亡了。

　　还据记载，当时方士徐福就是从浙江宁波沿海的一个渡口启航的，那个地方叫"达蓬山"，之所以命名为"达蓬"，意即从这里出发可以航海到达仙境蓬莱。现在达蓬山尚留有很多与徐福东渡求长生不老药有关的历史遗迹，如徐福东渡摩崖石刻、秦渡庵、小休洞、跑马岗、饮马潭、御马坟、千人坛、龙门坊、方士石、灵台石、风洞岗、望父石、徐福祠、求仙亭等。

　　清代宁波籍大学问家、诗人黄宗羲曾经有诗写道："东尽观沧海，往事一慨然。浪中数万叠，鲸背血千年。何物秦始皇，于此求神仙。"

　　相传在秦始皇到来之前，达蓬山的原名叫香山，因山上盛产香草而得名。公元前210年，秦始皇为求长生不老药到达香山，看到山上到处都是香草兰花，蜜蜂翻飞其中，心旷神怡，下令周边村民养蜂取蜜，每年进贡。从此，达蓬山一带有了养蜂的习俗。

涉江采芙蓉

古诗十九首

涉江采芙蓉[1]，兰泽[2]多芳草。

采之欲遗[3]谁，所思在远道[4]。

还顾[5]望旧乡[6]，长路漫浩浩[7]。

同心[8]而离居，忧伤以终老[9]。

※ 注释

[1]芙蓉：荷花的别名。

[2]兰泽：生有兰草的沼泽地。

[3]遗（wèi）：赠。

[4]远道：犹言"远方"。

[5]还顾：回顾，回头看。

[6]旧乡：故乡。

[7]漫浩浩：犹"漫漫浩浩"，形容路途的遥远无尽头。

[8]同心：古代习用的成语，多用于指男女爱情或夫妇感情融洽，感情深厚。

[9]终老：度过晚年直至去世。

◎ 提示

选自南朝梁萧统《文选》卷二十九。《古诗十九首》是东汉末年文人五言诗的选辑，最早见于《文选》。东汉末年社会动乱，反映在《古诗十九首》中，即大多写思妇游子的相思离别之苦和士人失意的苦闷哀愁。《涉江采芙蓉》就是抒写思妇游子相思离别之情的作品。"五言古诗"为古代诗歌体裁，指全篇由五字句构成的诗，不受格律束傅。汉代以前，偶有五言的诗句，但没有完整的五言诗。五言诗是在两汉民谣和乐府民歌中首先产生和发展起来的。

冉冉孤生竹

古诗十九首

冉冉[1]孤生竹，结根泰山[2]阿。

与君为新婚[3]，菟丝[4]附女萝。

菟丝生有时，夫妇会有宜[5]。

千里远结婚，悠悠隔山陂[6]。

思君令人老，轩车来何迟[7]！

伤彼蕙兰花[8]，含英扬光辉[9]；

过时而不采，将随秋草萎[10]。

君亮[11]执高节，贱妾[12]亦何为？

※ 注释

[1]冉冉：柔弱貌。

[2]泰山：即"太山"，犹言"大山"，"高山"。阿：山坳。这两句是说，柔弱的孤竹生长在荒僻的山坳里，借喻女子的孤独无依。

[3]为新婚：刚出嫁婚娶。

[4]菟丝：一种旋花科的蔓生植物，女子自比。女萝：一说即"松萝"，一种缘松而生的蔓生植物，以比女子的丈夫。这句是说二人都是弱者。

[5]宜：适当的时间。这两句是说，菟丝及时而生，夫妇亦当及时相会。

[6]悠悠：遥远貌。山陂：泛指山和水。吕向注："陂，水也。"。这二句是说路途遥远，结婚不易。

[7]轩车：有篷的车。这里指迎娶的车。这二句是说，路远婚迟，使她容颜憔悴。

[8]蕙、兰：两种同类香草。女子自比。

[9]含英扬光辉：花含苞待放。英，犹"花"。

[10]萎：枯萎，凋谢。这四句是说，蕙兰过时不采，它将随着秋草一同枯萎了。这是对婚迟的怨语。

[11]亮：同"谅"，料想。

[12]贱妾：女子谦称。这两句是说，君想必守志不渝，我又何苦自艾自怨。这是自慰之词。

◎ 提示

"冉冉孤生竹，结根泰山阿。"竹而曰"孤生"以喻其子子孤立而无依靠，"冉冉"是柔弱下垂的样子。这是女子的自喻。"泰山"即"太山"，大山之意。"阿"是山坳。山是大山，又在山阿之处，可以避风，这是以山比喻男方。《文选》李善注曰："结根于山阿，喻妇人托身于君子也。"诚是。

"与君为新婚，菟丝附女萝。"菟丝和女萝是两种蔓生植物，其茎蔓互相牵缠，比喻两个生命的结合。《文选》五臣注："菟丝女萝并草，有蔓而密，言结婚情如此。"从下文看来，菟丝是女子的自喻，女萝比喻男方。"为新婚"不一定是已经结了婚，正如清方廷珪《文选集成》所说，此是"媒妁成言之始"而"非嫁时"。"为新婚"是指已经订了婚，但还没有迎娶。

《古诗十九首·冉冉孤生竹》或云是婚后夫有远行，妻子怨别之作。然细玩诗意，恐不然。或许是写一对男女已有成约而尚未成婚，男方迟迟不来迎娶，女方遂有种种疑虑哀伤，作出这首感情细腻曲折之诗。此诗也体现了主人公含蓄的感情表达方式，可以看出古代女子的婚姻观和爱情观。

《古诗十九首》是在汉代民歌基础上发展起来的五言诗，内容多写离愁别恨和彷徨失意，情调低沉，但它的艺术成就却很高，长于抒情，善用事物来烘托，寓情于景，情景交融。

陌上桑[1]

汉乐府

日出东南隅[2]，照我秦氏楼。秦氏有好女，自名为罗敷。罗敷喜蚕桑[3]，采桑城南隅。青丝为笼系[4]，桂枝为笼钩[5]。头上倭堕髻[6]，耳中明月珠。缃绮[7]为下裙，紫绮为上襦。行者见罗敷，下担捋髭须。少年[8]见罗敷，脱帽著帩头[9]。耕者忘其犁，锄者忘其锄。来归相怨怒，但坐[10]观罗敷。

使君[11]从南来，五马立踟蹰。使君遣吏往，问是谁家姝[12]？"秦氏有好女，自名为罗敷。""罗敷年几何？""二十尚不足，十五颇有余。"使君谢[13]罗敷："宁可共载不[14]？"罗敷前致辞："使君一何愚！使君自有妇，罗敷自有夫！"

"东方千余骑，夫婿居上头[15]。何用识夫婿？白马从骊驹，青丝系马尾，黄金络马头；腰中鹿卢剑[16]，可值千万余。十五府小吏，二十朝大夫，三十侍中郎[17]，四十专城居。为人洁白晰，鬑鬑颇有须。盈盈[18]公府步，冉冉[19]府中趋。坐中数千人，皆言夫婿殊。"

※ 注释

[1]陌上桑：陌，田间的路。桑，桑林。

[2]东南隅：指东方偏南。隅，方位、角落。中国在北半球，夏至以后日渐偏南，所以说日出东南隅。

[3]喜蚕桑：喜欢采桑。喜，有的本子作"善"，善于、擅长。

[4]青丝为笼系：用黑色的丝做篮子上的络绳。笼，篮子。系，络绳（缠绕篮子的绳子）。

[5]笼钩：一种工具。采桑用来钩桑枝，行时用来挑竹筐。

[6]倭堕髻：即堕马髻，发髻偏在一边，呈坠落状。倭堕，叠韵字。

[7]缃绮：有花纹的浅黄色的丝织品。

[8]少年：古义10—20岁男子。

[9]帩头：古代男子束发的头巾。

[10]但：只是。坐：因为，由于。

[11]使君：汉代对太守、刺史的通称。

[12]姝：美丽的女子。

[13]谢：这里是"请问"的意思。

[14]不：通"否"。

[15]居上头：在行列的前端。意思是地位高，受人尊重。

[16]鹿卢剑：剑把用丝绦缠绕起来，像鹿卢的样子。鹿卢，即辘轳，井上汲水的用具。荆轲刺秦王时带的就是鹿卢剑。

[17]侍中郎：出入宫禁的侍卫官。

[18]盈盈：仪态端庄美好。

[19]冉冉：走路缓慢。

◎ 提示

《陌上桑》是汉乐府诗歌中的名篇，属"相和歌辞"一类。它叙述了采桑女秦罗敷拒绝一个好色的"使君"的故事。"陌上桑"是大路边的桑树，这个故事正是发生在这里。女主人公——年轻貌美的秦罗敷正在路边采桑，却被轻狂的"使君"打扰。面对权贵，秦罗敷机智应对，以盛赞自己夫君才貌的方式回绝了对方的无理要求。秦罗敷身上体现了传统女性的坚贞、睿智的品质，成了人们心中几千年来理想化的女性形象。

《陌上桑》之所以被看作乐府名篇是因为它在艺术上有着很高的成就：一是这首诗有着完整的结构，首尾相接，一气呵成。二是这首诗以叙事为主，把抒情、描写、叙述融为一体。在人物形象的刻画上，或浓墨重彩，富丽有加；或水墨轻扫，微妙传神。特别是用侧面描写烘托罗敷的美，对后世影响很大。三是通篇五言，气韵流畅，语言质朴。

思考与练习

一、采桑的秦罗敷与她后来的自述矛盾吗？为什么？

二、在古诗中有许多采桑的内容描写，网上查找有关"桑"的资料，认识桑的药用、食用价值。

三、趣味题：按下面这首诗，分别猜药草名四种。

　　　　看看来到五月中，

　　　　佳人买纸糊窗棂。

　　　　丈夫出外三年整，

　　　　一封书信半字空。

本草故事

神农架的传说

传说炎帝神农氏是上古时代三皇五帝中的一位贤圣的帝王，是中华民族的祖先。我国许多史籍，如《左传》、《礼记》、《汉书》、《荆州记》、《帝王世纪》、《水经注》、《括地志》、《汉唐地理书钞》、《路史》、《大清一统志》等，都认为炎帝神农氏的出生地是厉山、列山或烈山，即今湖北省随州市厉山镇。据清同治《随州志》记载："列山上建有神农庙、神农井、炎帝庙。"相传神农氏诞生于厉山镇南九烈山第五座山头半山腰中的神农洞。神农洞的附近有古庙一座，内供伏羲氏、神农氏、轩辕氏的塑像。随州市厉山镇距神农架林区只有两百公里，前者是神农氏故乡，后者是神农氏长期生活的地方。至今，两地的民俗风情、方言、有关神农氏的传说故事，都大抵相似。两地皆系炎黄文化的发源地之一。

神农架最早被称为"熊山"。《山海经》云："又东一百五十里，曰熊山。有穴焉，熊之穴，恒出神人，夏启而冬闭……熊山，帝也。"一些学者认为，《山海经》讲的"熊山"，从名称、地望、方位来看，即今神农架。有趣的是，当代科学家们通过考察后认为，神农架发现的熊不仅数量特多，而且种类最多，不愧是中国之"熊的王国"。其中的"神人"，是屈原《山鬼》诗中的"山鬼"，即今轰动全球的神农架高大的"野人"。"熊山，帝也"，是说神农架是古代帝王的圣地，这位帝王，当指炎帝神农氏。

神农架民间关于神农氏的传说故事极为丰富多彩，中老年人大多能讲出几个炎帝神农氏的故事来。炎帝神农氏在这一带搭架采药、惩恶扬善、为民谋利的事迹，家喻户晓。仅1990年出版的《神农架民间故事集》一书，就收录了与神农氏有关的传说故事几十篇。这些传说故事表明，神农氏曾踏遍神农架的每个角落：他架木为巢，供老百姓居住；他搭架采药，编写药书，为民治病；他斗凶兽、惩恶人，弘扬了人间正气；他教民稼穑、养蚕、纺织、种树、采茶、制陶、制耒耜、饲养禽畜、创集市贸易、作琴瑟、创歌舞，与民同乐，创造了太平盛世。

《伤寒杂病论》序

张 机

论曰：余每览越人入虢之诊，望齐侯之色，未尝不慨然叹其才秀[1]也。怪当今居世之士，曾[2]不留神医药，精究方术，上以疗君亲之疾，下以救贫贱之厄，中以保身长全，以养其生。但竞逐荣势，企踵[3]权豪，孜孜汲汲[4]，惟名利是务，崇饰[5]其末，忽弃其本[6]，华其外而悴其内。皮之不存，毛将安附焉[7]？卒然遭邪风之气，婴非常之疾，患及祸至，而方震栗；降志屈节，钦望巫祝[8]，告穷归天[9]，束手受败。赍[10]百年之寿命，持至贵之重器[11]，委付凡医，恣其所措。咄嗟呜呼！厥身已毙，神明消灭，变为异物[12]，幽潜重泉，徒为啼泣。痛夫！举世昏迷，莫能觉悟，不惜其命，若是轻生，彼何荣势之云哉？而进[13]不能爱人知人，退不能爱身知己，遇灾值祸，身居厄地，蒙蒙昧昧，蠢若游魂。哀乎！趋世之士，驰竞浮华，不固根本，忘躯徇物[14]，危若冰谷[15]，至于是也！

※ 注释

[1]才秀：才能出众。

[2]曾（zēng）：竟然。

[3]企踵：踮起脚跟，意为仰慕。

[4]孜孜汲汲：急急忙忙迫不及待的样子。孜孜，努力不倦的样子。

[5]崇饰：修饰。末：枝节。此指名、荣、势。

[6]忽弃：轻弃。本：根本。此指身体。

[7]"皮之不存"二句：语出《左传·僖公十四年》。

[8]巫祝：古代从事所谓通鬼神的职业者。

[9]归天：归属于命运。

[10]赍（jī）：持。

[11]重器：宝贵的器物。此指身体。

[12]异物：指死亡的人。

[13]进：谓居官位。下文"退"义反此。

[14]徇物：追求身外之物。徇，营求。

[15]冰谷：薄冰和深谷。喻险境。

◇ **译文**

评论说：我每次读到《史记·扁鹊传》中秦越人到虢国去给虢太子诊病，在齐国望齐侯之色的记载，没有一次不激动地赞叹他的才华出众。就奇怪当今生活在社会上的那些读书人，竟然都不重视医药，不精心研究医方医术以便对上治疗国君和父母的疾病，对下用来解救贫苦人的病灾和困苦，对自己用来保持身体长久健康，以保养自己的生命；只是争着去追求荣华权势，踮起脚跟仰望着权势豪门，急急忙忙只是致力于追求名利；重视那些次要的身外之物，轻视抛弃养生的根本之道。使自己的外表华贵，而使自己的身体憔悴。皮都不存在了，那么，毛将依附在哪里呢？突然遭受到外来致病因素的侵袭，被不平常的疾病缠绕，病患灾祸临头，方才震惊发抖，于是就降低身份，卑躬屈膝，恭敬地盼望女巫男祝的求神祷告。巫祝宣告办法穷尽，就只好归于天命，束手无策地等待死亡。拿本可以很长的寿命和最宝贵的身体，交给平庸无能的医生，任凭他摆布处置。唉！他们的身体已经死亡，精神消失了，变成了鬼物，深深地埋在九泉之下，别人白白地为他的死亡哭泣。痛心啊！整个世上的读书人都昏迷糊涂，没有人能清醒明白，不珍惜自己的生命。像这样地轻视生命，他们还谈什么荣华权势呢？而且，他们即使做了官也不能爱护别人，顾及别人的疾苦；不做官又不能爱护自己，顾及自己的隐患，遇到灾难，碰上祸患，身处在危困的境地，糊涂愚昧，蠢笨得就像没有头脑的废物。悲哀啊！那些在社会上奔波的读书人，追逐着去争夺表面的荣华，不保重身体这个根本，忘记了身体，去为权势名利而死，危险得如履薄冰、如临深谷，竟达到了这种地步！

余宗族素多，向余二百。建安纪年[1]以来，犹未十稔[2]，其死亡者，三分有二，伤寒十居其七。感往昔之沦丧，伤横夭[3]之莫救，乃勤求古训[4]，博采众方，撰[5]用《素问》、《九卷》、《八十一难》、《阴阳大论》、《胎胪药录》，并平[6]脉辨证，为《伤寒杂病论》合十六卷，虽未能尽愈诸病，庶可以见病知源，若能寻[7]余所集，思过半[8]矣。

※ **注释**

[1]建安：汉献帝年号（196—219）。纪年：即纪元。从汉武帝开始，我

国历代封建王朝均以帝皇的年号计算年代。

[2]稔（rěn）：本义为谷物成熟。古代谷物一年一熟，所以也以"稔"为"年"。

[3]横夭：意外早死。亦作"夭横"。

[4]古训：前代圣王留下的著作。此指古代留下的医学著作。

[5]撰：通"选"。选择。

[6]平：通"辨"。辨别。

[7]寻：探究。

[8]思过半：谓收益多。

◇ **译文**

　　我的同宗同族的人口本来很多，从前有二百多人。从建安元年以来，还不到十年，其中死亡的人，有三分之二，而死于伤寒的要占其中的十分之七。我为过去宗族的衰落和人口的丧失而感慨，为早死和枉死的人不能被疗救而悲伤，于是勤奋研求前人的遗训，广泛地搜集很多医方，选用《素问》、《九泉》、《八十一难》、《阴阳大论》、《胎胪药录》等书，并结合辨别脉象和辨别证候的体会，写成了《伤寒杂病论》共十六卷。即使不能全部治愈各种疾病，或许可以根据书中的原理，在看到病证时就能知道发病的根源。如果能运用我编写的这本书的有关内容，那么，对于伤寒病的问题，大多数能弄通解决了。

　　夫天布五行，以运万类，人禀五常[1]，以有五藏，经络府俞[2]，阴阳会通，玄冥幽微[3]，变化难极，自非[4]才高识妙，岂能探其理致[5]哉？上古有神农、黄帝、岐伯、伯高、雷公、少俞、少师、仲文[6]，中世有长桑、扁鹊，汉有公乘阳庆及仓公，下此以往，未之闻也。观今之医，不念思求经旨，以演[7]其所知，各承家技，始终顺旧。省疾问病，务在口给[8]，相对斯须，便处汤药；按寸不及尺，握手不及足；人迎、趺阳[9]，三部[10]不参；动数发息，不满五十[11]；短期[12]未知决诊，九候[13]曾无仿佛，明堂[14]阙庭，尽不见察，所谓窥管而已。夫欲视[15]死别生，实为难矣！

　　孔子云：生而知之者上，学则亚之[16]。多闻博识，知之次也[17]。

余宿尚方术，请事斯语。

※ 注释

[1]五常：五行之常气。

[2]府俞：气府腧穴。府，经气聚会之处。俞，通"腧"，脉气灌注之处。

[3]玄冥幽微：指人体生理和病理变化的玄妙隐晦、幽深奥秘。

[4]自非：如果不是。

[5]理致：道理要旨。

[6]岐伯：岐伯及伯高等六人，相传都是黄帝时名医。

[7]演：推衍；扩大。

[8]口给（jǐ）：口才敏捷。给，足，谓言辞不穷。

[9]人迎：在结喉两侧，指颈动脉。趺阳：指足背前胫动脉。

[10]三部：指寸口、人迎和趺阳三部脉象。

[11]"动数发息"二句：谓诊察脉象时，候脉的搏动次数不满五十动。古代认为诊脉不满五十动为失诊。

[12]短期：病危将死之期。

[13]九候：据《素问·三部九候论》，指头部两额、两颊和耳前，中部寸口、合谷和神门，下部内踝后、大趾内侧和大趾与次趾之间等九处的动脉。据《难经·十八难》，又指寸、关、尺三部以浮、中、沉取，合称九候。

[14]明堂：指鼻子。阙：两眉之间。庭：额。

[15]视：辨别。

[16]"生而"二句：语本《论语·季氏》。

[17]"多闻"二句：语本《论语·述而》。博识（zhì），广记。知，通"智"。

◇ 译文

自然界分布着五行之气，而运转化生万物。人体禀承着五行之常气，因此才有五脏的生理功能。经、络、府、俞，阴阳交会贯通，其道理玄妙、隐晦、幽深、奥秘，其中的变化真是难以穷尽，假如不是才学高超，见识精妙的人，怎么能探求出其中的道理和意趣呢？上古有神农、黄帝、岐伯、伯高、雷公、少俞、少师、仲文等，中古有长桑、扁鹊，汉代有公乘阳庆及仓公，自此往后到现在，还没听说过有比得上他们的人呢。看看当今的医生，他们不思考研求医学经典著作的旨意，用来扩大加深他们所掌握的医学知识；只是各自禀承着家传的医技，始终沿袭旧法；察看疾病，询问病情时，总是致力于花言巧语，只图应付病人；对着病人诊视了一会儿，就处方开药；诊脉时只按寸脉，没有接触到尺脉，只按手部脉，却不按足部脉；人迎、趺阳（寸口）三部脉象不互相参考；按照自己的呼吸诊察病人脉搏跳动的次数不到五十下就结束；病人垂危还不能确诊，九处诊脉部位的脉候竟然没有一点模糊的印象。鼻子、两眉之间及前额，全然不加诊察。这真如人们所说的"以管看天"似的很不全面罢了。这样想要辨识不治之症或判别出可治之症，实在是很难呀！

孔子说：生下来就懂得事理的人是上等的，通过学习而懂得事理的人是第二等的。多方面地聆听求教，广泛地记取事理的人，又次一等。我素来爱好医方医术，请允许我奉行"学而知之"和"多闻博识"这些话吧！

◎ 提示

公元3世纪初，张仲景博览群书，广采众方，凝聚毕生心血，写就《伤寒杂病论》一书。中医所说的伤寒实际上是一切外感病的总称，它包括瘟疫这种传染病。该书成书约在公元200年—210年之间。在纸张尚未大量使用，印刷术还没有发明的年代，这本书很可能写在竹简上。历代医家对之推崇备至，赞誉有加。《伤寒杂病论》系统地分析了伤寒的原因、症状、发展阶段和处理方法，创造性地确立了对伤寒病的"六经分类"的辨证施治原则，奠定了理、法、方、药的理论基础。

此书的序文首先指出医药的重大作用，严肃批评当时士大夫轻视医药，务求名利而舍本逐末的错误倾向；接着说明自己撰写《伤寒杂病论》的原因、经过和愿望；最后谆谆规劝医生要重视医德修养，技术应精益求精，切忌固步自封，草率从事。本书表达了作者强烈的爱憎感情和"多闻博识"、致力于医学的决心；简洁精练，寓意深远，文道兼备，不愧是一篇流传千古的医德教育名篇，对现实社会有着重要的警醒作用。

文化拓展

《伤寒杂病论》的"旅行"

　　张仲景是东汉末年著名的医学家，中国传统中医学的集大成者和代表人物，东汉南阳郡涅阳县（今河南南阳邓州市、镇平县一带）人。公元219年，张仲景去世。失去了作者的庇护，《伤寒杂病论》开始了它在人世间的旅行。当时，书籍的传播只能靠一份份手抄，流传开来十分艰难。

　　时光到了晋朝，《伤寒杂病论》命运中的第一个关键人物出现了。这位名叫王叔和的太医令在偶然的机会中见到了这本书。书已是断简残章，王叔和读着这本断断续续的奇书，兴奋难耐。利用太医令的身份，他全力搜集《伤寒杂病论》的各种抄本，并最终找全了关于伤寒的部分，并加以整理，命名为《伤寒论》。《伤寒论》著论22篇，记述了397条治法，载方113首，总计5万余字，但《伤寒杂病论》中杂病部分没了踪迹。王叔和的功劳，用清代名医徐大椿的话说，就是"苟无叔和，焉有此书"。

　　王叔和与张仲景的渊源颇深，不但为他整理了医书，还为我们留下了最早的关于张仲景的文字记载。王叔和在《脉经》序里说："夫医药为用，性命所系。和鹊之妙，犹或加思；仲景明审，亦候形证，一毫有疑，则考校以求验。"

　　之后，该书逐渐在民间流传，并受到医家推崇。南北朝名医陶弘景曾说："惟张仲景一部，最为众方之祖。"可以想象，这部奠基性、高峰性的著作让人认识了它的作者，并把作者推向医圣的崇高地位。

　　张仲景去世约800年后的宋代，是《伤寒杂病论》焕发青春的一个时期。宋仁宗时，一个名叫王洙的翰林学士在翰林院的书库里发现了一本"蠹简"——被虫蛀了的竹简，书名《金匮玉函要略方论》。这本书一部分内容与《伤寒论》相似，另一部分，是论述杂病的。后来，名医林亿、孙奇等人奉朝廷之命校订《伤寒论》时，将之与《金匮玉函要略方论》对照，知为仲景所著，乃更名为《金匮要略》，刊行于世。《金匮要略》共计25篇，载方262首。至此，《伤寒杂病论》命运中的几个关键人物全部出场了。

　　《伤寒论》和《金匮要略》在宋代都得到了校订和发行，我们今天看到的就是宋代校订本。除去重复，两本书共载药方269个，使用药物214味，基本概括了临床各科的常用方剂。这两本书与《黄帝内经》、《神农本草经》

并称为"中医四大经典"——四部经典，张仲景一人就占了两部。（另有一种说法，中医四大经典为《黄帝内经》、《难经》、《伤寒杂病论》、《神农本草经》。）

本草故事

药联交友

山西名医傅山，不仅医术高明，而且才华过人，擅长用中药做对。一天，有人慕名而来，试探虚实。他一进门，看见药架上的成药，随即吟道："红娘子生天仙子，一副生化汤。"傅山见来人出对，知其用意，即应声对曰："女贞子产刘寄奴，二包指迷散。"来人顿感傅山思维敏捷，对得工巧。他看了看纵横成方的药斗，又出一长联曰："白头翁骑海马赴常山挥大戟怒战草蔻百合，不愧将军国老。"傅山听了，微微一笑，从容应对曰："何首乌驾河豚入大海操仙茅逼杀木贼千年，堪称长卿仙人。"真是对得生动巧妙，形象逼真，仿佛给人们展现了一副古代英雄鏖战嘶杀的战斗画面。原来来人也是一位名医，听了傅山应对后，更加敬仰他的医术和文才。二人志同道合，遂联对交友。傅山立即请其入座饮茶，畅谈岐黄，纵论医药文化，甚为投机。当客人告辞回家时，傅山笑着说："生地变熟地常望合欢。"又是三味中药名联句，客人遂答谢曰："望月乘夜明定来夜交。"这时，日已西沉，玉兔东升，故用望月砂、夜明砂、夜交藤三味中药答谢，真可谓此时此地，珠联璧合，情谊深长。

扁鹊传

司马迁

扁鹊[1]者，勃海郡郑人也[2]，姓秦氏，名越人。少时为人舍长[3]。舍客长桑君过，扁鹊独奇之，常谨遇[4]之。长桑君亦知扁鹊非常人也。出入十余年，乃呼扁鹊私坐[5]，间[6]与语曰："我有禁方，年老，欲传与公，公毋泄。"扁鹊曰："敬诺。"乃出其怀中药予扁鹊："饮是以上池之水[7]三十日，当知物[8]矣。"乃悉取其禁方书尽与扁鹊。忽然不见，殆非人也。扁鹊以其言饮药三十日，视见垣一方人。以此视病，尽见五藏症结，特以诊脉为名耳。为医或在齐，或在赵。在赵者名扁鹊。

※ 注释

[1]扁鹊：此指东周时名医秦越人。

[2]"勃海"句：据下文乃齐勃海人，后家于郑。

[3]舍长：旅舍的主管人。

[4]遇：接待。

[5]私坐：谓避开众人而坐。

[6]间（jiàn）：秘密地；悄悄地。

[7]上池之水：未沾到地面的水。《本草纲目》："上池水，陶弘景曰：此竹篱头水及空树穴中水也。"

[8]知物：谓当见怪物。《史记索引》："当见鬼物也。"

◇ 译文

扁鹊是郑人，祖籍勃海郡。他本姓秦，名叫越人。年轻时做人家客房主管。在这期间，有位叫长桑君的旅客，常来此投宿，扁鹊只觉得他很奇特，经常多给予细心的照料。长桑君也知道扁鹊不是一般的服务生。来往十多年，长桑君暗下找来扁鹊进行交谈，悄悄地对扁鹊说："我有秘方，现在年纪老了，我想把它传给你，你可不要轻易地泄露。"扁鹊恭敬地答道："一定照办。"长桑君拿出藏在怀中的药给扁鹊。说："饮用上池水，服用这种药物，三十天之后，就知道了。"随后又将他的秘方全都交给了扁鹊，说着说着人不见了。难怪这长桑君，他也不是一般的人！扁鹊按照要求服药三十天，视力能看见墙另一边的人。凭这种能力来诊视疾病，完全能见到五藏病变的症结所在，只是打着诊脉的名义罢了。他行医有时在齐国，有时也到赵国。在赵国的时候，人们尊称他为扁鹊（意即说，秦越人等同上古时的名医扁鹊一样，让人们闻声就喜）。

当晋昭公[1]时，诸大夫强而公族[2]弱，赵简子[3]为大夫，专国事。简子疾，五日不知人。大夫皆惧，于是召扁鹊。扁鹊入，视病，出，董安于[4]问扁鹊，扁鹊曰："血脉治[5]也，而[6]何怪？昔秦穆公尝如此，七日而寤[7]……今主君之病与之同，不出三日必间。"居二日半，简子寤。

※ 注释

[1]晋昭公：春秋时晋国国君，姓姬名夷，在位六年（前531—前526）。

[2]公族：国君宗族。

[3]赵简子：即赵鞅，又名孟。本姓嬴，因封于赵地，故以赵为姓。简子为其谥号。

[4]董安于：又作"董安阏"。赵简子的家臣。

[5]治：正常。

[6]而：你。

[7]寤：醒来，好转。

◇ 译文

在晋昭公的时候，众大夫的势力超过国君的家族。赵简子职掌大夫，独掌国家政事。有一次简子病了，五天不省人事，大夫们都很害怕，于是叫来扁鹊。扁鹊进来，看了简子的病情，就出来了。家臣董安于问扁鹊有关简子的病情。扁鹊说："血脉正常，你惊怪什么？从前秦穆公曾经患过像这样的病，过了七天才醒。现在你主君的病，跟他相同，不出三天，病就能好。"才过了两天半，简子就醒了。

其后扁鹊过虢[1]。虢太子死，扁鹊至虢宫门下，问中庶子喜方者[2]曰："太子何病，国中治穰[3]过于众事？"中庶子曰："太子病血气不时[4]，交错而不得泄，暴发于外，则为中害[5]。精神不能止邪气，邪气畜积而不得泄，是以阳缓而阴急[6]，故暴蹷[7]而死。"扁鹊曰："其死何如时？"曰："鸡鸣[8]至今。"曰："收[9]乎？"曰："未也，其死未能[10]半日也。""言臣齐勃海秦越人也，家在于郑，未尝得望精光[11]，侍谒于前也。闻太子不幸而死，臣能生之。"中庶子曰："先生得无诞[12]之乎？何以言太子可生也！臣闻上古之时，医有俞跗[13]，治病不以汤液醴洒[14]、镵石挢引、案扤毒熨，一拨[15]见病之应，因五藏之输[16]，乃割皮解肌，诀[17]脉结筋，搦[18]髓脑，揲荒爪幕[19]，湔浣[20]肠胃，漱涤五藏，练精易形[21]。先生之方能若是，则太子可生也；不能若是，而欲生之，曾不可以告咳[22]婴之儿！"终日[23]，扁鹊仰天叹曰："夫子之为方也，若以管窥天，以郄[24]视文。越人之为方也，不待切脉、望色、听声、写形[25]，言病之所在。闻病之阳，论得其阴；闻病之阴，论得其阳[26]。病应见[27]于大表，不出千里，决[28]者至众，不可曲止也[29]。子以吾言为不诚，试入诊太子，当闻其耳鸣而鼻张，循其两股，以至于阴[30]，当尚温也。"中庶子闻扁鹊言，目眩然而不瞚[31]，舌挢然而不下，乃以扁鹊言入报虢君。

※ 注释

[1]虢（guó）：古国名。过：来到。

[2]中庶子喜方者：喜欢医学的中庶子。中庶子，官名，负责诸侯卿大夫的庶子的教育管理。汉代以后为太子属官。

[3]治穰（ráng）：举行祈祷。穰，通"禳"，祛邪除恶的祭祀名。

[4]不时：不按时（运行）。

[5]中害：体内病害。

[6]阳缓而阴急：此谓阳气衰微，阴邪炽盛。

[7]蹷：通"厥"。昏厥。

[8]鸡鸣：时辰名，相当于凌晨1—3时。

[9]收：收殓；装殓。

[10]未就：不到。

[11]精光：形容虢君的容颜。

[12]诞：欺骗。

[13]俞跗（fū）：传说为黄帝时名医。又作俞拊、俞桧等。

[14]醴（lǐ）洒：药酒。洒，通"酾"，滤过的酒。镵石：镵针、砭石。挢（jiǎo）引：导引。案扤（wù）：按摩。案，通"按"。扤，摇动。毒熨（wèi）：用药物加热熨帖。毒，指药物。熨，一种热敷疗法。

[15]拨：诊察。

[16]因：依循。输：同"腧"，腧穴。

[17]诀：通"决"。疏导。

[18]搦（nuò）：按治。

[19]揲（shé）荒：触动膏肓。揲，持取，引申为触动。荒，通"肓"，膏肓。爪幕：疏理膈膜。爪，同"抓"。幕，同"膜"

[20]湔（jiān）浣：洗涤。下文"漱涤"义同此。

[21]练精易形：修练精气，矫正形体。

[22]咳（hái）婴：刚会笑的婴儿。孩，古文咳，从子。

[23]终日：很久。

[24]以郄（xì）视文：从缝隙中看图纹。

[25]写形：病人诉说病状。指问诊。写，描绘，谓病人诉说。

[26]"闻病"二句：诊察到疾病的外在病状，就能推论内在的病机。阳，指体表症状；阴，指体内病机。

[27]见：同"现"，显现。大表：整个体表。

[28]决者：确诊的根据。

[29]不可曲止：不会诊断错误。止，语气词。

[30]阴：指阴部。

[31]"目眩然"二句：眼目昏花，不知眨动，舌头翘起，不知放下。形容目瞪口呆的样子。

◇ **译文**

　　之后，扁鹊经过虢国时，正赶上说虢太子死了。扁鹊就来到虢宫门前，问爱好医学的中庶子说："太子患什么病，使京城中举行祈祷活动，超出了其他的事情？"中庶子说："太子患血气运行不正常的病，气血错乱不能够疏泄，突然在体表发作，才造成了体内的病变。这是体内正气不能制止邪气，邪气蓄积，又排泄不出去，阳气不能与阴气相衡，阳气弱阴气急，所以导致突然地死过去了。"扁鹊问道："他死了多长时间？"中庶子说："从鸡鸣开始到现在。"扁鹊说:"收殓了吗?"回答说:"没有,他死了还不到半天。"扁鹊又说:"那就请您进去禀告国王,就说我是齐国勃海的秦越人,家住在郑县,我不曾仰望过国君的仪容,也不曾侍奉过。听说太子不幸死了,我能使他活过来。"中庶子说:"先生不会是哄骗我吧!根据什么说太子能活过来哪?我听说上古的时候,有名医俞跗,治病不用汤剂类的酒制剂,或用石针导引按摩及药物等热敷的方法,只要一诊察,就能知道疾病在什么位置,然后顺着五脏的腧穴,割开肌皮,疏通脉络,去连结损伤的筋腱,按治髓脑而去触动膏肓,用疏理膈膜,而去清洗肠胃,以洗涤五脏,修练精气去改变容貌气色。先生技术若能这样,那太子就能活了;不是这样,想要使他活过来,怎么不把这个说给婴儿听啊?"过了好一会儿,扁鹊仰头向天叹息说:"您所说的这类技术,就等同用竹管去看天空,而从缝隙里去看花纹。我秦越人的治疗方法,不必等到非要切脉、望面色、听声音、审察病人的形态,才能说出病变所在的位置。既知道病人外表的证候,就能推知内里的病机;诊察到内部的病机,我就能推知外表的病证。如病的反应表现在身体的外表,那么,只要是千里之内的病人,我就能判断出他内部的病变来。我诊断疾病的方法很多,不必细说。您认为我的话不可信,就进去试试看,你诊视一下太子,就会知道,他耳内有鸣响,鼻翼在扇动,顺着两股,一直摸到阴部,应当还是温着的!"中庶子听了扁鹊的话,惊讶得眼睛呆呆地瞪着,连眨也不能眨一下,舌头在嘴里悬翘着却放不下来。进去了,把扁鹊的话报告给了虢王。

　　虢君闻之大惊,出见扁鹊于中阙[1],曰:"窃闻高义之日久矣,然未尝得拜谒于前也。先生过小国,幸而举之[2],偏国寡臣幸甚,有先生则活,无先生则弃捐填沟壑[3],长终而不得反。"言未卒,因嘘唏服臆[4],魂精泄横,流涕长潸[5],忽忽承睫[6],悲不能自止,容貌变更。扁鹊曰:"若太子病,所谓尸蹶[7]者也……太子未死也[8]。"扁鹊乃使弟子子阳厉针砥石[9],以取外三阳五会[10]。有间,太子苏。乃使子豹为五分之熨[11],以八减之齐[12]和煮之,以更熨两胁下。太子起坐。更适阴阳,但服汤二旬而复故。故天下尽以扁鹊为能生死人。扁鹊曰:"越人非能生死人也,此自当生者,越人能使之起耳。"

※ 注释

[1]中阙：皇宫前面有两个楼台叫观，两观之间有道路，称为中阙。

[2]举之：救治太子。

[3]弃捐填沟壑："死"之婉言。壑，山谷。

[4]因：已经。嘘唏，长吁短叹。服（bì）臆：气郁满胸中。服，通"愊"，郁满。

[5]长潸（shān）：泪水长流的样子。

[6]忽忽：悲哀地。承睫：挂满睫毛。

[7]尸蹶：古病名。突然昏倒，其状如尸。

[8]未：没有。

[9]厉针砥石：研磨针石。厉，同"砺"。厉，砥，皆研磨之义。

[10]外：体表。此指头顶。三阳五会：即百会穴名。在头顶正中部位。

[11]五分之熨：使药力深入体内五分的熨法。

[12]八减之齐：古方名。齐，同"剂"，药剂。

◇ 译文

虢王听到了那番话，非常惊讶，就从宫内走出来，到宫庭中门去会见扁鹊，说："我听说过对您的评价。但还不曾拜见过您。先生来到我这小国，有幸您能救助我的儿子，使这偏远的国家感到幸运得很。有了先生，我的儿子就能活，若没有先生的救治，我的儿子就要弃置到深沟里去，而永远不能复生了。"话没说完，就抽噎地哭了起来，伤心得精神恍惚，长时间流泪不止，悲痛得不能控制自己，而使面容神色都改变了。扁鹊说："要说您太子的病，就是人们所说的假死证。可太子并没有真的死了。"扁鹊就让徒弟子阳在磨刀石上磨针，用来刺百会穴。一会儿，太子苏醒了。又让徒弟子豹，准备能使药气进入体内五分的熨药，将八减方里的药剂调和起来进行煎煮，用来交替地热敷两胁下。太子就能起身坐起来了。再进一步，适当地调整这阴阳之气，归于平衡，仅服药二十天，太子就恢复了健康。所以天下人都认为扁鹊能使死人复活。扁鹊说："我秦越人并非能使死人复生，太子这种病，原本是能活的，我不过使他早些苏醒过来而已。"

扁鹊过齐，齐桓侯[1]客之。入朝见，曰："君有疾在腠理[2]，不治将深。"桓侯曰："寡人无疾。"扁鹊出，桓侯谓左右曰："医之好利也，欲以不疾者为功。"后五日，扁鹊复见，曰："君有疾在血脉，不治恐深。"桓侯曰："寡人无疾。"扁鹊出，桓侯不悦。后五日，扁鹊复见，曰："君有疾在肠胃间，不治将深。"桓侯不应。扁鹊出，桓侯不悦。后五日，扁鹊复见，望见桓侯而退走，桓侯使人问其故，扁鹊曰："疾之居腠理也，汤熨之所及也；在血脉，针石之所及也；其在肠胃，酒醪之所及也；其在骨髓，虽司命[3]无奈之何！今在骨髓，臣是以无请也。"后五日，桓侯体病，使人召扁鹊，扁鹊已逃去。桓侯遂死。

※ 注释

[1]齐桓侯：裴骃《史记集解》认为是战国时的齐桓公田午。《韩非子·喻老》作"蔡桓公"。客之：把他作为门客。

[2]腠理：指皮肤肌肉之间。

[3]司命：古代传说中掌管生命的天神。

◇ 译文

扁鹊来到齐国，齐桓侯把他作为门客。扁鹊入朝，见到齐桓侯，说道："您有病邪在肌肤之间，如不治疗将会加深。"桓侯说："我没有病。"扁鹊退出后，桓侯对身边的近臣说："医生贪图财利，想拿没病的人当作病人去治疗，来诳骗功劳。"五天后，扁鹊又去见齐桓侯，说："您的病邪，是在血脉里，不治疗恐怕会加深。"桓侯说："我没有病。"扁鹊退出去了，桓侯不高兴。又过了五天，扁鹊再次拜见桓侯，说："您有病邪，正在肠胃里，若再不治疗将会更加深。"桓侯没有理睬他。扁鹊又退出去了，桓侯特别不高兴。又过了五天，扁鹊又来拜见，远远地看见齐桓侯，他转过身，就跑掉了。桓侯派人去追问，他为什么转身就跑？扁鹊说："病邪停留在肌肤之间，是汤药和热敷的效力所能达到的地方；而病邪在血脉，又是针石的效力所能发挥到的地方；病邪若是在肠胃，通过酒类的制剂，它的效力也能触及；病邪在骨髓，即使把主管生命的天神叫来，也没有任何办法了！现今君王的病，已在骨髓，因此我不再请求给他治疗了。"又过了五天之后，桓侯身体才感觉到患有重病，派人去叫扁鹊，可扁鹊早已逃去。桓侯就死了。

使圣人预知微，能使良医得蚤从事,则疾可已，身可活也。人之所病，病疾多；而医之所病，病道少。故病有六不治：骄恣不论于理，一不治也；轻身重财，二不治也；衣食不能适，三不治也；阴阳并[1]，藏气不定，四不治也；形羸不能服药，五不治也；信巫不信医，六不治也。有此一者，则重[2]难治也。

扁鹊名闻天下。过邯郸，闻贵[3]妇人，即为带下医[4]；过雒阳[5]，闻周人爱老人，即为耳目痹医；来入咸阳，闻秦人爱小儿，即为小儿医：随俗为变。秦太医令李醯自知伎[6]不如扁鹊也，使人刺杀之。至今天下言脉者，由[7]扁鹊也。

※ 注释

[1]阴阳并：谓气血错乱。血属阴，气属阳。

[2]重（zhòng）：很。

[3]贵：尊重。

[4]带下医：妇科医生。妇女所患诸病（经带胎产），多属带脉以下，故名。

[5]雒阳：即洛阳。东周王都所在地，故下文言"周人"。

[6]伎：通"技"。医技。

[7]由：遵循。

◇ 译文

若有智慧的人，能预见到尚未显露出来的疾病，而又能让技术高明的医生，进行及早治疗，那么病就可以治好，身体就可以健康地存活下去了。人之所病，是怕病多；而医生所病，是怕"道"少。所以对病，有六种情况是不能施治的：骄横放纵，不讲道理，是第一种不适合医治；轻视身体，注重钱财，是第二种不适合医治；穿衣吃饭不能调节，生活无规律，是第三种，不适合医治；血气混乱，脏腑精气不和，失去正常功能，是第四种不适合医治的；形体瘦弱，不能服药，是第五种不适合医治的；相信巫术，不信医学，是第六种不适合医治的。病人有这之中的一种，就很难得到治愈了。

扁鹊的名声传遍天下。他路经邯郸，听说那里的人，都尊重妇女，他就做起妇科医生；来到洛阳，听说洛阳人尊重老人，他就专为老年人治疗诸如耳朵、眼睛一类的顽难症；当他来到咸阳，听说秦国人衷爱小孩，他就当起了小儿医生：他随时都会按着各地的民俗，而去决定自己行医中的主攻对象。秦国的太医令李醯，自知自己的医术不如扁鹊，就派人暗杀了他。直到现在，天下谈论脉学的人，都是遵从扁鹊的理论方法。

思考与练习

一、理解文中"六不治"理论。

二、分析古代名医扁鹊人物形象。

三、趣味题：按下面这首诗，分别猜药草名八种。

老汉首如霜，龟峰眺武昌，

万物入梦时，酸甜苦辣香。

重阳花满枝，湘子谱乐章，

昭君出寒去，低头思故乡。

本草故事

关于王不留行的传说

王不留行别名王不留、麦蓝菜，为石竹科植物麦蓝菜的干燥种子，具有活血通经、消肿止痛、催生下乳的功能。主治月经不调、乳汁缺乏，难产，痈肿疔毒等症，是中医临床常用下乳药。有一段歌谣："穿山甲，王不留，大闺女喝了顺怀流。"夸张地说出了穿山甲和王不留行两味中药的通乳作用。其中王不留行不过是一种草的种子，怎么会起这么一个怪名字呢？

传说，王不留行这种药是药王邳彤发现的。当年王郎率兵追杀主公刘秀，黄昏时来到邳彤的家乡，扬言他们的主子是真正的汉室后裔，刘秀是冒充汉室的孽种，让老百姓给他们送饭送菜，并让村民腾出房子给他们住。这村里的老百姓都知道他们是祸乱天下的奸贼，就不搭他们的茬儿。天黑了，王郎见老百姓还不把饭菜送来，不由心中火起，便带人进村催要，走遍全村，家家关门锁户。王郎气急败坏，扬言要踏平村庄、斩尽杀绝。此时一参军进谏道："此地青纱帐起，树草丛生，庄稼人藏在暗处，哪里去找，再说就是踏平村庄也解不了兵将的饥饿，不如赶紧离开此地，另作安顿，也好保存实力，追杀刘秀。"王郎听了，沉思了一会儿，传令离开了这个村庄。邳彤想到这段历史，就给这种草药起了个名字叫"王不留行"，借此让人们记住"得人心者得天下"的道理。

第六章

采菊东篱下
悠然见南山

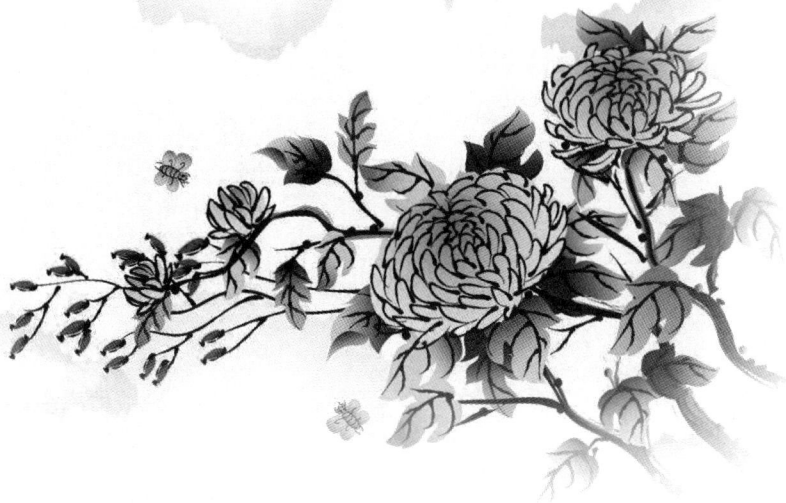

导读

到东晋，风气变了。社会思想平静得多，各处都夹入了佛教的思想。再至晋末，乱也看惯了，篡也看惯了，文章便更和平。代表平和的文章的人有陶潜。他的态度是随便饮酒，乞食，高兴的时候就谈论和作文章，无尤无怨。所以现在有人称他为"田园诗人"，是个非常和平的田园诗人。他的态度是不容易学的，他非常之穷，而心里很平静。家常无米，就去向人家门口求乞。他穷到有客来见，连鞋也没有，那客人给他从家丁取鞋给他，他便伸了足穿上了。虽然如此，他却毫不为意，还是"采菊东篱下，悠然见南山"。这样的自然状态，实在不易模仿。他穷到衣服也破烂不堪，而还在东篱下采菊，偶然抬起头来，悠然的见了南山，这是何等自然。现在有钱的人住在租界，雇花匠种数十盆花，便做诗，叫作"秋日赏菊效陶彭泽体"，自以为合于渊明的高致，我觉得不大象。

——鲁迅《魏晋风度及文章与药及酒之关系》

饮 酒（两首）

陶渊明

其 一

结庐在人境，而无车马喧。

问君何能尔？心远地自偏。

采菊东篱下，悠然见南山。

山气日夕佳，飞鸟相与还。

此中有真意，欲辨已忘言。

◎ 提示

　　本篇是《饮酒》二十首中的第五首，诗歌的主旨是展示诗人运用魏晋玄学"得意忘象"之说领悟"真意"的思维过程，富于理趣。诗中写了悠然自得的情，也写了优美淡远的景，在情景交融的境界中包含着万物各得其所、委运任化的哲理；这哲理又被诗人提炼、浓缩到"心远地自偏"、"此中有真意"等警句，给读者以理性的启示，整首诗的韵调也更显得隽秀深长。

　　诗歌刻画了陶渊明不同流俗的精神风貌，他不像一般隐士那样标榜超尘出世，而是"结庐在人境"；他置身"人境"，却能做到"无车马喧"，不染世俗之事，原因何在？诗人意味深长地说："心远地自偏。"心静，境自静。心无杂念，即使身居闹市，也宛如在山。这深刻的道理被诗人平淡地说出，亲切感人。诗歌巧妙地运用了象征手法。"飞鸟相与还"，那只在晚照中翩然归来的鸟和那个"悠然见南山"的人，心神契合，仿佛都在这幽静的山林中找到了自己的归宿。

其十七

幽兰生前庭，含薰待清风。

清风脱然至，见别萧艾中。

行行失故路，任道或能通。

觉悟当念还，鸟尽废良弓。

◎ 提示

　　本篇是《饮酒》第十七首，作于作者53岁时。全诗在说：应该生长在幽僻之地的兰花在院子里生长，散发浓郁的芳香，等待清风的到来。轻风轻轻吹来，兰花散发阵阵芳香，立刻就可以把它从萧艾等杂草中分辨出来。不停地向前行走会失去旧路，顺应自然之道前面的道路或许才能走通。醒悟到应该回去了，飞鸟没有了，好的弓箭也就失去了用途。

本诗用兰花来比喻人的高贵品格，君子应该如兰花一样保持高尚的节操，表现了诗人不随波逐流，不为流俗污垢所染的高尚品德。

陶渊明的《饮酒》组诗共有二十首，这组诗并不是酒后遣兴之作，而是诗人借酒为题，写出对现实的不满和对田园生活的喜爱，是为了在当时十分险恶的环境下借醉酒来逃避迫害。他在《饮酒》第二十首中写道"但恨多谬误，君当恕罪人"，可见其用心的良苦。

归园田居（两首）

陶渊明

其 一

少无适俗韵[1]，性本爱丘山。

误落尘网中[2]，一去三十年[3]。

羁鸟[4]恋旧林，池鱼思故渊。

开荒南野[5]际，守拙[6]归园田。

方[7]宅十余亩，草屋八九间。

榆柳荫[8]后檐，桃李罗[9]堂前。

暧暧[10]远人村，依依墟里[11]烟。

狗吠深巷中，鸡鸣桑树巅[12]。

户庭无尘杂[13]，虚室[14]有余闲。

久在樊[15]笼里，复得返自然。

※ 注释

[1]少：指少年时代。适俗：适应世俗。韵：本性、气质。

[2]尘网：指尘世，官府生活污浊而又拘束，犹如网罗。这里指仕途。

[3]三十年：有人认为是"十三年"之误（陶渊明做官十三年）。

[4]羁鸟：笼中之鸟。池鱼：池塘之鱼。鸟恋旧林、鱼思故渊，借喻自己怀恋旧居。

[5]南野：一本作南亩。际：间。

[6]守拙：意思是不随波逐流，固守节操。

[7]方：读作"旁"。这句是说住宅周围有土地十余亩。

[8]荫：荫蔽。

[9]罗：罗列。

[10]暧暧：读作"哎哎"，昏暗，模糊。

[11]依依：轻柔而缓慢的飘升。墟里：村落。

[12]这两句全是化用汉乐府《鸡鸣》篇的"鸡鸣高树巅，犬吠深宫中"之意。

[13]户庭：门庭。尘杂：尘俗杂事。

[14]虚室：空室。余闲：闲暇。

[15]樊：栅栏。樊笼：蓄鸟工具，这里比喻官场生活。返自然：指归耕园田。这两句是说自己像笼中的鸟一样，重返大自然，获得自由。

◎ 提示

公元405年（东晋安帝义熙元年），陶渊明在江西彭泽做县令，不过八十多天，便声称不愿"为五斗米折腰"，挂印回家。从此结束了时隐时仕、身不由己的生活，终老田园。归来后，作《归园田居》诗一组，共五首。组诗描绘田园风光的美好与农村生活的淳朴可爱，抒发归隐后愉悦的心情。

陶诗通常呈现素淡平易的面貌，不见组织雕镂之工。然而苏东坡说："其诗质而实绮，癯而实腴。"（《与苏辙书》）又说："渊明诗初看若散缓，熟看有奇句。"（《冷斋诗话》）东坡偏爱陶公之为人，尤推崇其诗，以为自古无人能及，反复吟咏，烂熟在胸，并一一唱和，著有《和陶集》，体验实较常人为深。

其 三

种豆南山下[1]，草盛豆苗稀。
晨兴[2]理荒秽[3]，带月荷锄归。
道狭草木长[4]，夕露[5]沾我衣。
衣沾不足惜，但使愿无违[6]。

※ 注释

[1]南山：指庐山。

[2]兴：起床。

[3]荒秽：形容词作名词，这里指田中杂草。

[4]草木长：草木丛生。长，生长。

[5]夕露：傍晚的露水。

[6]但使愿无违：只要不违背自己的意愿就行了。但：只。愿：指向往田园生活，"不为五斗米折腰"，不愿与世俗同流合污的意愿。违：违背。

◎ 提示

陶渊明（365—427），浔阳柴桑（今江西九江）人，字元亮，又名潜，世称靖节先生，号五柳先生，东晋著名诗人。据传陶渊明曾祖为东晋名臣陶侃，后家道中落。晋孝武帝太元十八年（393）入仕，担任江州祭酒，不久解职归田。元兴三年（404）曾入刘裕幕为镇军参军，义熙元年（405）为彭泽县令，因不满官场黑暗，辞官归隐，从此躬耕自资。陶渊明的作品今存诗歌120多首，辞赋、散文12篇。陶渊明是我国最早大量创作田园诗的诗人，后世称他为"百世田园之主，千古隐逸之宗"。诗歌多描写田园风光和农村的日常生活，抒发自己安贫乐道、厌恶官场黑暗的情怀。诗风质朴自然，冲淡平和，对唐以后的诗歌影响很大。部分作品表达愤世嫉俗之情，呈现出"金刚怒目"的一面。有《陶渊明集》。

思考与练习

一、熟读这四首诗，体会诗歌素淡自然的意境。

二、课外活动中多接触自然山水，欣赏田园风光带来的宁静与安逸之美。

三、趣味题：下面这首诗写的是哪种花？请课外查找相关资料，说明此花的药用价值。

> 荔枝乡里玲珑雪，
> 来助长安一夏凉。
> 情味于人最浓处，
> 梦回犹觉鬓边香。

本草故事

孔明除蛮觅仙草，韭叶芸香立奇功

话说三国时期，蜀国军师孔明为征服南蛮，率百万大军南征，擒拿孟获。岂料孟获也非等闲之辈，他暗施毒计，把孔明军马诱至秃龙洞。此地山岭险峻，道路狭窄，常有毒蛇出没，更有瘴气弥漫，蜀兵皆染瘟病，面临不战自溃、全军覆灭的危险。

孔明情知不妙，带领兵将数十人前往察看，见此状长叹道："吾受先帝之托，兴复汉室，大业未成，却临大难，何以报答先帝之恩？"说着，声泪俱下。

此时，一白发老翁扶杖迎面而来，孔明叩拜，以求解救之计。老者授计道："此去正西数里，有一隐士号'万安隐者'，其草庵前一仙草名'韭叶芸香'，口含一叶，则瘴气不染。"孔明拜谢，依言而行，果真全军平安。

孔明征服南蛮，凯旋回朝后，求教于一老郎中，才得知韭叶芸香就是家喻户晓的大蒜。

大蒜是百合科多年生草本植物，每株九片叶子，故名"九叶芸香"，即"韭叶芸香"。大蒜素对多种细菌、真菌与原虫有抑制或杀灭作用。它可以用来治疗细菌性痢疾、阿米巴痢疾，防治流脑、乙脑、大叶性肺炎、白喉、肺结核、黄疸肝炎、沙眼、萎缩性鼻炎等多种疾病。《本草纲目》称其为"《食经》之上品"。

世说新语（三则）

刘义庆

陈太丘与友期

陈太丘[1]与友期行[2]，期日中。过中不至，太丘舍去[3]，去后乃至[4]。元方[5]时年七岁，门外戏。客问元方："尊君在不？"答曰："待君久不至，已去。"友人便怒曰："非人哉！与人期行，相委而去[6]。"元方曰："君与家君期日中。日中不至，则是无信；对子骂父，则是无礼。"友人惭，下车引[7]之。元方入门不顾。

※ 注释

[1]陈太丘：即陈寔（shí），字仲弓，东汉颍川许（今河南许昌）人，做过太丘县令。太丘，县名。

[2]期行：相约同行。期，约定。期日中：约定的时间是中午。日中，正午时分。

[3]舍去：不再等候就走了。舍，放弃。去，离开。

[4]乃至：（友人）才到。乃，才。

[5]元方：即陈纪，字元方，陈寔的长子。

[6]相委而去：丢下我走了。委，丢下、舍弃。去，离开。相：动作偏指一方，这里指"我"。

[7]引：拉，这里有友好的意思。

◇ 译文

陈太丘跟一位朋友相约同行，约定的时间是正午。正午已过，友人没到，太丘不再等候就走了。太丘走后，友人才来。陈元方那年七岁，正在门外玩耍。友人问元方："你爸爸在家吗？"元方答道："等您很久没来，他已经走了。"朋友便生气了："不是人啊！和别人相约同行，却把别人丢下，自己走了。"元方说："您跟我爸爸约好正午走，您正午不到，就是不讲信用；对着儿子骂他的父亲，就是没有礼貌。"友人感到惭愧，下车拉元方，元方走进自己家的大门，不回头看。

莼羹鲈脍

张季鹰辟齐王东曹掾[1]，在洛见秋风起，因思吴中莼菜羹[2]、鲈鱼脍，曰："人生贵得适意尔，何能羁宦[3]数千里以要名爵！"遂命驾便归。俄而齐王败，时人皆谓为见机[4]。

※ 注释

[1]张季鹰：张翰，字季鹰，吴郡吴（今江苏苏州）人。他在洛阳当官，看到当时战乱不断，就借想吃家乡名菜为由，弃官归家。齐王：司马冏（jiǒng），封为齐王。晋惠帝时任大司马，辅政，日益骄奢。公元302年，在诸王的讨伐中被杀。东曹掾：官名。

[2]莼菜羹：《晋书·张翰传》作"莼菜莼羹"，与"鲈鱼脍"并为吴中名菜。

[3]羁宦：寄居在外地做官。

[4]见机：洞察事情的苗头。

◇ 译文

张季鹰调任齐王的东曹属官，在首都洛阳，他看见秋风起了，便想吃老家吴中的莼菜羹和鲈鱼脍，说道："人生可贵的是能够顺心罢了，怎么能远离家乡到几千里外做官，来追求名声和爵位呢！"于是坐上车就南归了。不久齐王败死，当时人们都认为他能见微知著。

咏 雪

谢太傅[1]寒雪日内集[2]，与儿女讲论文义[3]。俄而雪骤[4]，公欣然曰："白雪纷纷何所似？"兄子胡儿[5]曰："撒盐空中差可拟[6]。"兄女曰："未若柳絮因风起[7]。"公大笑乐。即公大兄无奕女[8]，左将军王凝之[9]妻也。

※ 注释

[1]谢太傅：即谢安（320—385），字安石，陈郡阳夏（今河南太康）

人。做过吴兴太守、侍中、吏部尚书、中护军等官职。死后追赠为太傅。

[2]内集：家庭聚会。

[3]与儿女讲论文义：儿女，这里当"子侄辈"讲，即年轻一辈。讲论文义：讲解诗文。讲：讲解。论：讨论。

[4]俄而雪骤：俄而，不久，一会儿。骤：急，迅速。

[5]胡儿：即谢朗。谢朗，字长度，谢安二哥谢据的长子。官至东阳太守。

[6]差可拟：差不多可以相比。差，大致、差不多。拟，相比。

[7]未若柳絮因风起：不如比作柳絮凭借风儿漫天飘起。未若：不如比作。因：凭借。

[8]无奕女：指谢道韫（yùn），东晋有名的才女，以聪明有才著称。王凝之的妻子。无奕，指谢奕，字无奕，谢安的大哥。

[9]王凝之：字叔平，大书法家王羲之的第二个儿子，做过江州刺史、左将军、会稽内史等。

◇ **译文**

在一个寒冷的雪天，谢太傅开家庭集会，跟子侄辈谈论诗文。不久，雪下得很大，谢太傅高兴地说："这纷纷扬扬的白雪像什么呢？"胡儿说："把盐撒在空中差不多可以相比。"谢道韫说："不如说是柳絮随风舞动的样子。"太傅高兴得笑了起来。她是谢安大哥谢无奕的女儿，也是左将军王凝之的妻子。

◎ **提示**

刘义庆（403—444），彭城（今江苏徐州）人，南朝宋文学家。宋武帝刘裕侄，长沙景王刘道怜次子，继于叔父临川王刘道规，袭封临川王，征为侍中。文帝时，转散骑常侍、秘书监，徙度支尚书，迁丹阳尹，加辅国将军。后任尚书左仆射，加中书令，出为荆州刺史，再转任南兖州刺史，加开府仪同三司。后因疾还京，卒年四十一，谥康王。他爱好文学，"招聚文学之士，远近必至"。他熟悉两晋士大夫的言行，又参阅了有关论述，加上手下才学之士的帮助，终于编出了中国文学史上第一部轶事小说——《世说新语》。全书分德行、言语、政事、文学、方正、雅量等三十六门，分类记载汉末到东晋期间士大夫阶层的一些言谈和轶事。所记故事都不长，但是写得生动形象，往往三言两语，也能让读者看到当时的社会风气和一些人物的精神面貌。全书语言精练，辞意隽永，对后代笔记文学影响很大。此外，还撰有《幽明录》等志怪小说。

思考与练习

一、熟读《世说》三则。

二、关于张季鹰的"菜羹鲈鱼脍"后世有很多引用和发挥，请查找相关资料，并就此谈谈各自的想法。

三、趣味题：下面这首诗写的是哪种花呢？请课外查找相关资料，认识此花药。

> 花容绰约产维扬，相谑尤堪赠女娘。
>
> 肺部气虚还自敛，肝经血热悉皆凉。
>
> 除蒸堪使经无阻，止痛须知痢不伤。
>
> 赤泻更能行恶血，通将小便利膀胱。

文化拓展

"莼羹鲈脍"思乡情

围绕"莼羹鲈脍"，古人创造出"鲈莼"、"莼脍"、"忆鲈鱼"、"忆鲈"、"思鲈"、"秋风鲈脍"、"鲈肥莼美"、"脍美莼香"、"张翰鲈"、"张翰脍"、"张翰思归"、"秋风思归"、"江东脍"、"莼鲈秋风"等专用词汇来演绎佳肴之美和思乡之切。

唐人李中《寄赠致仕沈彬郎中》云："莼羹与鲈脍，秋兴最宜长"；杜甫《洗兵马》吟道"东走无复忆鲈鱼，南飞觉有安巢鸟"；白居易在《偶吟》里更说"犹有鲈鱼莼菜兴，来出或拟往江东"。

苏东坡在《送吕昌期知嘉州》中说："得句会应缘竹鹤，思归宁复为莼鲈"，在《虔守霍大夫许朝奉见》中云"秋思生莼鲙，寒衣待橘洲"，他还到自己最喜欢的丰湖去野餐，把湖边盛产的藤菜比作杭州西湖的莼菜，说"丰湖有藤菜，似可敌莼羹"。在《蝶恋花·用韵秋怀》里又咏道："世路之催双鬓白，菰菜莼羹，正直令人忆。"

南宋著名爱国诗人陆游，长年辗转各地为官，公务繁忙，却也是一位技

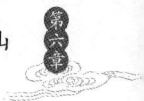

艺高超的业余烹饪大师，其诗词涉及烹饪美味者有百余首。陆游是绍兴人，家乡的"莼羹鲈脍"常令他梦绕情牵，他有诗云："鲈肥菰脆调羹美，麦熟油新作饼香。自古达人轻富贵，倒缘乡味忆回乡。"

养生论
（节选）

稽 康

世或有谓神仙可学得，不死可以力致者。或云：上寿百二十，古今所同，过此以往，莫非妖妄者。此[1]皆两失其情。请试粗论之。

夫神仙虽不目见，然记籍所载，前史所传，较[2]而论之，其有必矣。似特受异气，禀之自然，非积学所能致也。至于导养[3]得理，以尽性命，上获千余岁，下可数百年，可有之耳。而世皆不精，故莫能得之。

※ 注释

[1]此：指代上文的两种说法。两：并；皆。情：实情。

[2]较：通"皎"。明显；明白。

[3]导养：导气养性。道家的养生之术。

◇ 译文

世上有人认为神仙可以学到，长生不老是可以努力达到的；也有人说可有百二十高寿，古今都是相同的，超过这个年龄，则无不妖妄。以上所说的两种说法，都是不符合实际情况的。请允许我粗浅地来说一说。

神仙虽然不能亲眼目睹，但是古代书籍里记载的，前代史书中传说的，都明白地论述了神仙之事，神仙存在是必定的了。他们似乎独受异常之气，禀承天然，并非是久学所能实现的。至于导养得当，用来达到性命的极限，长则获一千多岁，短则大约数百岁，是可以有的。但是世人都不精于导养之术，所以没有什么人能达到这样的高寿。

何以言之？夫服药求汗，或有弗获；而愧情一集，涣然流离[1]。终朝[2]未餐，则嚣然[3]思食；而曾子衔哀，七日不饥[4]。夜分[5]而坐，则低迷[6]思寝；内怀殷忧[7]，则达旦不瞑。劲刷[8]理鬓，醇醴[9]发颜，仅乃得之；壮士之怒，赫然[10]殊观，植发冲冠。由此言之，精神之于形骸，犹国之有君也。神躁于中，而形丧于外，犹君昏于上，国乱于下也。

夫为稼于汤[11]之世，偏[12]有一溉之功者，虽终归于焦烂，必一溉者后枯。然则，一溉之益固不可诬[13]也。而世常谓一怒不足以侵性，一哀不足以伤身，轻而肆之，是犹不识一溉之益，而望嘉谷于旱苗者也。是以君子知形恃神以立，神须形以存，悟生理[14]之易失，知一过之害生。故修性以保神，安心以全身，爱憎不栖[15]于情，忧喜不留于意，泊[16]然无感，而体气和平[17]；又呼吸吐纳[18]，服食养身，使形神相亲，表里俱济也。

夫田种[19]者，一亩十斛[20]，谓之良田，此天下之通称也。不知区种[21]可百余斛。田、种[22]一也，至于树养[23]不同，则功效相悬。谓商无十倍之价，农无百斛之望，此守常而不变者也。

※ 注释

[1]涣然流离：大汗淋漓。涣，水盛的样子。流离，犹"淋漓"，沾湿，流滴。

[2]终朝：整个早晨。

[3]嚣然：饥饿之意。嚣，通"枵"。

[4]曾子衔哀，七日不饥：《礼记·檀弓上》："曾子谓子思曰：'汲，吾执亲之丧也，水浆不入口者七日。'"曾子，名参，字子舆，孔子的学生，以孝著称。衔，含，引申为藏在心中。

[5]夜分：半夜。

[6]低迷：昏昏沉沉；迷迷糊糊。

[7]殷忧：深忧。

[8]劲刷：发梳。

[9]醇醴：厚味酒。

[10]赫然：盛怒的样子。殊观：此谓面容大变。

[11]汤：商代开国的国君。传说商汤时曾大旱七年。

[12]偏：独。

[13]诬：轻视。

[14]生理：养生之理。

[15]栖：停留。

[16]泊：恬静；淡泊。

[17]体气和平：即体平气和。身体健康，气血调和。

[18]吐纳：从口中徐徐呼出浊气，由鼻中缓缓吸入清气。古代养生方法。

[19]田种（zhòng）：散播漫种的耕作方法。

[20]斛（hú）：量器名，亦容量单位。古代以十斗为一斛，南宋末改为五斗。

[21]区种：相传商汤时，伊尹创"区种法"。把作物种在带状低畦或方形浅穴的小区内，精耕细作，集中施肥、灌水，适当密植。

[22]种（zhǒng）：种子。

[23]树养：种植管理的方法。

◇ **译文**

凭什么证明这一点呢？通过服药来发汗，有时不能发汗；但羞愧之情一旦聚集，便大汗淋漓。整日不食，就饥肠辘辘想吃；而曾子因为内心忧伤，他七天不吃也不饥饿。半夜坐着不睡，就昏昏沉沉地想睡，但心怀深忧，就是直至天亮也不想入睡。梳子用来理鬓，醇酒可以使面颜红热，只是得到这样的结果；而勇士之怒，其怒容所见大不相同，竟至头发竖立顶起帽子。由此看来，精神对于形体，就好比国家有君王一般。精神在内部躁乱不安，形体就会在外部遭到损害，就好像国君高高在上昏庸无能，国中之人就会在下面作乱一样。

在商汤大旱之年种植庄稼，受过一回灌溉的庄稼，虽然最终难免枯死，但必然迟些时日枯萎。既然这样，那么灌溉一次的益处实在不可轻视啊。然而世人常说发怒一回不会侵害生机，悲哀一次不会伤及身体，便轻率而放纵，这好比不明灌溉一次的益处，却期望由枯萎的禾苗结出苗壮的稻谷一般。所以有才德的人懂得形体依赖精神而形成，精神凭借形体而存在，领悟生机的容易丧失，明晓一过对身体的危害。所以陶冶性情用来保养精神，安定心志用来健全形体，爱憎忧喜等情感不存于心，清静淡泊，没有任何贪恋，从而使体和气平；又施行呼吸吐纳的养生方法，服食丹药，调养身体，使形体与精神互相结合，表里完全贯通。

田种法，一亩收得十斛，就称它为良田，这是社会上的一般看法。不知区种一亩可收一百多斛。田地、种子相同，由于种植管理的方法不同，功效就相差很远。说商人不能获取十倍的利润，农夫没有获取百斛的希望，这是墨守成规而不知变通的看法啊。

　　且[1]豆令人重，榆[2]令人瞑，合欢蠲忿[3]，萱草[4]忘忧，愚智所共知也。熏辛[5]害目，豚鱼[6]不养，常世所识也。虱处头而黑[7]，麝食柏而香[8]，颈处险而瘿[9]，齿居晋而黄[10]。推此而言，凡所食之气，蒸性染身[11]，莫不相应。岂惟蒸之使重而无使轻，害之使睹而无使明，熏之使黄而无使坚，芬之使香而无使延[12]哉？

　　故神农曰"上药养命，中药养性"者，诚知性命之理，因辅养以通也。而世人不察，惟五谷是见，声色是耽，目惑玄黄[13]，耳务淫哇[14]，滋味煎其府藏，醴醪鬻[15]其肠胃，香芳腐其骨髓，喜怒悖其正气，思虑销其精神，哀乐殃其平粹[16]。夫以蕞[17]尔之躯，攻之者非一涂[18]；易竭之身，而外内受敌。身非木石，其能久乎？

※ 注释

　　[1]且：语气助词。重：身重。《神农本草经》言黑大豆"久服，令人身重"。

　　[2]榆：亦称白榆。《神农本草经》言其皮、叶皆能"疗不眠"。

　　[3]合欢：一名马缨花。《神农本草经》言其"安五脏，知心塌，令人欢乐无忧"。蠲（juān）：消除。

　　[4]萱草：同"谖草"。古人以为可以使人忘忧的一种草。又名鹿葱、忘忧、宜男、金针花等。

　　[5]熏辛：此指大蒜。"熏"，同"荤"。

　　[6]豚鱼：即河豚鱼。李时珍言其"不中食"，因卵巢、血液和肝脏有剧毒。

　　[7]虱处头而黑：《抱朴子》认为头虱著身则渐白，身虱著头则渐黑。

　　[8]麝食柏而香：《名医别录》："麝香形似獐，常食柏叶，五月得香。"

　　[9]颈处险而瘿：意为生活在山区的人，颈部易生瘿。险，通"岩"，山崖。瘿，颈项部长肿瘤，类似甲状腺肿大一类病。

　　[10]齿居晋而黄：意为生活在晋地（今山西一带）的人，牙齿易变黄。因晋地产枣。李时珍言"啖枣多，令人齿生黄"。

[11]蒸性染身：熏陶情志，沾染形体。

[12]延：当为"脠（shān）"，生肉酱。此指其腥味。

[13]玄黄：《周易·坤卦》："天玄而地黄。"此泛指自然界的事物。

[14]淫哇：淫邪之声。

[15]鬻："煮"的异体字。伤害。

[16]平粹：宁静纯粹的情绪。

[17]蕞（zuì）：小。乐：词尾。

[18]涂：通"途"。道路。

◇ 译文

多吃豆令人身重，过食榆使人嗜睡，合欢可以让人消除仇怨，萱草能够让人忘掉忧愁，这是愚蠢之人和聪明之人共同知道的常识。荤辛的大蒜伤害视力，有毒的河豚不养身体，这也是一般人都懂得的道理。虱子在头发中会逐渐变黑，雄麝食柏药能产生麝香，居住在山区颈部容易生瘿，生活在晋地牙齿常会发黄。从这些事例推而论之，凡是所食之物，其气皆能熏陶情志，染变形体，没有什么不相合的。难道只是多食豆使身体重滞而不能使它轻捷，多食蒜使眼睛受伤害而不能使它明亮，多食枣使牙齿变黄而不能坚固，多食柏药而使雄麝产生香气而不发出腥味吗？

所以神农氏说"上品药延年益寿，中品药调理情志"的话，实在懂得性命的道理，并通晓保养啊。但是一般人不明了这一点，眼睛只看到五谷的作用，双目被外界之物迷惑，只沉迷在歌舞女色之中，两耳为淫邪之声充斥，厚味煎熬他们的脏腑，酒浆腐蚀他们的肠胃，香气腐烂他们的骨髓，喜怒扰乱他们的正气，思虑消耗他们的精神，哀乐祸害他们的纯和之性。蕞小单薄的躯体，却受到多方的攻伐；容易耗竭的身体，却遭致内毒外邪的夹击。可悲啊，人身并非木石，这样怎么能够久长呢？

善养生者则不然也，清虚静泰[1]，少私寡欲。知名位之伤德，故忽而不营，非欲而强禁也；识厚味之害性，故弃而弗顾，非贪而后抑也。外物以累[2]心不存，神气以醇泊[3]独著。旷[4]然无忧患，寂[5]然无思虑。又守之以一[6]，养之以和，和理日济，同乎大顺[7]。然后蒸以灵芝，润以醴泉[8]，晞[9]以朝阳，绥[10]以五弦，无为自得，体妙心玄，忘欢而后乐足，遗生^[11]而后身存。若此以往，庶可与羡门^[12]比寿，王乔^[13]争年，何为其无有哉！

※ 注释

[1]清虚静泰：心地清静，行动安和。

[2]累：带累；使受害。

[3]醇泊：淳朴恬静。醇，淳朴，淳厚。

[4]旷：开朗。

[5]寂：心神安静，无杂念。

[6]一：指纯一。

[7]大顺：指安定境界。

[8]醴泉：甘美的泉水。

[9]晞：晒。

[10]绥：安；安抚。五弦：泛指音乐。

[11]遗生：摆脱生命。谓不要人为地干扰生命，要听其自然。

[12]羡门：神话人物。事见《史记·秦始皇本纪》等。

[13]王乔：即王子乔，神话人物。事见《列仙传》。

◇ 译文

善于养生的人绝不是这样，他清虚静泰，少私寡欲。知道名利地位伤害精神，所以忽略不求，并非在思想上贪求而在行动中强行克制；认识到厚味危及五脏生机功能，所以弃置不顾，并非内心贪恋而在行动上强行抑制。名位、厚味等外物因能使心受害而不留存于心，精神、魂魄因淳朴恬静而特别饱满。胸怀坦荡没有忧愁，心地宁静没有思虑。又用纯一之理约束自己，用和谐之气调养自己，和谐之气和纯一之理逐日增加，最终内心达到安定境界。然后用灵芝蒸薰，用甘泉滋润，用朝阳沐浴，用音乐安神，无所作为，自有所得，身体轻健，心境沉静，忘掉物质的欢乐然后愉悦自足，摆脱形体的劳累然后身体长存。像这样坚持下去，或许可同羡门、王乔这些仙人比比年寿短长，怎么说没有这种可能呢！

◎ **提示**

稽康（223？—263？），字叔夜，三国魏谯郡铚（今安徽淮北濉溪）人，因曾官至曹魏中散大夫，故后世又称稽中散。中国古代著名的文学家、思想家、音乐家。为魏晋时期文人团体"竹林七贤"的重要成员，与阮籍齐名。后因得罪钟会，为其构陷，而被司马昭处死。工诗文，文以《与山巨源绝交书》、《难自然好学论》为代表作，诗以四言为长，《幽愤诗》乃其名作。精乐理，善操琴，所作《琴赋》，声动细腻地描写了琴的演奏法及其表现力，以弹《广陵散》而深博雅誉。稽康不仅崇尚道家的自由思想，也相信道教服食长寿的主张。在隐居期间，他亲身前往山中采药，并且意欲将养生作为自己的终生事业，而不愿选择出仕为官。文献中记载有他与孙登、王烈等隐者道士的交游。《养生论》在炼丹服食之外主张清心寡欲修身养性的养生方式，受到当时人们的推崇。

本草故事
望梅止渴的故事

有一年夏天，曹操率领部队去讨伐张绣，天气热得出奇，骄阳似火。部队在弯弯曲曲的山道上行走，两边密密的树木和被阳光晒得滚烫的山石，让人透不过气来。到了中午时分，士兵的衣服都湿透了，行军的速度也慢了下来，有几个体弱的士兵还晕倒在路边。曹操看行军速度越来越慢，担心贻误战机，心里很是着急。他看了看前边的树林，沉思片刻。只见他一夹马肚子，快速赶到队伍前面，用马鞭指着前方说："士兵们，我知道前面有一大片梅林，那里的梅子又大又好吃，我们快点赶路，绕过这个山丘就到梅林了！"士兵们一听，口里顿时感到酸溜溜的，仿佛梅子已经吃到嘴里，于是精神大振，步伐加快了许多。于是便有了成语"望梅止渴"。

望梅的"梅"指杨梅，又称龙睛、珠红、花旦果。春天开花，夏至结实。熟透了的杨梅，色泽鲜艳，红的如火，白的似玉，咬上一口，甜同酸泉，回味悠长。杨梅滋味甜酸适口，老幼爱食。其果肉含糖分，性平味甘，有生津止渴、解暑止呕、消食开胃和清肺润喉等功效。《本草纲目》中记载杨梅"止渴，和五脏，能涤肠胃，除烦溃恶气"。初秋时节，若感津少口渴，食积腹胀，可以试试杨梅泡酒喝。

　　杨梅含有的维生素C高于绝大多数果品，可以增强人体细胞的中间质，成为癌细胞增生的一道障碍；杨梅中的纤维素，能刺激肠道蠕动；杨梅果核中还含有丰富的抗癌物质，经常吃点杨梅及其制品，有抗癌保健作用。杨梅果仁中所含的氰氨类物质也有抑制癌细胞的作用。

　　杨梅是一种核果，它的外皮已变成可食的肉质部分，由于暴露于外界，不免沾染尘埃和细菌，食用前必须进行消毒。可将洗净后的杨梅放在盐水里漂一下，不但能消毒，还可减少酸味。也有人喜欢将杨梅蘸了盐来吃，认为别有风味。李白曾有诗句："玉盘杨梅为君设，吴盐如花皎白雪。"

《雷公炮炙论》三则

雷 敩

白 矾

雷敩云：凡使，须以瓷瓶盛，于火中煅，令内外通赤，用钳揭起盖，旋安石蜂窠于赤瓶子中，烧蜂窠尽为度，将钳夹出，放冷，敲碎，入钵中研如粉，后于屋下掘一坑，可深五寸，却，以纸裹，留坑中一宿，取出再研。每修事十两，用石蜂窠六两，尽为度。又云，凡使，要光明如水精，酸咸涩味全者，研如粉，于瓷瓶中盛，其盛得三升者，然后以六一泥泥，于火畔炙之，令干。置研了白矾于瓶内，用五方草、紫背天葵二味自然汁各一镒，旋旋添白矾于火中逼，令药汁干，用盖子并瓶口，复以泥泥上，下用火一百斤煅，从巳至未，去火取白矾瓶出，放冷，敲破取白矾捣细，研如轻粉，方用之。若经大火一煅，色如银，自然伏火，铢絫不失。

◇ **译文**

凡是用白矾，必须要用瓷瓶来盛，然后放在火中煅烧，使瓷瓶内外都烧得通红的时候，用铁钳揭开瓶盖，随即将石蜂房安放在通红的瓶子中，烧到以蜂房烧尽为准。用铁钳把瓷瓶夹住取出，放冷，敲碎，放入研钵中研细如粉末后，在房屋下面挖一个坑，大约五寸深，挖完后再用纸包裹住白矾，在坑中留放一夜，然后把它取出来，再研磨。

每炮制十两，用石蜂房六两，以蜂房烧尽为准。

另外，有人说：凡是用白矾，要用光亮透明得像水晶一样的，味道酸、咸、涩都齐全的白矾，把它研磨成粉末，盛装在瓷瓶中。那个瓶子要盛得三升以上的粉末，先用六一泥涂在瓶子外面，把瓶子放在火旁烘，把泥烘烤干了，再把研磨成粉末的白矾放在瓶子里，用五方草、紫背天葵二味药草的汁液各一镒，慢慢地将白矾末添加到瓶中，下面用火烤，迫使药汁烤干。然后用盖子合住瓶口，再用六一泥封住瓶口，下面用一百斤木炭来煅烧它。从巳时烧到未时，撤去火，取出装白矾的瓶子，放冷，敲破，取出白矾，然后捣成细末，研磨得如同汞粉一样，才能用它。如果经大火煅烧，其色如银一样白，自然火候调伏，没有一点点差错。

菖 蒲

雷敩云：凡使菖蒲，勿用泥菖、夏菖。其二件如竹根鞭，形黑、气秽、味腥，不堪用。惟石上生者，根条嫩黄紧硬，节稠长一寸有九节者，是真也。采得以铜刀刮去黄黑硬节皮一重，以嫩桑枝条相拌，蒸熟，出，暴干，去桑条锉用。

◇ **译文**

凡是用石菖蒲入药，不要用泥菖蒲和夏菖蒲。这两种菖蒲的形状相似，如同竹鞭一样，色黑，气味污秽腥臭，不能入药用。凡是用石菖蒲入药，要采集生长在石头上的石菖蒲，根茎是嫩黄的颜色，质地又紧又硬，茎节稠密，每一寸长的根茎生长有九个节的，这才是真品。采得后，用铜刀刮去根茎表面黄黑色的一层硬节皮，刮完之后，用柔嫩的桑枝条相拌在一起蒸，蒸完后拿出来，晒干，拣去桑树枝条，切碎入药用。

附 子

雷公云：凡使，先须细认，勿误用。有乌头、乌喙、天雄、侧子、木鳖子。乌头少有茎苗，长身乌黑，少有旁尖；乌喙皮上苍，有大豆许者孕八、九个周围，底陷，黑如乌铁；天雄身全矮，无尖，周匝四面有附孕十一个，皮苍色，即是天雄；并得侧子，只是附子旁，有小颗附子如枣核者是；木鳖子只是诸喙、附、雄、乌、侧中毗患者，号曰木鳖子，不入药中用，若服，令人丧目。若附子，底平，有九角，如铁色，一个个重一两，即是气全，堪用。

夫修事十两，于文武火中炮，令皴坼者去之，用刀刮上孕子，并去底尖，微细劈破，于屋下午地上掘一坑，可深一尺，安于中一宿，至明取出，焙干用。

夫欲炮者，灰火勿用杂木火，只用柳木最妙。

若阳制使，即生去尖皮底，了，薄切，用东流水并黑豆浸五日夜，然后漉出，于日中晒令干用。

凡使，须阴制，去皮尖了，每十两，用生乌豆五两，东流水六升。

◇ **译文**

　　凡是用附子入药，首先一定要将附子与乌头、乌喙、天雄、侧子、木鳖子等辨认清楚，不要用错了。炮制十两附子，要在文火、武火中炮烤，待灰火使附子表皮裂开后，去掉裂开的。再用刀刮去表皮上附着的小块根，并且刮去底尖，然后细细地劈开。再在房屋下面的平地上挖一个坑，大约一尺深。将炮烤过的附子安放在坑中过一夜，到第二天天明时取出来，文火焙干后就可入药用。要想用炮法加工修治附子，不要用杂木烧的灰火，要用柳木烧的灰火最妙。如果不经过炮法加工而用附子，就将生附子去掉表皮和底尖后，切成薄片，取用江河中流动的活水把附子和黑豆合在一起浸泡五个昼夜，然后把水滤干，取出附子，放在阳光下晒干备用。凡是用附子一定要阴制法时，在去掉表皮底尖以后，每阴制十两附子，要加生乌豆五两，放在六升东流水中浸泡。

◎ **提示**

　　雷敩是南朝宋时药学家，著《炮炙论》三卷，记载药物的炮、炙、炒、煅、曝、露等十七种制药法。原书已佚，其内容为历代本草所收录，得以保存，其中有些制药法，至今仍被采用。此书约撰于公元5世纪，为我国最早的中药炮制学专著，原载药物300余种，每药先述药材性状及与其易混品种区别的要点，别其真伪优劣，是中药鉴定学之重要文献。

魏晋风度及文章与药及酒之关系
（节选）

鲁　迅

　　汉末魏初这个时代是很重要的时代，在文学方面起一个重大的变化，因当时正在黄巾和董卓大乱之后，而且又是党锢的纠纷之后，这时曹操出来了。——不过我们讲到曹操，很容易就联想起《三国志演义》，更而想起戏台上那一位花面的奸臣，但这不是观察曹操的真正方法。现在我们再看历史，在历史上的记载和论断有时也是极靠不住的，不能相信的地方很多，因为通常我们晓得，某朝的年代长一点，其中必定好人多；某朝的年代短一点，其中差不多没有好人。为什么呢？因为年代长了，做史的是本朝人，当然恭维本朝的人物了，年代短了，做史的是别朝的人，便很自由地贬斥其异朝的人物，所以在秦朝，差不多在史的记载上半个好人也没有。曹操在史上的年代也是颇短的，自然也逃不了被后一朝人说坏话的公例。其实，曹操是一个很有本事的人，至少是一个英雄，我虽不是曹操一党，但无论如何，总是非常佩服他。

　　……

　　董卓之后，曹操专权。在他的统治之下，第一个特色便是尚刑名。他的立法是很严的，因为当大乱之后，大家都想做皇帝，大家都想叛乱，故曹操不能不如此。曹操曾经自己说过："倘无我，不知有多少人称王称帝！"这句话他倒并没有说谎。因此之故，影响到文章方面，成了清峻的风格。就是文章要简约严明的意思。

　　此外还有一个特点，就是尚通脱。他为什么要尚通脱呢？自然也与当时的风气有莫大的关系。因为在党锢之祸以前，凡党中人都自命清流，不过讲"清"讲得太过，便成固执，所以在汉末，清流的举动有时便非常可笑了。

　　比方有一个有名的人，普通的人去拜访他，先要说几句话，倘这几句话说得不对，往往会遭倨傲的待遇，叫他坐到屋外去，甚而至于拒绝不见。

　　又如有一个人，他和他的姊夫是不对的，有一回他到姊姊那里去吃饭之后，便要将饭钱算回给姊姊。她不肯要，他就于出门之后，把那些钱扔在街上，算是付过了。

个人这样闹闹脾气还不要紧，若治国平天下也这样闹起执拗的脾气来，那还成甚么话？所以深知此弊的曹操要起来反对这种习气，力倡通脱。通脱即随便之意。此种提倡影响到文坛，便产生大量想说甚么便说甚么的文章。

更因思想通脱之后，废除固执，遂能充分容纳异端和外来的思想，故孔教以外的思想源源引入。

总括起来，我们可以说汉末魏初的文章是清峻，通脱。在曹操本身，也是一个改造文章的祖师，可惜他的文章传的很少。他胆子很大，文章从通脱得力不少，做文章时又没有顾忌，想写的便写出来。

所以曹操征求人才时也是这样说，不忠不孝不要紧，只要有才便可以。这又是别人所不敢说的。曹操做诗，竟说是"郑康成行酒伏地气绝"，他引出离当时不久的事实，这也是别人所不敢用的。还有一样，比方人死时，常常写点遗令，这是名人的一件极时髦的事。当时的遗令本有一定的格式，且多言身后当葬于何处何处，或葬于某某名人的墓旁；操独不然，他的遗令不但没有依着格式，内容竟讲到遗下的衣服和伎女怎样处置等问题。

陆机虽然评曰："贻尘谤于后王"，然而我想他无论如何是一个精明人，他自己能做文章，又有手段，把天下的方士文士统统搜罗起来，省得他们跑在外面给他捣乱。所以他帷幄里面，方士文士就特别地多。

魏文帝曹丕，以长子而承父业，篡汉而即帝位。他也是喜欢文章的。其弟曹植，还有明帝曹睿，都是喜欢文章的。不过到那个时候，于通脱之外，更加上华丽。丕著有《典论》，现已失散无全本，那里面说："诗赋欲丽"，"文以气为主"。《典论》的零零碎碎，在唐宋类书中；一篇整的《论文》，在《文选》中可以看见。

后来有一般人很不以他的见解为然。他说诗赋不必寓教训，反对当时那些寓训勉于诗赋的见解，用近代的文学眼光来看，曹丕的一个时代可说是"文学的自觉时代"，或如近代所说是为艺术而艺术（Art for Art's Sake）的一派。所以曹丕做的诗赋很好，更因他以"气"为主，故于华丽以外，加上壮大。归纳起来，汉末，魏初的文章，可说是："清峻，通脱，华丽，壮大。"在文学的意见上，曹丕和曹植表面上似乎是不同的。曹丕说文章事可以留名声于千载；但子建却说文章小道，不足论的。据我的意见，子建大概是违心之论。这里有两个原因，第一，子建的文章做得好，一个人大概总是不满意自己所做而羡慕他人所为的，他的文章已经做得好，于是他便敢说文章是小道；第二，子建活动的目标在于政治方面，政治方面不甚得志，遂说文章是无用了。

曹操曹丕以外，还有下面的七个人：孔融，陈琳，王粲，徐干，阮瑀，应场，刘桢，都很能做文章，后来称为"建安七子"。七人的文章很少流传，现在我们很难判断；但，大概都不外是"慷慨"，"华丽"罢。华丽即曹丕所主张，慷慨就因当天下大乱之际，亲戚朋友死于乱者特多，于是为文就不免带着悲凉，激昂和"慷慨"了。

七子之中，特别的是孔融，他专喜和曹操捣乱。曹丕《典论》里有论孔融的，因此他也被拉进"建安七子"一块儿去。其实不对，很两样的。不过在当时，他的名声可非常之大。孔融作文，喜用讥嘲的笔调，曹丕很不满意他。孔融的文章现在传的也很少，就他所有的看起来，我们可以瞧出他并不大对别人讥讽，只对曹操。比方操破袁氏兄弟，曹丕把袁熙的妻甄氏拿来，归了自己，孔融就写信给曹操，说当初武王伐纣，将妲己给了周公了。操问他的出典，他说，以今例古，大概那时也是这样的。又比方曹操要禁酒，说酒可以亡国，非禁不可，孔融又反对他，说也有以女人亡国的，何以不禁婚姻？

其实曹操也是喝酒的。我们看他的"何以解忧？惟有杜康"的诗句，就可以知道。为什么他的行为会和议论矛盾呢？此无他，因曹操是个办事人，所以不得不这样做；孔融是旁观的人，所以容易说些自由话。曹操见他屡屡反对自己，后来借故把他杀了。他杀孔融的罪状大概是不孝。因为孔融有下列的两个主张：

第一，孔融主张母亲和儿子的关系是如瓶之盛物一样，只要在瓶内把东西倒了出来，母亲和儿子的关系便算完了。第二，假使有天下饥荒的一个时候，有点食物，给父亲不给呢？孔融的答案是：倘若父亲是不好的，宁可给别人。——曹操想杀他，便不惜以这种主张为他不忠不孝的根据，把他杀了。倘若曹操在世，我们可以问他，当初求才时就说不忠不孝也不要紧，为何又以不孝之名杀人呢？然而事实上纵使曹操再生，也没人敢问他，我们倘若去问他，恐怕他把我们也杀了！

与孔融一同反对曹操的尚有一个祢衡，后来给黄祖杀掉了。祢衡的文章也不错，而且他和孔融早是"以气为主"来写文章的了。故在此我们又可知道，汉文慢慢壮大起来，是时代使然，非专靠曹操父子之功的。但华丽好看，却是曹丕提倡的功劳。

这样下去一直到明帝的时候，文章上起了个重大的变化，因为出了一个何晏。

何晏的名声很大，位置也很高，他喜欢研究《老子》和《易经》。至于他是怎样的一个人呢？那真相现在可很难知道，很难调查。因为他是曹氏一派的人，司马氏很讨厌他，所以他们的记载对何晏大不满。因此产生许多传说，有人说何晏的脸上是搽粉的，又有人说他本来生得白，不是搽粉的。但究竟何晏搽粉不搽粉呢？我也不知道。

但何晏有两件事我们是知道的。第一，他喜欢空谈，是空谈的祖师；第二，他喜欢吃药，是吃药的祖师。

此外，他也喜欢谈名理。他身子不好，因此不能不服药。他吃的不是寻常的药，是一种名叫"五石散"的药。

"五石散"是一种毒药，是何晏吃开头的。汉时，大家还不敢吃，何晏或者将药方略加改变，便吃开头了。五石散的基本，大概是五样药：石钟乳，石硫黄，白石英，紫石英，赤石脂；另外怕还配点别样的药。但现在也不必细细研究它，我想各位都是不想吃它的。

从书上看起来，这种药是很好的，人吃了能转弱为强。因此之故，何晏有钱，他吃起来了；大家也跟着吃。那时五石散的流毒就同清末的鸦片的流毒差不多，看吃药与否以分阔气与否的。现在由隋巢元方做的《诸病源候论》的里面可以看到一些。据此书，可知吃这药是非常麻烦的，穷人不能吃，假使吃了之后，一不小心，就会毒死。先吃下去的时候，倒不怎样的，后来药的效验既显，名曰"散发"。倘若没有"散发"，就有弊而无利。因此吃了之后不能休息，非走路不可，因走路才能"散发"，所以走路名曰"行散"。比方我们看六朝人的诗，有云："至城东行散"，就是此意。后来做诗的人不知其故，以为"行散"即步行之意，所以不服药也以"行散"二字入诗，这是很笑话的。

走了之后，全身发烧，发烧之后又发冷。普通发冷宜多穿衣，吃热的东西。但吃药后的发冷刚刚要相反：衣少，冷食，以冷水浇身。倘穿衣多而食热物，那就非死不可。因此五食散一名寒食散。只有一样不必冷吃的，就是酒。

吃了散之后，衣服要脱掉，用冷水浇身；吃冷东西；饮热酒。这样看起来，五石散吃的人多，穿厚衣的人就少；比方在广东提倡，一年以后，穿西装的人就没有了。因为皮肉发烧之故，不能穿窄衣。为预防皮肤被衣服擦伤，就非穿宽大的衣服不可。现在有许多人以为晋人轻裘缓带，宽衣，在当时是人们高逸的表现，其实不知他们是吃药的缘故。一班名人都吃药，穿的衣都宽大，于是不吃药的也跟着名人，把衣服宽大起来了！

还有，吃药之后，因皮肤易于磨破，穿鞋也不方便，故不穿鞋袜而穿屐。所以我们看晋人的画像和那时的文章，见他衣服宽大，不鞋而屐，以为他一定是很舒服，很飘逸的了，其实他心里都是很苦的。

更因皮肤易破，不能穿新的而宜于穿旧的，衣服便不能常洗。因不洗，便多虱。所以在文章上，虱子的地位很高，"扪虱而谈"，当时竟传为美事。比方我今天在这里演讲的时候，扪起虱来，那是不大好的。但在那时不要紧，因为习惯不同之故。这正如清朝是提倡抽大烟的，我们看见两肩高耸的人，不觉得奇怪。现在不行了，倘若多数学生，他的肩成为一字形，我们就觉得很奇怪了。

此外可见服散的情形及其他种种的书，还有葛洪的《抱朴子》。

到东晋以后，作假的人就很多，在街旁睡倒，说是"散发"以示阔气。就象清时尊读书，就有人以墨涂唇，表示他是刚才写了许多字的样子。故我想，衣大，穿屐，散发等等，后来效之，不吃也学起来，与理论的提倡实在是无关的。

又因"散发"之时，不能肚饿，所以吃冷物，而且要赶快吃，不论时候，一日数次也不可定。因此影响到晋时"居丧无礼"——本来魏晋时，对于父母之礼是很繁多的。比方想去访一个人，那么，在未访之前，必先打听他父母及其祖父母的名字，以便避讳。否则，嘴上一说出这个字音，假如他的父母是死了的，主人便会大哭起来——他记得父母了——给你一个大大的没趣。晋礼居丧之时，也要瘦，不多吃饭，不准喝酒。但在吃药之后，为生命计，不能管得许多，只好大嚼，所以就变成"居丧无礼"了。

居丧之际，饮酒食肉，由阔人名流倡之，万民皆从之，因为这个缘故，社会上遂尊称这样的人叫作名士派。

吃散发源于何晏，和他同志的，有王弼和夏侯玄两个人，与晏同为服药的祖师。有他三人提倡，有多人跟着走。他们三个人多是会做文章，除了夏侯玄的作品流传不多外，王何二人现在我们尚能看到他们的文章。他们都是生于正始的，所以又名曰"正始名士"。但这种习惯的末流，是只会吃药，或竟假装吃药，而不会做文章。

东晋以后，不做文章而流为清谈，由《世说新语》一书里可以看到。此中空论多而文章少，比较他们三个差得远了。三人中王弼二十余岁便死了，夏侯何二人皆为司马懿所杀。因为他二人同曹操有关系，非死不可，犹曹操之杀孔融，也是借不孝做罪名的。

二人死后，论者多因其与魏有关而骂他，其实何晏值得骂的就是因为他是吃药的发起人。这种服散的风气，魏，晋，直到隋，唐还存在着，因为唐时还有"解散方"，即解五石散的药方，可以证明还有人吃，不过少点罢了。唐以后就没有人吃，其原因尚未详，大概因其弊多利少，和鸦片一样罢？

晋名人皇甫谧作一书曰《高士传》，我们以为他很高超。但他是服散的，曾有一篇文章，自说吃散之苦。因为药性一发，稍不留心，即会丧命，至少也会受非常的苦痛，或要发狂；本来聪明的人，因此也会变成痴呆。所以非深知药性，会解救，而且家里的人多深知药性不可。晋朝人多是脾气很坏，高傲，发狂，性暴如火的，大约便是服药的缘故。比方有苍蝇扰他，竟至拔剑追赶；就是说话，也要胡胡涂涂地才好，有时简直是近于发疯。但在晋朝更有以痴为好的，这大概也是服药的缘故。

魏末，何晏他们之外，又有一个团体新起，叫做"竹林名士"，也是七个，所以又称"竹林七贤"。正始名士服药，竹林名士饮酒。竹林的代表是嵇康和阮籍。但究竟竹林名士不纯粹是喝酒，嵇康也兼服药，而阮籍则是专喝酒的代表。但嵇康也饮酒，刘伶也是这里面的

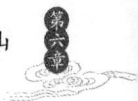

一个。他们七人中差不多都反抗旧礼教的。

这七人中，脾气各有不同。嵇阮二人的脾气都很大；阮籍老年时改得很好，嵇康就始终都是极坏的。

阮年青时，对于访他的人有加以青眼和白眼的分别。白眼大概是全然看不见眸子的，恐怕要练习很久才能够。青眼我会装，白眼我却装不好。

后来阮籍竟做到"口不臧否人物"的地步，嵇康却全不改变。结果阮得终其天年，而嵇竟丧于司马氏之手，与孔融何晏等一样，遭了不幸的杀害。这大概是因为吃药和吃酒之分的缘故：吃药可以成仙，仙是可以骄视俗人的；饮酒不会成仙，所以敷衍了事。

他们的态度，大抵是饮酒时衣服不穿，帽也不戴。若在平时，有这种状态，我们就说无礼，但他们就不同。居丧时不一定按例哭泣；子之于父，是不能提父的名，但在竹林名士一流人中，子都会叫父的名号。旧传下来的礼教，竹林名士是不承认的。即如刘伶，他曾做过一篇《酒德颂》，谁都知道他是不承认世界上从前规定的道理的，曾经有这样的事，有一次有客见他，他不穿衣服。人责问他；他答人说，天地是我的房屋，房屋就是我的衣服，你们为什么钻进我的裤子中来？至于阮籍，就更甚了，他连上下古今也不承认，在《大人先生传》里有说："天地解兮六合开，星辰陨兮日月颓，我腾而上将何怀？"他的意思是天地神仙，都是无意义，一切都不要，所以他觉得世上的道理不必争，神仙也不足信，既然一切都是虚无，所以他便沉湎于酒了。然而他还有一个原因，就是他的饮酒不独由于他的思想，大半倒在环境。其时司马氏已想篡位，而阮籍的名声很大，所以他讲话就极难，只好多饮酒，少讲话，而且即使讲话讲错了，也可以借醉得到人的原谅。只要看有一次司马懿求和阮籍结亲，而阮籍一醉就是两个月，没有提出的机会，就可以知道了。

阮籍作文章和诗都很好，他的诗文虽然也慷慨激昂，但许多意思都是隐而不显的。宋的颜延之已经说不大能懂，我们现在自然更很难看得懂他的诗了。他诗里也说神仙，但他其实是不相信的。嵇康的论文，比阮籍更好，思想新颖，往往与古时旧说反对。孔子说："学而时习之，不亦说乎？"嵇康做的《难自然好学论》，却道，人是并不好学的，假如一个人可以不做事而又有饭吃，就随便闲游不喜欢读书了，所以现在人之好学，是由于习惯和不得已。还有管叔蔡叔，是疑心周公，率殷民叛，因而被诛，一向公认为坏人的。而嵇康做的《管蔡论》，就也反对历代传下来的意思，说这两个人是忠臣，他们的怀疑周公，是因为地方相距太远，消息不灵通。

但最引起许多人的注意，而且于生命有危险的，是《与山巨源绝交书》中的"非汤武而薄周孔"。司马懿因这篇文章，就将嵇康杀了。非薄汤武周孔，在现时代是不要紧的，但在当时却关系非小。汤武是以武定天下的；周公是辅成王的；孔子是祖述尧舜，而尧舜是禅让天下的。嵇康都说不好，那么，教司马懿篡位的时候，怎么办才是好呢？没有办法。在这一点上，嵇康于司马氏的办事上有了直接的影响，因此就非死不可了。嵇康的见杀，是因为他的朋友吕安不孝，连及嵇康，罪案和曹操的杀孔融差不多。魏晋，是以孝治天下的，不孝，故不能不杀。为什么要以孝治天下呢？因为天位从禅让，即巧取豪夺而来，若主张以忠治天下，他们的立脚点便不稳，办事便棘手，立论也难了，所以一定要以孝治天下。但倘只是实行不孝，其实那时倒不很要紧，嵇康的害处是在发议论；阮籍不同，不大说关于伦理上的话，所以结局也不同。

但魏晋也不全是这样的情形，宽袍大袖，大家饮酒。反对的也很多。在文章上我们还可以看见裴頠的《崇有论》，孙盛的《老子非大贤论》，这些都是反对王何们的。在史实上，则何曾劝司马懿杀阮籍有好几回，司马懿不听他的话，这是因为阮籍的饮酒，与时局的关系少些的缘故。

然而后人就将嵇康阮籍骂起来，人云亦云，一直到现在，一千六百多年。季札说："中国之君子，明于礼义而陋于知人心。"这是确的，大凡明于礼义，就一定要陋于知人心的，所以古代有许多人受了很大的冤枉。例如嵇阮的罪名，一向说他们毁坏礼教。但据我个人的意见，这判断是错的。魏晋时代，崇尚礼教的看来似乎很不错，而实在是毁坏礼教，不信礼教的。表面上毁坏礼教者，实则倒是承认礼教，太相信礼教。因为魏晋时代所谓崇尚礼教，是用以自利，那崇奉也不过偶然崇奉，如曹操杀孔融，司马懿杀嵇康，都是因为他们和不孝有关，但实在曹操司马懿何尝是著名的孝子，不过将这个名义，加罪于反对自己的人罢了。于是老实人以为如此利用，亵渎了礼教，不平之极，无计可施，激而变成不谈礼教，不信礼教，甚至于反对礼教。但其实不过是态度，至于他们的本心，恐怕倒是相信礼教，当作宝贝，比曹操司马懿们要迂执得多。现在说一个容易明白的比喻罢，譬如有一个军阀，在北方——在广东的人所谓北方和我常说的北方的界限有些不同，我常称山东山西直隶河南之类为北方——那军阀从前是压迫民党的，后来北伐军势力一大，他便挂起青天白日旗，说自己已经信仰三民主义了，是总理的信徒。这样还不够，他还要做总理的纪念周。这时候，真的三民主义的信徒，去呢，不去呢？不去，他那里就可以说你反对三民主义，定罪，杀人。但既然在他的势力之下，没有别法，真的总理的信徒，倒会不谈三民主义，或者听人假惺惺的谈起来就皱眉，好象反对三民主义模样。所以我想，魏晋时所谓反对礼教的人，有许多大约也如此。他们倒是迂夫子，将礼教当作宝贝看待的。

还有一个实证，凡人们的言论，思想，行为，倘若自己以为不错的，就愿意天下的别人，自己的朋友都这样做。但嵇康阮籍不这样，不愿意别人来模仿他。竹林七贤中有阮咸，是阮籍的侄子，一样的饮酒。阮籍的儿子阮浑也愿加入时，阮籍却道不必加入，吾家已有阿咸在，够了。假若阮籍自以为行为是对的，就不当拒绝他的儿子，而阮籍却拒绝自己的儿子，可知阮籍并不以他自己的办法为然。至于嵇康，一看他的《绝交书》，就知道他的态度很骄傲的，有一次，他在家打铁，他的性情是很喜欢打铁的。钟会来看他了，他只打铁，不理钟会。钟会没有意味，只得走了。其时嵇康就问他："何所闻而来，何所见而去？"钟会答道："闻所闻而来，见所见而去。"这也是嵇康杀身的一条祸根。但我看他做给他的儿子看的《家诫》，当嵇康被杀时，其子方十岁，算来当他做这篇文章的时候，他的儿子是未满十岁的——就觉得宛然是两个人。他在《家诫》中教他的儿子做人要小心，还有一条一条的教训。有一条是说长官处不可常去，亦不可住宿；长官送人们出来时，你不要在后面，因为恐怕将来长官惩办坏人时，你有暗中密告的嫌疑。又有一条是说宴饮时候有人争论，你可立刻走开，免得在旁批评，因为两者之间必有对与不对，不批评则不象样，一批评就总要是甲非乙，不免受一方见怪。还有人要你饮酒，即使不愿饮也不要坚决地推辞，必须和和气气的拿着杯子。我们就此看来，实在觉得很稀奇：嵇康是那样高傲的人，而他教子就要他这样庸碌。因此我们知道，嵇康自己对于他自己的举动也是不满足的。所以批评一个人的言行实在难，社会上对于儿子不象父亲，称为"不肖"，以为是坏事，殊不知世上正有不愿意他的儿子象他自己的父亲哩。试看阮籍嵇康，就是如此。这是，因为他们生于乱世，不得已，才有这样的行为，并非他们的本态。但又于此可见魏晋的破坏礼教者，实在是相信礼教到固执之极的。

不过何晏、王弼、阮籍、嵇康之流，因为他们的名位大，一般的人们就学起来，而所学的无非是表面，他们实在的内心，却不知道。因为只学他们的皮毛，于是社会上便多了很没意思的空谈和饮酒。许多人只会无端的空谈和饮酒，无力办事，也就影响到政治上，弄得玩"空城计"，毫无实际了。在文学上也这样，嵇康阮籍的纵酒，是也能做文章的，后来到东晋，空谈和饮酒的遗风还在，而万言的大文如嵇阮之作，却没有了。刘勰说："嵇康师心以遣论，阮籍使气以命诗。"这"师心"和"使气"，便是魏末晋初的文章的特色。正始名士和竹林名士的精神灭后，敢于师心使气的作家也没有了。

到东晋，风气变了。社会思想平静得多，各处都夹入了佛教的思想。再至晋末，乱也看惯了，篡也看惯了，文章便更和平。代表平和的文章的人有陶潜。他的态度是随便饮酒，乞食，高兴的时候就谈论和作文章，无尤无怨。所以现在有人称他为"田园诗人"，是个非常和平的田园诗人。他的态度是不容易学的，他非常之穷，而心里很平静。家常无米，就去向人家门口求乞。他穷到有客来见，连鞋也没有，那客人给他从家丁取鞋给他，他便伸了足穿上了。虽然如此，他却毫不为意，还是"采菊东篱下，悠然见南山"。这样的自然状态，实在不易模仿。他穷到衣服也破烂不堪，而还在东篱下采菊，偶然抬起头来，悠然的见了南山，这是何等自然。现在有钱的人住在租界，雇花匠种数十盆花，便做诗，叫作"秋日赏菊效陶彭泽体"，自以为合于渊明的高致，我觉得不大象。

陶潜之在晋末，是和孔融于汉末与嵇康于魏末略同，又是将近易代的时候。但他没有什么慷慨激昂的表示，于是便博得"田园诗人"的名称。但《陶集》里有《述酒》一篇，是说当时政治的。这样看来，可见他于世事也并没有遗忘和冷淡，不过他的态度比嵇康阮籍自然得多，不至于招人注意罢了。还有一个原因，先已说过，是习惯。因为当时饮酒的风气相沿下来，人见了也不觉得奇怪，而且汉魏晋相沿，时代不远，变迁极多，既经见惯，就没有大感触，陶潜之比孔融嵇康和平，是当然的。例如看北朝的墓志，官位升进，往往详细写着，再仔细一看，他已经经历过两三个朝代了，但当时似乎并不为奇。

据我的意思，即使是从前的人，那诗文完全超于政治的所谓"田园诗人"，"山林诗人"，是没有的。完全超出于人间世的，也是没有的。既然是超出于世，则当然连诗文也没有。诗文也是人事，既有诗，就可以知道于世事未能忘情。譬如墨子兼爱，杨子为我。墨子当然要著书；杨子就一定不著，这才是"为我"。因为若做出书来给别人看，便变成"为人"了。

由此可知陶潜总不能超于尘世，而且，于朝政还是留心，也不能忘掉"死"，这是他诗文中时时提起的。用别一种看法研究起来，恐怕也会成一个和旧说不同的人物罢。

◎ **提示**

《魏晋风度及文章与药及酒之关系》是鲁迅先生1927年9月间在广州夏期学术演讲会所做的演讲。这篇演讲稿，后收入《而已集》。鲁迅（1881—1936），中国文学家、思想家、革命家和教育家。原名周树人，字豫才，浙江绍兴人。出身于破落封建家庭。青年时代受进化论、尼采超人哲学和托尔斯泰博爱思想的影响。1902年去日本留学，原在仙台医学院学医，后从事文艺工作，希望用以改变国民精神。1918年5月，首次用"鲁迅"的笔名，发表中国现代文学史上第一篇白话小说《狂人日记》，奠定了新文学运动的基石。五四运动前后，参加《新青年》杂志工作，成为五四新文化运动的主将。

1918年到1926年间，陆续创作出版了小说集《呐喊》、《彷徨》、论文集《坟》、散文诗集《野草》、散文集《朝花夕拾》、杂文集《热风》、《华盖集》、《华盖集续编》等专集。1921年12月发表的中篇小说《阿Q

正传》，是中国现代文学史上的不朽杰作。新中国成立后，鲁迅著译分别编为《鲁迅全集》（十卷）、《鲁迅译文集》（十卷）、《鲁迅日记》（二卷）、《鲁迅书信集》出版，并重印多种鲁迅编校的古籍。1981年出版了《鲁迅全集》（十六卷）。鲁迅的小说、散文、诗歌、杂文有数十篇（首）被选入中、小学语文课本。小说《祝福》、《阿Q正传》、《药》等先后被改编成电影。鲁迅的作品充实了世界文学的宝库，被译成英、日、俄、西、法、德、阿拉伯等几十种文字，在世界各地拥有广泛的读者。

思考与练习

一、在此篇演讲稿中作者评论了魏晋南北朝时期哪些名士？请划出文中的关键句。

二、体会演讲稿语言的特点。

三、趣味题：请问下面这首诗写的是哪种中药呢？查找认识其药用价值。

四载孕育一暑鸣，

解衣振翅春木行。

今秋随风且归去，

尚留金缕退翳阴。

文化拓展

山中宰相——陶弘景

陶弘景，字通明，自号隐居先生或华阳隐居，卒后谥贞白先生，丹阳秣陵（今江苏南京一带）人，博物学家，对本草学贡献尤大。生活于南朝，历经宋、齐、梁三朝，是当时一个有相当影响的人物。

陶氏为世医出身，祖父及父亲皆习医术，且有武功。他自幼聪慧，约十岁时即读葛洪《神仙传》，深受影响，三十六岁辞官隐居句容茅山，并遍历诸有名大山，访求仙药。他深受梁武帝萧衍的信任，虽则当时梁武帝多次赠官不受，但梁武帝有关国家大事都要向他咨询，所以时人称之为"山中宰相"。

陶氏是释、道、儒三家融于一体的代表人物。

就医学而言，他是我国本草学发展史上贡献最大的早期人物之一。在他生活的年代，本草著作有10余家之多，但无统一标准，特别是古本草由于年代久远，内容散乱，草石不分，虫兽无辨，临床运用颇为不便，他担负起"苞综诸经，研括烦省"的重任，将当时所有的本草著作加以整合，对《神农本草经》、《名医别录》两部著作进行整理，并进而把两者合而为一，加上个人在这方面的心得体会，著成《本草经集注》，共收药物730余种，是我国本草学发展史上的里程碑性的著作。该书使我国本草学成为一门包罗万象的博物之学。

他还有一些具有开创性的发明，例如创立按药物治疗性质分类的"诸病通用药"分类法，在体例上，又开创本草著作分总论、分论叙述的先河，在当时的历史条件下，他又应用朱书、墨书的方法来区别《本经》和《别录》的原文的方法等等。他在我国本草学发展史上有着不可磨灭的功绩。

陶弘景具有科学的探索精神。在当时的条件下，他敢于提出新的本草分类法，而不囿于原来那种三品分类法。他本人原来是个道教徒，但他却能从实际出发，打破三品分类法，足以证明他在科学道路上实事求是的态度。他有着"一事不知，深以为耻"的探索精神，这又是他在科学上得以有所成就的原因。如他多次亲验细腰蜂（果赢）的蜂窠，终于得出正确的结论，认为《诗经》的说法"斯为谬矣，选诗者未审，而夫子何为因其僻也？圣人有缺，多皆类此"，直率地批评古圣人的谬误。

据记载，陶弘景一生著作很多，宋贾嵩《华阳隐居内传》记有陶氏著作32种233卷之多。在养生方面，有《养性延命录》、《养生经》，在本草学方面，除上述者外，还有《药总诀》等。

陶弘景在医学上也是有突出成就的。古代医药并不分家，是本草学家，在医理上也必然精通其道，陶弘景正是如此。他首先整理了葛洪的《肘后方》为《补阙肘后百一方》，并著有《效验方》。

此外，陶弘景在其他学科如天文历算、养生学等方面，也都有所研究。说他还制有"浑天仪"，可惜已无可考。

🌀 本草故事

宣鼻通窍辛夷花

相传很早以前，一位姓秦的举人得了一种怪病，鼻孔常年流鼻涕，闻不到香臭，鼻子还发出一种臭味，他越想越不是滋味，甚至产生了自杀的念头。有一天，他爬上当地的一座高山，准备寻短见，正巧被在此打柴的樵夫看到了，樵夫问："这么早就到山上来了？"秦举人随口说了一句"这是最后一趟了"。樵夫很吃惊，就问他原因。秦举人无奈，把自己的烦恼告诉了他。樵夫劝他外出求医，或许会有希望的。

秦举人听了樵夫的话，启程到外地求医问药。他越过高山，渡过江河，一路打听治病良方。一天，他来到了南方彝族人居住的地方，打听治病良方。彝家医生说，这种病好治。于是上山采回一种像毛笔头形状带茸毛的花苞，煎汤给他服下。服用了半个多月，结果鼻子不再流脓，香臭味闻得到了，头脑也变得轻松。秦举人病愈后，对彝家医生自然感激不尽，他还带回这种树的种子，种在自家院子里，以纪念彝胞治病之情。至于此花叫什么名字，秦举人当时忘了问彝家医生，他觉得当初多亏樵夫指点，自己领会心意，就叫"心意花"吧。天长日久，就成了后世的"辛夷花"了。

辛夷花又叫木笔花、迎春花、玉堂春，此花是入唐诗的，唐代诗人钱起曾写诗："谷口春残黄鸟稀，辛夷花尽杏花飞。始怜幽竹山窗下，不改清阴待我归。"辛夷花可收缩鼻黏膜血管，有通鼻、消炎之效，是治鼻渊头痛之良药。

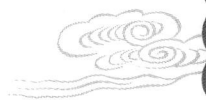

第七章

好读神农书
多识药草名

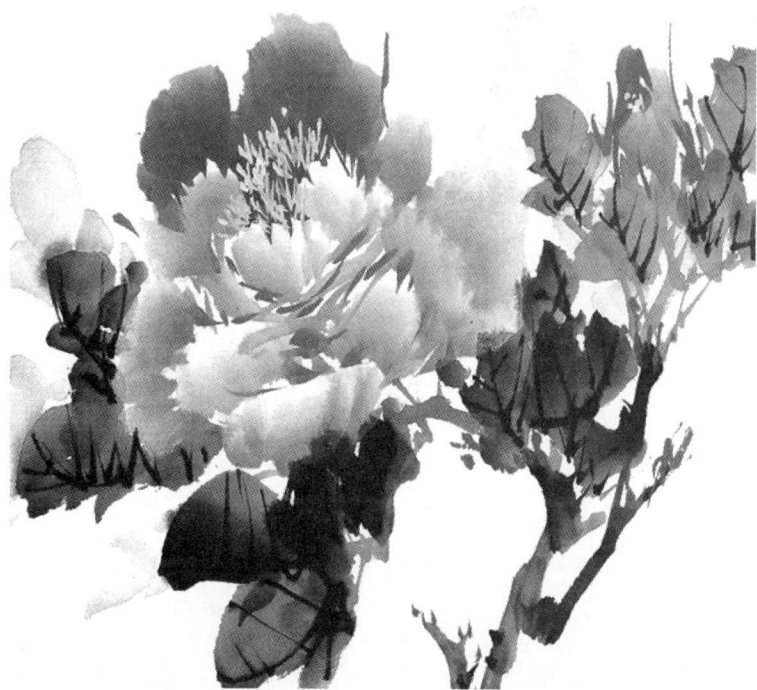

导读

　　"好读神农书，多识药草名"，是唐代文人的时尚，在佛道思想影响下，唐人相袭魏晋名士流风遗韵，好服仙药求长生不老。唐人在后院种花种药，怡养性情又驻颜养生，赏花、服药、饮酒、品茶、下棋、弹琴、写诗，是文人的风雅之举，反映其崇尚自然、回归自然的生活态度和生活方式。他们采药、种药、卖药、服药，又吟诗作词，既拓宽了诗歌创作的内容题材，又丰富充实了本草的文化内涵。诗歌是文学艺术殿堂中的一颗明珠，最具文学艺术的美；而花草特有的色、香、味、形、味、意，入诗入画，文学的诗和药学的本草两者珠联璧合，形成独特的富有民族性的国药文化新形式。

唐咏药诗（一组）

种 药

韦应物

好读神农书，多识药草名。

持缣[1]购山客，移莳[2]罗众英。

不改幽涧色，宛如此地生。

汲井既蒙泽，插榱[3]亦扶倾。

阴颖夕房敛，阳条夏花明。

悦玩从兹始，日夕绕庭行。

州民自寡讼[4]，养闲非政成。

※ 注释

[1]缣（jiān）：双丝的细绢。

[2]移莳（shì）：移植，移栽。

[3]榱（yuán）：篱笆。

[4]讼（sòng）：在法庭上争辩是非曲直，打官司。

◎ 提示

诗句显示：种药人在熟读本草著作的基础上认识了不少药物，便用细布购买了杜鹃（山客为杜鹃的雅称），将其移栽于苗圃；药苗颜色很好，就像在原地生长一样，葱葱郁郁；对药苗要浇水、固根，以免倾倒；对嫩芽要遮阴，长出枝条后才能经受阳光照射，药物傍晚含苞欲放，天亮已鲜花盛妍；愉悦的心情就此开始，忍不住每天都要绕着药圃走一走；百姓少有争讼，其乐融融，如此闲情逸致不是推行政令才有的，而是通过种药养成的。在韦氏笔下，不仅种药的技术要领一目了然，而且一位恬然自乐的种药者形象跃然纸上，让人禁不住也向往其神仙般的种药生活。

韦应物（737—792），唐代诗人。长安（今陕西西安）人。今传有十卷本《韦江州集》、两卷本《韦苏州诗集》、十卷本《韦苏州集》。散文仅存一篇。因出任过苏州刺史，世称"韦苏州"。韦应物是山水田园诗派诗人，其山水诗景致优美，感受深细，清新自然而饶有生意。诗风恬淡高远，以善于写景和描写隐逸生活著称。其《滁州西涧》中的"春潮带雨晚来急，野渡无人舟自横"一句，写景如画，为后世称许。

采 药

王 绩

野情贪药饵，郊居倦蓬荜[1]。

青龙护道符，白犬游仙术。

腰镰戊己[2]月，负锸[3]庚辛日。

时时断嶂遮，往往孤峰出。

行披葛仙经[4]，坐检神农帙。

龟蛇采二苓，赤白寻双术。

地冻根难尽，丛枯苗易失。

从容[5]肉作名，薯蓣膏成质。

家丰松叶酒，器贮参花蜜。

且复归去来，刀圭辅衰疾。

※ 注释

[1]蓬荜：谦指自己的居所。

[2]戊己：与下句"庚辛"都表示时间。

[3]锸（chā）：铁锹，掘土的工具。

[4]葛仙经：晋时著名的药物学家葛洪的经书，与下句中的"神农帙"，都指药物类书籍。

[5]从容：即肉苁蓉，与下句"薯蓣"、"松叶"、"参花"，皆为采药所得。

◎ 提示

"野情贪药饵"写了采药者对药物的痴迷，尤其是"野情"和"贪"刻画了采药者痴迷程度之深；正因为如此，即便居住在简陋的屋子里也无所谓；"青龙护道符，白犬游仙术"，表明了采药者的身份是术士和道士；"腰镰戊己月，负锸庚辛日"，明确了采药的时间和所使用的工具；"时时断嶂遮，往往孤峰出"，说明了采药的地点和路线；"行披葛仙经，坐检神农帙"，指出了采药还需要药书来指导；"龟蛇采二苓，赤白寻双术"，意思是通过读药书知道了什么样的病需要采什么样的药，比如真武汤要采猪苓或茯苓、赤白痢要采苍白二术；"地冻根难尽，丛枯苗易失"，说明采药要受到气候和季节的影响，土壤结冰就不利于采药物的根，枝叶枯萎就不便于找到药苗；"从容肉作名，薯蓣膏成质。家丰松叶酒，器贮参花蜜"，则是记述了采药的丰硕成果：苁蓉肉、薯蓣膏、松叶酒、参花蜜。最后一句讲隐居生活，用"刀圭"来治病及益寿延年。《采药》诗从对药物的痴情态度到采药的时间和工具，再到采药的地点和采药需阅读药书、把握季节和气候，再到采药的收获，几乎关注了整个采药的过程，其描写之细微、详实之程度可敬可叹。

王绩（589？—644），字无功，号东皋子，绛州龙门（今山西万荣通化）人，唐代诗人。隋末举孝廉，除秘书正字。贞观初，以疾罢归河渚间，躬耕东皋，自号"东皋子"。性简傲，嗜酒，能饮五斗，自作《五斗先生传》，撰《酒经》、《酒谱》。其诗近而不浅，质而不俗，真率疏放，有旷怀高致，直追魏晋高风。他的山水田园诗朴素自然，意境浑厚，后世公认为五言律诗的奠基人，扭转齐梁余风，为开创唐诗做出了重要贡献，在中国的诗歌史上，具有非常重要的地位。

春夜喜雨

杜 甫

好雨知时节，当春乃发生。
随风潜入夜，润物细无声。
野径云俱黑，江船火独明。
晓看红湿处，花重锦官城。

◎ 提示

《春夜喜雨》这首五言律诗是杜甫在四川成都所作的著名诗篇之一，历来为人们所传诵。当时，诗人在亲戚和朋友的帮助下，加上自己的苦心经营，他寓居的浣花草堂基本建成。经过长期颠沛流离的杜甫，生活总算暂时得以安定，所以他才有可能对成都自然景物进行深入观察和细致琢磨，并在此基础上创作了不少吟咏它们的诗篇。《春夜喜雨》，就是其中最突出的一首。这首诗题虽是《春夜喜雨》，但是全诗不露喜字，却又始终充满喜意。显然，诗人这种感情的产生绝不是出于一时的冲动，而有其现实基础。据史书记载，在他写作此诗的前一年，京畿一带就有严重灾荒，"米斗至七千钱，人相食"（《资治通鉴·唐纪》）。因此，杜甫一听到雨声，就感到无限喜悦，这喜悦恰好反映了诗人关心人民疾苦的思想感情。

陪郑广文游何将军山林十首（其三）

杜 甫

万里戎王子[1]，何年别月支？

异花来绝域，滋蔓匝[2]清池。

汉使徒空到，神农竟不知。

露翻兼雨打，开拆[3]渐离披[4]。

※ 注释

[1]戎王子：伞形科植物，中药独活的别名，也称护羌使者、胡王使者。

[2]匝（zā）：环绕，满。

[3]开拆：开放；开裂。

[4]离披：分散；散乱貌。

◎ 提示

《陪郑广文游何将军山林十首》（其三）这首五言律诗主要写游何将军山林所见的植物"戎王子"。从诗中可见，是这种新移种的植物吸引了杜甫，使他有感而发，专门为它作了一首诗。唐代对外交流广泛，从药物学方面来看，从西域新引进的药物种类不少，由此诗也可见一斑。

杜甫（712—770），字子美，自号少陵野老，出生于河南府巩县（今河南巩义），祖籍襄州襄阳（今湖北襄阳）。杜甫在中国古典诗歌中的影响非常深远，被后人称为"诗圣"，他的诗被称为"诗史"。后世称其杜拾遗、杜工部，也称他杜少陵、杜草堂。杜甫创作了《春望》、《北征》、《三吏》、《三别》等名作。乾元二年（759）杜甫避安史之乱入蜀，虽然躲避了战乱，生活相对安定，但仍然心系苍生，胸怀国事。虽然杜甫是个现实主义诗人，但他也有狂放不羁的一面，从其名作《饮中八仙歌》不难看出杜甫的豪气干云。杜甫的思想核心是儒家的仁政思想，他有"致君尧舜上，再使风俗淳"的宏伟抱负。杜甫虽然在世时名声并不显赫，但后来声名远播，对中国文学和日本文学都产生了深远的影响。杜甫共有约1500首诗歌被保留了下来，大多集于《杜工部集》。

春过贺遂员外药园[1]

王 维

前年槿篱[2]故，新作药栏成。

香草为君子[3]，名花是长卿[4]。

水穿盘[5]石透，藤系古松生。

画畏开厨走[6]，来蒙倒屣迎。

蔗浆菰米饭，蒟酱露葵羹[7]。

颇识灌园意，於陵不自轻。

※ 注释

[1]贺遂员外药园：《全唐文》卷三一六，李华《贺遂员外药园小山池记》云："贺遂公，衣冠之鸿鹄，执宪起草，不尘其心，种竹艺药，以佐正性，华实相蔽，百有余品。其间有书堂琴轩，置酒娱宾。赋情遣辞，取兴兹境，当代文士，目为诗园。"园址当在今西安附近。

[2]槿篱：植木槿（灌木名）以为篱。故：旧。

[3]"香草"句：屈原《离骚》每以香草喻众贤。

[4]长卿：谓司马相如，字长卿。相如"雍容闲雅，甚都（美）"。所作赋词采瑰丽，故以为比。

[5]盘：通"磐"。

[6]"画畏"句：《晋书·顾恺之传》："恺之尝以一厨画糊题其前，寄桓玄，皆其深所珍惜者。玄乃发其厨后，窃取画，而缄闭如旧以还之。恺之见封题如初，但失其画，直云妙画通灵，变化而去，亦犹人之登仙，了无怪色。"画，一作书。

[7]蒟（jǔ）酱：亦作枸酱。蒟，蔓生木本植物，果实如桑椹，有辣味，可用以制酱。露葵：《文选》曹植《七启》："霜蓄露葵。"葵，植物名称。

◎ **提示**

王维（701—761），字摩诘（mójié），人称"诗佛"，名字合之为"维摩诘"，维摩诘乃是大乘佛教中一个在家的居士，是著名的在家菩萨，意译为以洁净、没有染污而著称的人。可见王维在名字中已与佛教结下了不解之缘。

王维在诗歌上的成就是多方面的，无论边塞诗、山水诗，律诗还是绝句，都有代代流传的佳篇。他的诗和画被苏轼称为"味摩诘之诗，诗中有画，观摩诘之画，画中有诗"。他确实在描写自然景物方面，有其独到的造诣。无论是名山大川的壮丽宏伟，边疆关塞的壮阔荒寒，还是小桥流水的恬静秀丽，都能生动传神地描摹出意境，着墨无多，意境高远，诗情与画意融为一体。

楚州开元寺北院枸杞临井繁茂可观群贤赋诗因以继和

刘禹锡

僧房药树依寒井，井有香泉树有灵。

翠黛叶生笼石甃[1]，殷红子熟照铜瓶[2]。

枝繁本是仙人杖，根老新成瑞犬形。

上品功能甘露味，还知一勺可延龄。

※ **注释**

[1]甃（zhòu）：以砖瓦砌的井壁。

[2]铜瓶：青铜铸器，为盛水的器具。

◎ **提示**

刘禹锡（772—842），字梦得，洛阳（今河南洛阳）人，自称是汉中山靖王后裔。唐代中晚期著名哲学家、文学家，有"诗豪"之称。曾任监察御史等职。政治上主张革新，是王叔文派政治革新活动的中心人物之一。

其诗现存800余首。反映民众生活和风土人情的诗，题材广阔，风格上汲取巴蜀民歌含蓄宛转、朴素优美的特色，清新自然，健康活泼，充满生活情趣。其讽刺诗往往以寓言托物手法，抨击镇压永贞革新的权贵，涉及较广的社会现象。晚年所作，风格渐趋含蓄，讽刺而不露痕迹。词作亦存40余首，具有民歌特色。

这首诗对临井繁茂的药树（枸杞）生长的环境、笼罩井壁的墨绿色的叶子、成熟后殷红的果子、像仙人杖似的繁枝、犬样的老根、甘露样的口味及其益寿延年的功能，作了全面的描述，形象生动，内涵深刻。枸杞被《神农本草经》列为上品，而且全身都是宝。正如《本草纲目》第三十六卷所言："苗乃天精，苦甘而凉，上焦心肺客热者宜之；根乃地骨，甘淡而寒，下焦肝肾虚热者宜之。至于子则甘平而润，性滋而补，能补肾润肺，生精益气，此乃平补之药。"

采地黄者

白居易

麦死春不雨，禾损秋早霜。

岁晏[1]无口食，田中采地黄。

采之将何用？持以易糇[2]粮。

凌晨荷锄去，薄暮不盈筐。

携来朱门家，卖与白面郎。

与君啖[3]肥马，可使照地光，

愿易马残粟，救此苦饥肠。

※ 注释

[1]晏：晚。

[2]糇（hóu）粮：干粮，食粮。

[3]啖（dàn）：吃。

◎ 提示

这首诗创作于公元812年。诗人在下邽（今陕西渭南境内）渭村见到农民遭到春旱秋霜之灾后，入冬就断了口粮，而富贵人家却用粮食喂马，为此深有感触，于是以采地黄者的遭遇为题材，写下了这首同情贫民疾苦的诗歌。

这首诗开始大半段只是平直叙述，毫无惊人之处，结尾却突起波澜，通过贫苦农民采集地黄以换取马饲料这一细节描写，造成强烈的对比，突出了人不如马这一现象，使人在深深同情以采地黄谋生的贫苦农民的同时，激起了对那些豪门贵族的切齿痛恨，也表达了诗人对封建社会贫富悬殊的不平等现象的痛恨。

夜 饮

元 稹

灯火隔帘明，竹梢风雨声。

诗篇随意赠，杯酒越巡行。

漫唱江朝曲，闲征药草名。

莫辞终夜饮，朝起又营营。

◎ **提示**

《夜饮》这首五言律诗写一次诗人与朋友"夜饮"的情景，"漫唱江朝曲，闲征药草名"，可见当时诗人们饮酒吟药名诗的时尚。元稹（779—831），字微之，洛阳人，唐朝著名诗人。元稹聪明机智过人，年少即有才名，与白居易同科及第，并结为终生诗友，二人共同倡导新乐府运动，世称"元白"，诗作号为"元和体"，给世人留下"曾经沧海难为水，除却巫山不是云"的千古佳句。元稹其诗辞浅意哀，仿佛孤凤悲吟，极为扣人心扉，动人肺腑。元稹的创作，以诗成就最大。名作有《菊花》、《离思五首》、《遣悲怀三首》等。现存诗830余首，留世有《元氏长庆集》。

山居新种花药，与道士同游赋诗

钱 起

自乐鱼鸟性，宁求农牧资。

浅深爱岩壑，疏凿尽幽奇。

雨花相助好，莺鸣春草时。

种兰入山翠，引葛上花枝。

风露拆红紫，缘溪复映池。

新泉香杜若，片石引江蓠。

宛谓武陵洞[1]，潜应造化[2]移。

杖策携烟客，满袖掇芳蕤[3]。

蝴蝶舞留我，仙鸡闲傍篱。

但令黄精[4]熟，不虑韶光迟。

笑指云萝[5]径，樵人那得知。

※ 注释

[1]武陵洞：指陶渊明《桃花源记》中所写"武陵洞"，为世外桃源。

[2]造化：指大自然。

[3]芳蕤（ruí）：盛开而下垂的花。

[4]黄精：药用植物，具有补脾，润肺生津的作用。

[5]云萝：别名葛花、朱藤、藤萝、招豆藤等。花开可半月不凋。常见的品种有多花紫藤、银藤、红玉藤、白玉藤、南京藤等。在河南、山东、河北一带，人们常采紫藤花蒸食，清香味美。北京的"紫萝饼"和一些地方的"紫藤糕"、"紫藤粥"及"炸紫藤鱼"、"凉拌葛花"、"炒葛花菜"等，都是加入了紫藤花做成的。紫藤花可提炼芳香油，并有解毒、止吐泻等功效。紫藤的种子有小毒，含有氰化物，可治筋骨疼，还能防止酒腐变质。紫藤皮具有杀虫、止痛、祛风通络等功效，可治筋骨疼、风痹痛、蛲虫病等。

◎ 提示

本诗铺陈描写"山居新种花药"之盛况，新种花药，怡情养性，表达诗人与"道士同游"，赏奇花异草怡然自乐之情。钱起（生卒年不详），字仲文，吴兴（今浙江湖州）人，唐代诗人。早年数次赴试落第，唐天宝十年（751）进士，大书法家怀素和尚之叔。曾任考功郎中，故世称钱考功。代宗大历中为翰林学士。钱起当时诗名很盛，其诗多为赠别应酬、流连光景、粉饰太平之作，与社会现实相距较远。然其诗具有较高的艺术水平，风格清空闲雅、流丽纤秀，尤长于写景，为大历诗风的杰出代表。他是大历十才子之一。又与郎士元齐名，当时称为"前有沈宋，后有钱郎"。

西山草堂

杜　牧

何处人事少，西峰旧草堂。

晒书秋日晚，洗药石泉香。

后岭有微雨，北窗生晓凉。

徒劳问归路，峰叠绕家乡。

◎ 提示

　　杜牧的五言律诗《西山草堂》主要描写在西山草堂悠闲自得的情景，"晒书秋日晚，洗药石泉香"，也反映了当时唐代诗人种药、洗药、制药的风气时尚。杜牧（803—852？）字牧之，号樊川居士，京兆万年（今陕西西安）人，唐代著名诗人。唐文宗大和二年进士，授弘文馆校书郎。后赴江西观察使幕，转淮南节度使幕，又入观察使幕。曾任史馆修撰，膳部、比部、司勋员外郎，黄州、池州、睦州刺史等职，最终官至中书舍人。有《樊川文集》20卷传世，其中诗4卷。晚年居住在长安城南的樊川别墅，后人称他"樊川先生"、"杜樊川"。《全唐诗》收杜牧诗8卷。杜牧工诗、赋、文、辞，而以诗歌创作成就最大，在晚唐诗坛独树一帜。他的散文以议论见长，气势纵横，敢于论列军国大事，指陈时弊，具有较强的现实性，继承了韩、柳派古文家的优良传统。他的诗意境清新，风格豪健俊爽，在晚唐轻浮艳丽的文坛上独树一帜。后人因称他才华横溢，为"小杜"，以继杜甫；又和李商隐并称为"小李杜"。

药名离合夏日即事三首

陆龟蒙

乘屐著来幽砌滑，石罌煎得远泉甘。
草堂只待新秋景，天色微凉酒半酣。

避暑最须从朴野，葛巾筇席更相当。
归来又好乘凉钓，藤蔓阴阴著雨香。

窗外晓帘还自卷，柏烟兰露思晴空。
青箱有意终须续，断简遗编一半通。

文化拓展

写诗兼种药，杜甫真的忙

　　你是否知道，杜甫除了有"诗圣"之称，还是一个地地道道的药农。他一生种药、卖药，在我国药物学史上留下了灿烂的一章。

公元759年，杜甫由陇入蜀。他和妻子、儿女一道在浣花溪畔造茅屋，辟药圃，请友人觅求药苗。直至晚年，他在身患多种慢性疾病，身体日益衰弱的情况下，还不忘种花种药。他在《小园》诗中写道："客病留因药，春深买为花。"意即买下花园，种花又种药，花可观赏，药可治病。这就是诗圣的特别养生之道。

对于怎样种好药，杜甫也深有研究。在泉州，他见太平寺的泉水特别清冽，可灌溉一片繁荣的药圃，因而在《太平寺泉眼》一诗中写道："何当宅下流，余润通药圃。三春湿黄精，一含生毛羽。"据《本草纲目》载，黄精是阳草，为一种药物，久服可延年益寿。

至于写采药、制药、卖药的诗就更多了。如《秦州杂诗》，反映了当时杜甫的妻子、儿子也参与了精制药物。另外，他还在诗中写道："水槛温江口，茅堂石笋西。移船先主庙，洗药浣花溪。"这里的洗药，也是药物贮藏、炮制前的必要操作工序。

杜甫一生颠沛流离，他曾三次卖药行医。第一次卖药是在当时的京都长安，公元746年至755年，诗人35—44岁期间来到长安想一施政治抱负，但遭受奸相打击，未中科举，诗人失意，也致使生活困苦，以"卖药都市，寄食友朋"在京城度日。

第二次卖药是在甘肃，安史之乱那年，杜甫48岁，他携带家小由洛阳经华州、天水到成县，奔波经年，一路上他目睹百姓生活疾苦，达官贵人花天酒地，写下了有名的《三吏》、《三别》。诗人又操起采药、制药、卖药的旧业，赖以谋生。

第三次卖药是在长沙，公元770年，诗人59岁，此时的杜甫，生活更加凄惨，漂泊在长沙、衡阳等地，无处安身，有时只得晚上在船中度过，白天上集摆摊卖药，以维持生计。就在这年冬天，杜甫因贫病交加，客死于由长沙至岳阳的船上。

王维田园诗中的中草药

王维以诗画双绝享誉于世，他的山水诗意境幽美，趣味盎然，堪称诗家一绝。王维的山水诗，不仅能使我们从诗行中领略到大自然的秀美景色，而且能了解到中医药学常识。

红　豆

《相思》："红豆生南国，春来发几枝。劝君多采撷，此物最相思。"

红豆产于南方，主要分布在两广、云南、海南等地，属于藤本植物，其果形体呈卵形，因它小巧玲珑，寓意深刻，古人把它作为珍贵的装饰品和男女之间的信物。

与王维同时代的本草典籍《新修本草》中，就收录了相思木的种子——相思子（即诗中所谓红豆）。其性味辛、苦、平，有大毒。中医多用作外用剂，治疗疥癣和痈疮等外科病。

辛　夷

《辛夷坞》："木末芙蓉花，山中发红萼。涧户寂无人，纷纷开且落。"这是王维田园组诗《辋川集》二十首中的第十八首。这组诗全是五绝，犹如一幅幅精美的绘画小品，从多方面描绘了辋川一带的风物。

"芙蓉花"，即指辛夷，辛夷又名木笔花、迎春花。辛夷入药功效颇多。《本草求真》中说："辛夷花辛温气浮，功专入肺，解散风热。治风热移脑，鼻多浊涕，风寒客于脑之鼻塞头痛及目眩齿痛，九窍不利等。"

桂　花

《鸟鸣涧》："人闲桂花落，夜静春山空，月出惊山鸟，时鸣春涧中。"这首诗主要描写深山幽谷夜晚寂静的情景，抒发了作者热爱大自然的感情。

桂花不仅是供人观赏的名花，而且药食兼优。桂花营养十分丰富，它既香且甜，用它制成的糕点和菜肴，不仅幽香爽口，还有健脾益胃、散寒、化痰、止咳、补气等保健功效；桂花又是一种天然药材，中医认为它性温味甘，用桂花煎汤、泡茶或浸酒内服，可以化痰散瘀，治疗食欲不振等。

据《旧唐书》载：王维晚年"斋中无所有，唯茶铛、药臼、经案、绳床而已。退朝之后，焚香独坐，以禅诵为事"。且他的诗友中不乏杜甫、郑虔这样精通医药学的学者，加之他本人的生活情趣，因而，他的诗文就不免打上医药文化的烙印了。

诗人医生刘禹锡

"生疾不必太忧心，三治七养谨而慎。"这是唐代著名诗人刘禹锡对医病疗疾之道的阐述。

刘禹锡，唐代河南洛阳人。自幼体弱多病，深感医药学对健体强身，济世救人的重要性，于是，他从当地名医家中借来《素问》、《药对》、《小品方》等医药学的典籍伏案攻读，知经络、识营卫、辨药性。经过30多年的研读和临证，刘禹锡的医术日益高超，不仅"其术足以自卫"，而且族人门生有疾，他处方用药后，服之辄愈。

公元818年，刘禹锡汇集个人用于各种疾病治疗的效验方剂，编成了《传信方》两卷，刊行于世。《传信方》当时不仅在国内受到普遍重视，而且流传到国外，如日本的《医心方》、朝鲜的《东医宝鉴》，都收录了《传信方》中许多行之有效的方剂。但是，《传信方》自元代以后即逐渐散佚。现存《传信方集释》本，系今人从古方书中辑录而成，共计45个方剂。

刘禹锡在他的医著《传信方》的《鉴药》一文中指出："苟循往以御变，昧于节宣，奚独吾侪小人理身之弊而已？"意思是说如果因循守旧，不分清药物性能与病症是否相符合而乱投药，不仅会对人的机体健康不利，同样在其他方面也是行不通的。在治疗上，他主张博采众方，不断创新，针对具体病症灵活运用，刘禹锡还注重临床实践，深入群众，拜能者为师，大胆采用民间验方。例如用芦荟治疗湿癣，是他少年时代从楚州卖药摊上学到的。《传信方》云："予少年曾患癣，初在颈项间，后延上左耳，遂成湿疮浸淫。用斑蝥、狗胆、桃根诸药，徒令蛰，其疮转盛。偶于楚州，卖药人教用芦荟一两，炙甘草半两，研末，先以温浆水洗癣，拭净敷之，立干便瘥，真神奇也。"

刘禹锡还强调"一物足了病者"之单验方治病，重视群众防治疾病的经验，他的《传信方》搜集方剂几十个，大多来源于民间验方，或者是经过亲身检验的常用良方。刘禹锡善于总结前人经验良方，把他们的良方"亦记其事"后，又亲自用于临床验证。

在刘禹锡的诗文中，有不少与医药学相关的篇章。《刘宾客文集》卷六有《鉴药》一文，写他"闲居,有负薪之忧,食精良弗知其旨。血气交沴,炀然焚如"，于是求治于某医家。医生切脉观色后，出药一丸，告诉他中病即止，不可多服。用药后，刘禹锡自觉"腿能轻，痹能和，涉旬而奇痒绝焉"。可他没有遵从医嘱停服药物，而是贪图疗效过量服用半旬，致使"厥毒果肆，涔涔周体"。忙请来那位医家，经用解毒和气的药物后才化险为夷。作者以自己的亲身经历说明用药必须剂量适中。若超过了一定的分量，便会适得其反，不但不能治好病，还会使病情恶化。从而告诫人们，处理事情必须掌握分寸，适可而止，恰到好处。如果超过了适当的分寸，事情就会发生变化，好事可能也会变成坏事。

在《全唐诗》中，还收录了刘禹锡的一首《赠眼医婆罗门僧》诗："三秋伤望眼，终日哭途穷。两目今先暗，中年似老翁。看朱渐成碧，羞日不禁风。师有金篦术，如何为发蒙？"刘禹锡用此诗赠给来自印度的眼科医僧，由此可见当时中外医学交流情况。

刘禹锡有一篇千古吟诵的名篇《陋室铭》，抒发了他"斯是陋室，唯吾德馨"的高风亮节和虽清贫却不坠青云之志的品格，心理学家们把其推荐为淡泊明志、平衡心理的良药。这也难怪刘禹锡在那个年代能活到71岁的高龄了。

唐代大诗人白居易的修心养性诗

白居易在《春日闲居三首》中说："陶云爱吾庐，吾亦爱吾屋。屋中有琴书，聊以慰幽独。""饱竟快搔爬，筋骸无检束。岂徒畅肢体，兼欲遗耳目。""圣人不得所，慨然叹时命。我今对鳞羽，取乐成谣咏。""问我逸如何？闲居多兴味。问我乐如何？闲官少忧累。又问俸厚薄？百千随月至。又问年几何？七十行欠二。所得皆过望，省躬良可愧。马闲无羁绊，鹤老有禄位。设自为化工，优饶只如是。安得不歌咏，默默受天赐。"在《夏日闲放》中说："资身既给足，长物徒烦费。若比箪瓢人，吾今太富贵！"有了这样的心态，怎能不乐！在《斋居偶作》中说："知足安生理，悠闲乐性场。""不须忧老病，心是自医王。"有了"心"这个"自医王"，即使患病，也不在乎。在《足疾》一诗中，则表现了他的旷达："幸有眼前衣食在，兼无身后子孙忧。"

"应须学取陶彭泽，但委心形任去留。"他对待疾病的态度是：既来之则安之，不必为之忧心忡忡。在《自咏老身示诸家属》一诗中，对自己的现状非常满意，并愉快地安排了后事："寿及七十五，俸露五十千。夫妻偕老日，甥侄聚居年。""走笔还诗债，抽衣当药钱。支分闲事了，爬背向阳眠。"直到生命的最后，他仍胸无块垒，乐而无忧，真是人如其字："乐天"。

白居易与当时另一位大诗人刘禹锡一起，晚年定居于洛阳，经常聚会，结伴游览，相互唱和，其乐无穷。他66岁时写过一首七律《赠梦得》："年颜老少与君同，眼未全昏耳未聋。放歌卧为春日伴，趁欢行入少年丛。寻花借马烦川守，弄水偷船恼令公。闻道洛阳人尽怪，呼为刘白二狂翁。"白氏晚年乐而有伴，这个"伴"也是一个十分难得的乐天派。所以两乐相加，更是"不亦悦乎"。两位老人像少年一样结伴游乐，被人呼为"刘白二狂翁"，可见其心境是何等愉快！会昌五年（845）三月，他组织了一次"九老会"，其中最长者李元爽，136岁，次为僧如满，95岁。白氏最年轻，73岁。平均90.3岁。传为千年佳话。

谈诗说药

古诗中的药主要有两个概念，一是指草药之类，一是指道家方士认为可以使人长生不老的"丹药"。《古诗十九首·驱车上东门》："服食求神仙，多为药所误。"李白《游泰山》诗："安得不死药，高飞向蓬瀛。"他曾服食过这种丹药，而且损害了健康。

古诗中还说到"行药"，这是指服食药石后慢慢散步，让药在体内宣泄。在晋代及南北朝，人们喜欢服一种名为"五石散"的丹药，服后常要"行药"，这种风气一直流传到唐、宋。如元稹诗"行药步墙阴"，陆龟蒙诗"偶因行药到村前"，陆游诗"村西行药到村东"。

中药中很多是草木花卉之属，绝大多数花卉都可入药，所以说药是花，花是药。孟浩然《同张明府碧溪赠答》："曲岛寻花药，回潭折芰荷。"王建诗《人家看花》中就写到"恨无闲地栽仙药，长傍人家看好花"。这些诗均证明花药一体。司空曙《药园》诗："春园芳已遍，绿蔓杂红英。独有深山客，时来辨药名。"药园美景可当花园来观赏。

种药、采药、赠药，在古诗中都有反映。

夏侯子婴《药圃》诗："绿叶红英遍，仙经自讨论。偶移岩畔菊，锄断白云根。"高山种药，白云为伴，诗人把种药者形象与美景写得令人神往。

采药诗最著名的应推贾岛的诗《寻隐者不遇》："松下问童子，言师采药去。只在此山中，云深不知处。"山高云深有好药，然艰险也自不待言。几番问答浓缩在20个字中，有诗人心情的起伏，有景色的衬托，有无穷的回味。

赠药诗在唐诗中常见，如刘禹锡的《酬李侍郎惠药》，段成式的《求人参》，周繇的《以人参遗段成式》。段在诗中说："九茎仙草真难得，五叶灵根许惠无？"周诗说："人形上品传方志，我得真英自紫团。"写出人参的形状特征和珍贵。

🌸 本草故事

杜甫发病，"白头翁"出手相救

传说唐代诗人杜甫困守京华之际，生活异常艰辛，往往是"残杯与冷炙，到处潜悲辛"。一日早晨，杜甫喝下一碗两天前的剩粥，不久便呕吐不止，腹部剧痛难耐。但他蜗居茅屋，身无分文，根本无钱求医问药。这时，一位白发老翁刚好路过他家门前，见此情景，十分同情杜甫，询问完病情后说道："你稍待片刻，待老夫采药来为你治疗。"过不多久，白发老翁采摘了一把长着白色柔毛的野草，将其煎汤让杜甫服下。杜甫服完之后，病痛慢慢消除了，数日后痊愈。因"自怜白头无人问，怜人乃为白头翁"，杜甫就将此草起名为"白头翁"，以表达对那位白发老翁的感激之情。

"白头翁"为毛茛科植物，多年生草本，别名有奈何草、粉乳草、白头草、老姑草、菊菊苗、老翁花、老冠花、猫爪子花等等，分布在我国的吉林、辽宁、河北、山东、河南、山西、陕西、黑龙江等省的山冈、荒坡及田野间。白头翁的特征在《开宝本草》中有记载："今验此草丛生，状如白薇而柔细稍长，叶生茎头，如杏叶，上有细白毛，近根者有白茸。"

白头翁虽是野草，但药用价值却很高，历代本草专著多有记述。中医认为，白头翁有清热解毒、凉血、明目、消赘的功效，有诗曰："苦温味性白头翁，主入心经与肾经，温症发狂为主治，并消积聚痕和症。瘿瘤瘰疬皆能散，鼻衄金疮亦可平。阴疝痓兮偏肿愈，秃疮膻腥治亦能。腹痛骨病牙痛止，红痢能将毒性清。肠垢搜刮堪竭净，佐之以酒效尤灵。"

在类似白头翁这样的典故中，类似的药草还有很多，杜甫和中药白头翁的渊源正显示了中医助人为乐、医者仁心的理念。

合欢的传说

合欢是一种惹人喜欢的植物，它有很多别名，其中"爱情树"的别名还有着动人的传说。

话说古时泰山脚下有个村子，村里有位何员外。何员外晚年生得一女，取名欢喜。这姑娘生得聪明美貌，何员外夫妻俩视如掌上明珠。欢喜18岁那年清明节到南山烧香，回来后得了一种难治的病，精神恍惚，茶饭不思，一天天瘦下去，请了许多名医，吃了很多药，都不见效。因此，何员外贴出告示，重金酬谢能够医治小姐疾病者。西庄有一位秀才虽穷，却长得眉清目秀，天资聪慧，除了文才过人，还精通医道。苦于无钱进京赶考，看到告示，秀才便揭榜进门。见到小姐，秀才即全然知晓病情，原来那日小姐南山烧香，与秀才邂逅，喜欢上他了，回家后日夜相思，此番见到秀才，病就好了一大半。于是，在诊脉后秀才说："这位小姐是因心思不遂，忧思成疾，情志郁结所致。"又说南山上有一棵树，人称"有情树"，羽状复叶，片片相对，而且昼开夜合，其花如丝，清香扑鼻，可以清心解郁，定志安神，煎水饮服，可治小姐疾病。

听了秀才的话，员外随即派人和秀才一起前往南山采集此花。按照秀才所讲方法，小姐服用后，不久痊愈，因此对秀才更生好感。后来，在小姐的资助下，秀才进京赶考，考中状元，又赢得小姐芳心，金榜题名之时，即为洞房花烛之夜。后来，人们便把这种"有情树"叫作合欢树，这花也就叫合欢花了。

祖国医学认为，合欢确有解郁安神之功效。《中华古今注》曰："欲蠲人愤，赠之以青裳。青裳，合欢也。"《养生论》也写道："合欢蠲怒，萱草忘忧。"合欢味甘，性平。归心、肝经。

合欢花含有合欢甙，鞣质，解郁安神，理气开胃，活络止痛，用于心神不安、忧郁失眠。治郁结胸闷，失眠，健忘，风火眼，能安五脏，和心志，悦颜色，有较好的强身、镇静、安神、美容的作用，也是治疗神经衰弱的上品。

黄连的传说

从前，在土家族居住的黄水山上，有一个姓陶的医生。他家有个园子专种药草，他用这些药草给人治病。由于医术高明，远近都有人来请他去治病。陶医生出门的次数多了，就请了一个姓黄的帮工来经管园子。

陶医生的女儿叫妹娃，长得漂亮、聪明、活泼，老两口视如掌上明珠。妹娃也喜欢栽花种药，每天早上起来，第一件事就是到园子里看花看药。

正月的一天早上，寒霜未化，冷气袭人。妹娃来到园子里，见花未开，草未萌芽，就开了后门，沿着小路往山上走，忽然，她看到路边有一朵油绿色的小花开放了。妹娃越看越喜欢，就用手指把四周的泥土掏松，把它连根挖起，种在园子里。帮工看到这株在天寒地冻的正月就开花的野草，也很喜欢，天天浇水，月月上肥。那草越长越茂盛，后来结了籽。帮工就把这花的籽洒在园子里，第二年，园里绿色的小花就开得更多了。

不料，妹娃得了一种怪病，满身燥热，又吐又拉，只三天，就瘦得皮包骨头。陶医生到外地给人治病尚未回来，妹娃的母亲只好请当地另一名医前来给女儿治病。这位名医是陶医生的朋友，诊治十分细心。可连服三剂药都未见效，肚子越拉越厉害，还屙起血来。母亲整天守护在床前，急得吃不下，睡不着，想起女儿的病就掉泪。

帮工看在眼里，很焦急，怎么办呢？忽然，他想起那绿色的小花，上个月自己喉咙痛，偶然摘下一片叶子，嚼了一下，虽然苦得要命，但过了一个时辰，喉咙痛居然减轻了。接着，他又嚼了两片叶子，当天就不痛了。妹娃这个病，这种花草能不能当药呢？不妨试一试。想到这里，他就连根带叶扯了一株起来，煎成一碗水，趁妹娃的妈妈去煮饭时，端给妹娃喝了。谁知早上喝的，下午病就好多了；再喝了两次，病居然全好了。这时，陶医生回来了，一问经过，非常感动，连声感谢帮工说："妹娃害的是肠胃湿热，一定要清热燥湿的药才医得好。这开绿花的小草，看来有清热燥湿的功效呀！"

因为这位帮工姓黄名连，为了感谢他，这药材也就取名为黄连。

知母的传说

知母是一味常用的清热药。其性甘寒质润，故有清热泻火与滋阴润燥并举的特点，可治疗肺胃实热、阴虚燥咳、骨蒸潮热、阴虚消渴、肠燥便秘等病证，临床常与石膏、贝母、黄柏、花粉、首乌等共用，影响较大的代表方药有白虎汤、知柏地黄丸、二母散等。关于知母这味药药名的由来，还有这样一段有趣的传说。

从前有个孤寡老太婆，无儿无女，年轻时靠挖药为生。因她不图钱财，把采来的药草都送给了有病的穷人，所以年老了却毫无积蓄，这苦日子倒能熬。老人有块心病就是自己的认药本事无人可传，想来想去，她决定沿街乞讨，希望能遇上个可靠的后生，认作干儿子，了却自己的心病。

一天，老人讨饭来到一个村落，向围观的众人诉说了自己的心事。一时间，讨饭老太要认干儿子传授采药本事的消息便传开了。不久，有一个富家公子找到了她。这公子有自己的小算盘：学会了认药治病，岂不多条巴结官宦的路子。于是他把老人接到家里，好衣好饭伺候着。但过了十几天，却一直不见老人提药草之事。一天，他假惺惺地叫了老人一声"妈"，问起传药之事，老人答道："等上几年再说吧。"这下子把公子气得暴跳如雷，他叫嚣起来："白养你几年，你想骗吃骗喝呀，滚你的吧!"老人也不愠怒，冷笑一声，换上自己的破衣裳，离开了公子的家门。

她又开始沿街讨饭。没多久，又有个商人找到他，愿认她当干妈。这商人心里盘算的是卖药材，赚大钱。他把老人接到家，先是好吃好喝招待，可过了一个多月，仍不见老人谈传药之事，心里就忍不住了，便又像公子一样，把老人赶出了家门。

一晃两年过去了，老人仍不停地沿街乞讨，说着心事，竟被很多人当成疯子、骗子。这年冬天，她蹒跚着来到一个偏远山村，因身心疲惫，最终摔倒在一户人家门外。

响声惊动了这家的主人。主人是个年轻樵夫，他把老人搀进屋里，嘘寒问暖，得知老人饿着肚子，急忙让妻子做了饭菜端上。老人吃过饭就要走，两口子拦住了："这大冷天的，您上哪儿去呀？"当老人说还要去讨饭时，善良的两口子十分同情，劝她说："您这把年纪了，讨饭多不容易，要是不嫌我们穷，就在这儿住下吧!"老人迟疑了一下，最后点了点头。

日子过得挺快，转眼春暖花开。一天，老人试探着说："老这样住你家我心里过意不去，还是让我走吧。"樵夫急了："您老没儿女，我们又没了老人，咱们凑成一家子过日子，我们认您当妈，这不挺好吗？"老人落泪了，终于道出了详情。而樵夫夫妇却没有介意："都是受苦人，图啥报答呀，您老能舒心就行了。"从此，樵夫夫妇忙着活计，很孝顺老人，老人就这样度过了三年多的幸福时光。

有一天，老人突然对樵夫说："孩子，你背我到山上看看吧。"樵夫不明就里，还是愉快地答应了老人。他背着老人上坡下沟，跑东串西，累得汗流如雨，但还不时和老人逗趣，老人始终很开心。当他们来到一片野草丛生的山坡时，老人下地，坐在一块石头上，指着一丛线型叶子、开有白中带紫条纹状花朵的野草说："把它的根挖来。"樵夫挖出一截黄褐色的草根问："妈，这是什么？"老人说："这是一种药草，能治肺热咳嗽、身虚发烧之类的病，用途可大啦。孩子，你知道为什么直到今天我才教你认药么？"樵夫想了想说："妈是想找个老实厚道的人传他认药，怕居心不良的人拿这本事去发财，去坑害百姓！"老人点了点头："孩子，你真懂得妈的心思。这种药还没有名字，你就叫它'知母'吧。"

后来，老人又教樵夫认识了许多种药草。老人去世后，樵夫改行采药，但他一直牢记老人的话，真心实意为穷人送药治病。

何首乌名称的由来

唐朝元和七年（812）农历三月十八日，有一个叫文象的僧人，平素喜好养生术，这天去茅山朝拜，在华阳洞口遇到一位老人，这个老人看到文象有些仙人的模样和风度，就此传授给文象长寿秘方，随后引出了一个何首乌的故事。

有一个叫何首乌的人，祖籍顺州南河（今广西陆川）。其祖父叫能嗣，原名叫田儿。田儿一生嗜酒，由于生理缺陷，58岁了还没娶妻。有一日他在外边饮酒到半夜，酒醉后回家，在路上东摇西晃，一阵春风吹来，他醉倒在荒郊野外。等到他酒醒后，睁开眼，在明亮的月光下，突然瞅见了在他身边有两个草藤，虽然相离三尺多远，可是它们的藤茎自行相互交合，呆了很久又自行分开，这样又分又合有三、四次。田儿看到后，心里十分奇怪，于是他就挖掘了一根藤，拿回村里讨教这藤叫什么名儿。但是村里没有一个人知道它叫什么。这时村里有个叫陵良的乡亲逗弄田儿说："你没老婆，老了也没人给你烧香，这根藤又如此神奇，你何不吃一些试试呢。"田儿把这话记在心中，回到家后，他把藤和根研成末，泡成酒。后来喝了七天，有一天，突然产生了想和女人在一起的欲望。田儿又接着喝了十天，自觉身上充满了力量，走起路来也很轻松，而且有了性欲要求，于是他娶了一个寡妇曹氏为妻。从此以后，田儿每顿饭都喝上两盅。因为经常服用，一百多天后，旧病痊愈了，人也显得年轻很多。曹氏生了个男孩，众乡亲闻讯后都觉得新鲜。后来曹氏又生了好几个男孩。

文象遇到的那位老人一天来到南河县，识得这种草藤，他告诉田儿说："这种药名为夜交藤呀！经常服用可以活到260岁。古方《本草》没有记载过，是老师传授给我的。"僧人文象插话说："田儿偶然的机会得到了夜交藤，这是老天爷赐给他的人间幸福。"

因为田儿得到了夜交藤的好处，为了纪念其功，改名为何能嗣，后来他活到了160岁，有儿女19人。他的儿子字庭名延秀，也服夜交藤活到了160岁，并有儿女30人。延秀的儿子首乌也经常服夜交藤活到了130岁，有儿女21人。

夜交藤名声大振，后来乡亲们一传十、十传百都找何能嗣的孙子何首乌讨药，所以何首乌的名字都叫熟了，一找何首乌就是讨夜交藤，这样一来二去的，何首乌就成了夜交藤的代名词了。夜交藤这味药物，味甘温无毒。主治疗五痔和腰腹中冷气宿疾、长筋骨补益精气，服后令人多子，还能增食欲，润肌肤，延长人的寿命。它还有野苗、交茎、夜合、地精、桃柳藤等别名。

茶 经
（节选）
陆 羽

一之源。

茶者，南方之嘉木也，一尺二尺,乃至数十尺。其巴山峡川有两人合抱者，伐而掇[1]之，其树如瓜芦，叶如栀子，花如白蔷薇，实如栟榈[2]，蒂如丁香，根如胡桃。其字或从草，或从木，或草木并。其名一曰茶，二曰槚[3]，三曰蔎[4]，四曰茗，五曰荈[5]。其地：上者生烂石，中者生砾壤，下者生黄土。凡艺而不实，植而罕茂，法如种瓜，三岁可采。野者上，园者次；阳崖阴林，紫者上，绿者次；笋者上，牙者次；叶卷上，叶舒次。阴山坡谷者不堪采掇，性凝滞，结瘕[6]疾。茶之为用，味至寒，为饮最宜精行俭德之人。若热渴、凝闷、脑疼、目涩、四支烦、百节不舒，聊四五啜，与醍醐[7]、甘露抗衡也。采不时，造不精，杂以卉莽，饮之成疾，茶为累也。亦犹人参，上者生上党，中者生百济、新罗，下者生高丽。有生泽州、易州、幽州、檀州者，为药无效，况非此者！设服荠苨，使六疾不瘳[8]。知人参为累，则茶累尽矣。

※ 注释

[1]掇（duō）：拾取；摘取。

[2]栟（bīng）榈：即棕榈。

[3]槚（jiǎ）：指茶树。

[4]蔎（shè）：古书上说的一种香草。茶的别称。

[5]荈（chuǎn）：指采摘时间较晚的茶。

[6]瘕（jiǎ）：妇女肚子里结块的病。腹中生长寄生虫。此指茶叶。

[7]醍醐（tíhú）：从酥酪中提制出的油。

[8]瘳（chōu）：表示"数种疾病一起消除"。

◇ 译文

一、茶的起源

茶，是我国南方的优良树木。它高一尺、二尺，有的甚至高达几十尺。

在巴山、峡川一带，有树干粗到两人合抱的。要将树枝砍下来，才能采摘到芽叶。茶树的树形像瓜芦，叶形像栀子，花像白蔷薇，种子像棕榈。果柄像丁香，根像胡桃。"茶"字的结构，有的从"草"部，有的从"木"部，有的"草"、"木"兼从。茶的名称有五种：一称"茶"，二称"槚"，三称"蔎"，四称"茗"，五称"荈"。种茶的土壤，以岩石充分风化的土壤为最好，有碎石子的砾壤次之，黄色粘土最差。一般说来，茶苗移栽的技术掌握不当，移栽后的茶树很少长得茂盛的。种植的方法像种瓜一样，种后三年即可采茶。茶叶的品质，以山野自然生长的为好，在园圃栽种的较次；在向阳山坡，林荫覆盖下生长的茶树，芽叶呈紫色的为好，绿色的差些；芽叶以节间长，外形细长如笋的为好，芽叶细弱的较次；叶绿反卷的为好，叶面平展的次之。生长在背阴的山坡或山谷的品质不好，不值得采摘，因为它凝滞，喝了会使人腹胀。

茶的功用，因为它冷凉，可以降火，作为饮料，最适宜品行端正有节俭美德的人。如果发烧，口渴，胸闷，头疼，眼涩，四肢无力，关节不畅，喝上四五口，其效果与最好的饮料醍醐、甘露不相上下。但是，如果采摘不适时，制造不精细，夹杂着野草败叶，喝了以致生病，这些都是不当喝茶造成的。

茶和人参一样，产地不同，质量差异很大，甚至会带来不利影响。上等的人参出产在上党，中等的出产在百济、新罗，下等的出产在高丽。出产在泽州、易州、幽州、檀州的（品质最差），作药用，没有疗效，更何况比它们还不如的呢！倘若误把荠苨当人参服用，将使疾病得不到好转。明白了人参不当服用的结果，也就完全明白了喝茶不当的后果。

◎ 提示

《茶经》是唐朝的陆羽于约公元758年左右创作的，陆羽被誉为"茶仙"或"茶圣"。《茶经》是世界上第一部茶学专著，全书共七千多字，分上、中、下三卷，共十个部分。其主要内容分为：一之源；二之具；三之造；四之器；五之煮；六之饮；七之事；八之出；九之就；十之图。它是中国乃至世界上现存最早、最完整、最全面介绍茶的专著。此书是一部关于茶叶生产的历史、源流、现状、生产技术、饮茶技艺、茶道原理的综合性论著，不光是一部精辟的农学著作，更是一本阐述茶文化的著作。它将普通茶事升格为一种美妙的文化艺能，推动了中国茶文化的发展。

思考与练习

一、熟读课文，理解文意。

二、查找有关"茶"的诗文，体会茶文化内涵。

三、趣味题：请分析下面这首诗的结构特点，体会汉语的奇巧。

茶

香叶，嫩芽，

慕诗客，爱僧家。

碾雕白玉，罗织红纱。

铫煎黄蕊色，碗转曲尘花。

夜后邀陪明月，晨前命对朝霞。

洗尽古今人不倦，将至醉后岂堪夸。

本草故事

茶文化小史

在红楼梦中，我们可以看到贾府上下有一个生活习惯：喝茶。茗茶飘香在字里行间，把中国古老的茶文化充分展示出来。同时，也道出了茶在养生保健中的重要作用。贾府这样的皇亲国戚和官宦人家，喝茶最讲究，一般都是"枫露茶"、"六安茶"、"老君眉"、"普洱茶"和"龙井茶"，这些茶在历史上都是献给皇帝的"贡茶"。

中国是茶的故乡。早在《神农本草经》一书中就曾提到："神农尝百草，日遇七十二毒，得荼（古茶字）而解之。"《本草纲目》说茶"苦寒无毒，性冷。有驱逐五脏之邪气，镇神经、强壮精神，使人忍饥寒，防衰老之效能"。

茶起源于我国南方，《茶经》谓："茶者，南方之嘉木也。"晋郭璞《尔雅注》云："树如小栀，冬生叶，可煮作羹，今呼早采者为茶，晚取者为茗。"早在两千多年前，人们就已开始用茶，《诗经·邶风》写道："谁谓荼苦，其甘如荠。"《晏子春秋》载齐国名相晏婴"食脱粟之饭，炙三弋五卵，茗茶而已"。足见茗茶在春秋时已颇为常用。随着啜茶的普及，文人学士赞美之辞层出不穷。

晋张孟阳诗云："芳茶冠六情，滋味播九区。"杜甫亦有"落日平台上，春风啜茗时"之句，唐卢仝的《走笔谢孟谏议寄新茶》最为脍炙人口："一碗喉吻润，两碗破孤闷，三碗搜枯肠，惟有文字五千卷，四碗发轻汗，平生不平事，尽向毛孔散，五碗肌骨清，六碗通仙灵，七碗吃不得，惟觉两腋习习清风生"，淋漓尽致地描绘了茶的妙用。

第一部论茶专著《茶经》出现在唐代，为陆羽所撰，人称其为"茶神"。从此，饮茶之风不仅遍及大江南北，进入西北、西藏各地，更东传日本。明万历年间首销欧洲，走向世界。

茶之所以能得到全人类之青睐，成为日不可离的饮料，不仅由于它汤液清新，气息芬芳，饮之爽口，回味甘醇，而且还在于它有许多祛病健身的功效。我国最早的药物专著《神农本草经》谓其"利小便，去痰热，止渴，令人少睡"，"久服令人有力悦志"。

《唐本草》言茶能"清宿食"，《本草拾遗》认为"久食令人瘦，去脂"。总之，茶能提神益智而少卧，消食去脂而难老，更有止渴利尿去痰热之功。所以顾况《茶赋》云："滋饭蔬之精素，攻肉食之膻腻，发当暑之清吟，涤通宵之昏寐。"

现在普遍习惯于用开水冲泡茶叶的方法饮茶，据说始于明太祖。以前一般是将茶制成茶饼贮存，用时将茶碾碎成末，或用水略煎，或少量沸水点泡，然后连茶末一起喝下，叫做"吃茶"，至今湖南一带仍有饮茶连茶叶一起嚼食的习惯。由于茶有它的药用价值，且取用方便，古人时或在茶末中掺入一些药物，饮茶时一起咀服，从而形成了"药茶"这一新剂型。《唐本草》说："下气消食，作饮加茱萸、葱、姜良"，就是早期的药茶记载。

茶有诸多益处，但是否多多益善呢？对此古代早有争论。苏轼说："除烦去腻，世固不可无茶，然暗中损人不少，空心饮茶，入盐直入肾经耳，且冷脾胃，乃引贼入室也。惟饮食后浓茶漱口，既去烦腻而脾不知，且苦能坚齿消蠹。"东坡以茶性寒而畏之；《禁余录》载苏轼"平生不饮，惟食后浓茶涤齿而已"。人有体质禀赋之异，茶性苦寒，于脾胃虚寒者多饮则不宜，平时如能适当而不强饮，也是有益无害的。

《新修本草》序

孔志约

盖闻天地之大德曰生[1]，运阴阳以播物；含灵之所保曰命，资亭育以尽年[2]。蛰穴栖巢[3]，感物之情盖寡；范金揉木[4]，逐欲之道方滋。而五味或爽[5]，时昧甘辛之节；六气斯沴[6]，易愆寒燠之宜[7]。中外交侵[8]，形神分战[9]。饮食伺衅[10]，成肠胃之眚[11]；风湿候隙，遘手足之灾[12]。几缠肤腠[13]，莫知救止[14]；渐固膏肓，期于夭折。暨炎晖纪物[15]，识药石之功；云瑞名官[16]，穷诊候之术。草木咸得其性，鬼神无所遁情[17]。刳麝剚犀[18]，驱泄邪恶；飞丹炼石[19]，引纳清和[20]。大庇苍生，普济黔首。功侔造化[21]，恩迈财成[22]。日用不知，于今是赖。岐、和、彭、缓[23]，腾绝轨于前[24]；李、华、张、吴[25]，振英声于后[26]。昔秦政煨燔，兹经不预[27]；永嘉丧乱，斯道尚存[28]。

※ 注释

[1]"天地"七字：语见《易·系辞下》。

[2]亭育：又作"亭毒"。犹言"化育"。《老子》五十一章："长之育之，亭之毒之。"王弼注："亭，谓品其形；毒，谓成其质。言化育之也。"高亨《老子正诂》以为"亭"通"成"，"毒"通"育"，即"成育"之义。

[3]蛰穴：指穴居。《易·系辞下》："上古穴居而野处，后世圣人易之以宫室。"栖巢：指巢居。《庄子·盗跖》："古者禽兽多而人民少，于是民皆巢居以避之。"

[4]范金：谓熔化金属注入模型以铸造器皿。范，亦作"笵"，铸造金属器皿的模子。用如动词。《礼记·礼运》："范金合土。"陈澔《礼记集说》："范金，为形范以铸金器也。"揉木：使木材弯曲以制造轮子和耒耜等工具。

[5]五味或爽：指饮食失节。爽，伤败。语本《老子》十二章："五味令人口爽。"王弼注："爽，差失也。失口之用，故谓之爽。"

[6]六气斯沴（lì）：即"六沴"，谓六气不和。《汉书·孔光传》："六沴之作。"又，《五行志》："气相伤谓之沴。沴犹临莅，不和意也。"

[7]燠（yù）：温热。《礼记·内则》："问衣燠寒。"《经典释文》：

"燠，暖也。"

[8]中外交侵：身体内外病邪相侵。如嵇康《养生论》所谓："夫以蕞尔之躯，攻之者非一涂；易竭之身，而外内受敌。"

[9]分战：犹言分头应战。

[10]衅：间隙；缝隙。此指体虚之隙。《国语·楚语》："苟国有衅。"韦昭注："衅，隙也。"

[11]眚（shěng）：指病患。《文选·东京赋》："勤恤民隐而除其眚。"李善引薛综注："眚，病也。"

[12]遘：通"构"。《文选·王仲宣七哀诗》："豺虎方遘患。"李善注："遘，与構同。古字通也。"

[13]几缠：谓疾病缠缚。几，又作"机"，危殆。借指疾病。《淮南子·精神训》："名实不入，机发于踵。"高诱注："机，喻疾也。"缠，谓受疾病困缚。

[14]救止：犹言"救疗"。治愈。《吕氏春秋·爱士》："病则止。"高诱注："止，愈也。"

[15]炎晖：指炎帝神农氏。相传神农氏以火德王，以火名官，故称炎帝。晖，日光。纪物：谓记事，此指作《神农本草经》。

[16]云瑞名官：指黄帝与岐伯等众医官讨论医事。《左传·昭公十七年》："昔者黄帝氏以云纪，故为云师而云名。"杜注："黄帝受命有云瑞，故以云纪事，百官师长，皆以云为名号。"

[17]"鬼神"句：此谓能穷尽诊病之术，疾病虽如鬼神之幽冥多变，亦可洞悉，无处隐遁。语本《易·系辞上》："精气为物，游魂为变，是故知鬼神之情状。"

[18]刲麝剬（tuán）犀：据《神农本草经》记载，犀角与麝香，均有"除邪"及"辟恶气"之功用。剬，断截。

[19]飞丹炼石：泛指炼制丹药。《南史·陶弘景传》："弘景……以为神丹可成，而苦无药物，帝给黄金、朱砂、曾青、雄黄等，后合飞丹，色如霜雪，服之体轻。"炼石，炼制药石。

[20]引纳清和：导引吐纳清和之气。

[21]侔（móu）：相等。造化：指创造化育万物的天地自然界。《淮南子·精神训》："伟哉！造化者其以我为此拘拘邪？"

[22]财成：亦作"裁成"。本谓剪裁制成。语本《易·泰卦》："天地交泰，后以财成天地之道。"孔疏以"翦财成就"、"财节成就"释"财成"。此指筹谋成就万物的帝王。

[23]彭：传说中的上古医者巫彭。《吕氏春秋·勿躬》："巫彭作医。"《山海经·海内西经》郭璞注："巫彭，神医也。"相传巫彭创制丸药。

[24]绝轨：犹"绝跻"，优异卓绝的功绩。

[25]李：疑指东汉蜀医李助，通经方本草，与郭玉齐名。或谓指李当之。但李当之为华佗弟子，不当列于华前。张：指张仲景。吴：指华佗弟子吴普。

[26]英声：英名。何晏《景福殿赋》："故当时享其功利，后世赖其英声。"

[27]秦政：秦始皇嬴政。不预：不列入。指秦始皇焚书，医药之书不在其列。

[28]"永嘉"二句：谓经历永嘉之乱，书籍大量焚失，而医道授学独存。永嘉，西晋怀帝司马炽的年号。永嘉五年（311），匈奴贵族刘聪、石勒等攻破晋都洛阳，俘怀帝，大焚宫殿国籍，史称"永嘉之乱"。隋代牛弘称此为"书之四厄"。

◇ **译文**

听说天地的最高品德是生，使阴阳运化而繁殖万物；人们所珍重的是命，赖以抚育成长而享尽天年。当古人还穴居巢处的时候，触发物质享受的情欲大概很少；到了能制造使用金木等工具时，追求物质欲望的手段才滋增。而饮食五味有失，这是（因为）不明甘辛滋味的节制；自然界六气不和，容易乖违寒温的适度。身体内外受到病邪交相侵袭，形与神分头抵御应战。饮食失常，伺隙伤身，造成肠胃的疾患；风湿外淫，乘机犯体，构成四肢的病害。疾患缠缚于肌肤，无人知道如何救疗；以致成为膏肓痼疾，所期待的只是死亡。到神农氏辨认药物著《本草》，懂得药物的功用；黄帝任命岐伯众医官，深入研究诊治病候的技术。于是对于草木等类药物都能掌握其性能，像鬼神那样变化多端的病魔无处遁迹藏身。剖挖麝香截取犀角，驱除邪恶之疾；炼制神丹妙药，导引吐纳清和之气。广泛地庇护人民，普遍地拯救百姓。其功德等同于大自然，其恩惠超过其他帝王。人们日常使用而不知不觉，直到如今仍然有赖于它。岐伯、医和、巫彭、医缓，在前代创立了优异卓绝的功绩；李助、华佗、张机、吴普，又在后世振兴英名声望。从前秦始皇嬴政焚毁书籍，这些医药书籍不在其列；经历西晋的永嘉之乱，医道授学仍然存在。

梁陶宏景雅好摄生[1]，研精药术。以为《本草经》者，神农之所作，不刊之书也[2]。惜其年代浸远，简编残蠹，与桐、雷众记[3]，颇或踳驳[4]。兴言撰缉[5]，勒成一家，亦以雕琢经方[6]，润色医业[7]。然而时钟鼎峙[8]，闻见阙于殊方[9]；事非佥议[10]，诠释拘于独学。至如重建平之防己[11]，弃槐里之半夏[12]。秋采榆人[13]，冬收云实[14]。谬粱米之黄、白[15]，混荆子之牡、蔓[16]。异繁缕于鸡肠[17]，合由跋于鸢尾[18]。防葵、狼毒，妄曰同根[19]；钩吻、黄精，引为连类[20]。铅、锡莫辨[21]，橙、柚不分[22]。凡此比例[23]，盖亦多矣。自时厥后，以迄于今。虽方技分镳[24]，名医继轨[25]，更相祖述[26]，罕能厘正。乃复采杜蘅于及己[27]，求忍冬于络石[28]；舍陟厘而取莂藤[29]，退飞廉而用马蓟[30]。承疑行妄，曾无有觉；疾瘵多殆，良深慨叹。

※ 注释

[1]雅好：素好，为汉魏时熟语。张衡《西京赋》："雅好博古。"《三国志·司马朗传》："虽在军旅，常粗衣恶食，俭以率下，雅好人伦典籍。"

[2]不刊之书：无须改动、不可磨灭之著作。刊，删改。扬雄《答刘歆书》："是悬诸日月，不刊之书也。"

[3]桐雷众记：指桐君、雷公等人的著述。相传桐、雷两人均为黄帝时医官，著《桐君药录》、《雷公药对》等，实为后人所假托。

[4]踳驳：犹"舛驳"。差错杂乱。《文心雕龙·诸子》："其纯粹者入矩，踳驳者出规。"

[5]兴言：犹"薄言"，句首助词，无义。《诗经·小雅·小明》："念彼共人，兴言出宿。"马瑞辰《毛诗传笺通释》："兴言犹云薄言，皆语词也。"

[6]雕琢：谓研讨琢磨。《抱朴子·崇教》："雕琢切磋，勿纳于邪伪。"

[7]润色：原指修饰文辞，增加文采。此指增光。左思《吴都赋》："其奏乐也，则木石润色。"

[8]钟：当，逢遇。《文选·劝进表》："方今钟百王之季。"李善注："钟，当也。"鼎峙：指南北朝时天下不统一，有如鼎足三分峙立。

[9]殊方：指异域、他乡。班固《西都赋》："逾昆仑，越巨海，殊方异类，至于三万里。"

[10]佥议：众议。佥，众人。

[11]重建平之防己：据《新修本草》："陶云，（防己）今出宜都、建平，大而青白色虚软者好。案：本出汉中者，作车辐解，黄实而香。青白而虚软者，名木防己，都不见用。陶谓之佳者，盖未见汉中者耳。"

[12]弃槐里之半夏："陶云，槐里属扶风，今（半夏）第一出青州，吴中亦有。案：江南者大乃径寸，南人特重之。顷来互相用，功状殊异。"

[13]秋采榆人："陶云，三月采（榆）皮，取白暴干；八月采实。案：榆三月实熟，寻即落荚。"又《说文》段玉裁注："'果人'之字，自宋元以前，本草方书，诗歌记载，无不作'人'字。自明成化重刊本草，乃尽改为'仁'字，于理不通，学者所当知也。"

[14]冬收云实：云实，豆科植物，晚秋采摘。"陶云，生河间川谷，十月采，暴干。"

[15]谬粱米之黄、白："陶云，（白粱）今处处有，襄阳竹根者最佳。案：陶云竹根，竹根乃黄粱，非白粱也。"

[16]牡、蔓：指牡荆实与蔓荆实。"陶云，既是牡荆，不应有子。牡荆子即是小荆子。案：陶误以小荆为蔓荆，遂将蔓荆子为牡荆子也。牡荆茎劲，作树不为蔓生，故称之为牡，非无实之谓也。"

[17]异繁缕于鸡肠：繁缕即鸡肠。"陶云，繁缕（一作"蒌"）主积年恶疮不愈。又云：鸡肠草主毒肿，止小便利。案：此（繁缕）草即是鸡肠也。……流俗通谓鸡肠，雅士总名繁蒌。"

[18]合由跋于鸢尾：把天南星科的由跋，混合于鸢尾科的鸢尾。"陶云，由跋状如鸟翣（即射干）而布地，花紫色，根似附子。苦酒磨，涂肿。案：寻陶所注，乃是鸢尾根，即鸢头也。今陶云由跋，正说鸢尾根茎也。"

[19]"防葵"二句：伞形科的防葵和瑞香科的狼毒，错认为同根。"陶云，（防葵）今用建平间者。云本与狼毒同根，……但置水中不沉耳。案：（防葵）根叶似葵花子根，香味似防风，故名防葵。采依时间，亦能沉水。"

[20]"钩吻"二句：把百合科的黄精和马钱科的钩吻，引为同类植物。"陶云，黄精叶与钩吻相似，钩吻叶似黄精而茎紫，……初生极似黄精。案：黄精直生，两叶或四五叶相对；钩吻蔓生，叶如柿叶。"

[21]铅锡莫辨："陶云，粉锡，即今化铅所作胡粉也。案：实用锡造，陶又言化铅作之，亦为误矣。"

[22]橙柚不分："陶云，柚子皮乃可食，而不复入药用。案：今俗人或谓橙为柚，非也。"据《本草衍义》卷十八：橙皮"或取皮合汤待宾，未见入药"。陶氏所说"柚子皮"，殆谓橙皮，而橘柚皮可入药用。

[23]比例：犹比类，魏晋时熟语。《颜氏家训·风操》："如此比例，触类慎之，不可陷于轻脱。"

[24]分镳：犹分道扬镳。此指医学与本草学的研究分头进行。

[25]继轨：犹继踵，继承前人之业迹。《晋书·元帝纪》："三叶重光，四圣继轨。"

[26]祖述：师法前人加以陈述。《礼记·中庸》："仲尼祖述尧舜，宪章文武。"

[27]"乃复采杜蘅"句：据《新修本草》云："（杜蘅）今俗以及己代之，谬矣。及己独茎，茎端四叶，叶间白花，殊无香气，有毒，服之令人吐。惟疗疮疥，不可乱杜蘅也。"又云："（及己）入口使人吐，而今以当杜蘅，非也。"杜蘅为马兜铃科植物，别名马蹄；及己为金粟科植物。

[28]"求忍冬"句：忍冬，即金银花藤。络石，指夹竹桃科藤本植物络石藤。二者科属、性能各别，而当时混用，故《新修本草》指出忍冬"今人或以络石当之，非也"。

[29]陟厘：蕨类植物，生水中，又名石发，云可止痢。荆藤：不详。

[30]"退飞廉"句：摒退菊科的飞廉不用，而用马蓟。马蓟，今又名大蓟。飞廉一名漏芦，主治骨节热，胫重酸痛。《新修本草》云："今俗以马蓟似苦芙为漏芦，并非是也。"

◇ 译文

梁代陶宏景（即陶弘景）素好养生，精深研究药物学问。以为《神农本草经》这部书，是神农氏所著，是不可磨灭删改的著作。可惜它年代久远，书简残缺虫蛀，跟桐君、雷公等多数著作一样，颇有错杂混乱之处。他整理编纂《神农本草经集注》，成为一家之言，用以深入研究经方，润色医道。然而其时正当天下分峙鼎立，对远方异域的药物见闻尚有欠缺；从事编纂时又未经过广泛讨论，注释说明受到个人见解的局限，以致造成诸多错误，如偏重建平的防己，遗弃槐里的半夏。谬称秋季采集榆人，冬天收获云实。搞错粱米的黄、白品种，混淆荆子的牡、蔓之分。误称繁缕不同于鸡肠草，把由跋并入鸢尾。防葵、狼毒，妄说它们是同根；钩吻、黄精，混淆它们为同类。铅锡不辨，橙柚不分。凡此种种类似的例子，已够多了。从此以后，一直延续到如今。虽然医药分道扬镳各有进展，名医继踵辈出，但大都相互效法前人的陈述，很少能有订正的。竟然又有到及己去采杜蘅，向络石藤去觅求忍冬，舍弃陟厘却取用荔藤，摒退飞廉而使用马蓟等错误。承续错误行为妄谬，无人省觉；以致耽误病患，实在深可慨叹。

　　既而朝议郎行右监门府长史骑都尉臣苏敬[1]，摭陶氏之乖违[2]，辨俗用之纰紊[3]，遂表请修定，深副圣怀。乃诏太尉扬州都督监修国史上柱国赵国公臣无忌、太中大夫行尚药奉御臣许孝崇等二十二人[4]，与苏敬详撰。窃以动植形生[5]，因方舛性；春秋节变，感气殊功[6]。离其本土，则质同而效异[7]；乖于采摘，乃物是而时非。名实既爽，寒温多谬。用之凡庶，其欺已甚；施之君父，逆莫大焉。于是上禀神规[8]，下询众议；普颁天下，营求药物。羽、毛、鳞、介，无远不臻；根、茎、花、实，有名咸萃[9]。遂乃详探秘要，博综方术。《本经》虽阙，有验必书；《别录》虽存，无稽必正。考其同异，择其去取。铅翰昭章[10]，定群言之得失；丹青绮焕[11]，备庶物之形容。撰本草并图经、目录等，凡成五十四卷[12]。庶以网罗今古，开涤耳目，尽医方之妙极，拯生灵之性命。传万祀而无昧[13]，悬百王而不朽。

※ 注释

　　[1]朝议郎：唐代官名，正六品上。行：唐代官制，凡官员之身份级别高于其职务官之品级时，在官名前加"行"字。右监门府长史：《文献通考》卷五八《职官·左右监门卫》：隋初有左右监门府将军，掌宫殿门禁及守卫事。唐代左右监门府置大将军、中郎将、长史等官。骑都尉：唐代第八等军功勋。

　　[2]摭（zhí）：拾取，采集。张衡《西京赋》："摭紫贝。"

　　[3]纰紊：错误，紊乱。

　　[4]太尉：唐代优礼大臣的最高官衔。监修国史：领衔编修国史，实际上

不参加具体编撰，挂名而已。上柱国：唐代第一等功勋号。赵国公：唐代开国大臣长孙无忌的封爵。他后因反封唐高宗立武则天为皇后，被放逐至黔州（今四川黔江一带），旋又赐死。太中大夫：唐代从四品下的文官。尚药奉御：《旧唐书·职官志》：尚药奉御为尚药局主管，掌"合和御药及诊候方脉之事"。

[5]形生：谓形体禀性。

[6]"春秋"二句：陶弘景《本草经集注序录》："其根物多以二月八月采者，谓春初津润始萌，未冲枝叶，势力淳浓故也。至秋则枝叶就枯，又蹄流于下。""春宁宜早，秋宁宜晚。其华实茎叶，乃各随其成熟耳。"

[7]"离其"二句：《本草经集注序录》又谓："自江东以来，小小杂药，多出近道，气力性理，不及本邦。假令荆、益不通，则全用历阳当蹄、钱唐三建，岂得相似？所以疗病不及往人，亦当缘此故也。"

[8]神规：指《神农本草经》的规范。

[9]萃：聚集。《左传·宣公十二年》："楚师方状，若萃于我，我师必尽。"

[10]铅翰：独"笔墨"，此指所书之文字。古人以铅粉书字。翰，指毛笔。

[11]丹青：泛指颜料、绘画艺术。此指所绘之彩色药物图谱。

[12]五十四卷：《新修本草》由本草（文字部分）二十卷及目录一卷、药图二十五卷及目录一卷、图经（药图之文字说明部分）七卷组成，共五十四卷。《蜀本草》引李勣进《本草表》作五十三卷，因其中未列药图目录。

[13]万祀：犹万年。《尔雅·释天》："夏曰岁，商曰祀，周曰年，唐虞曰载。"

◇ 译文

朝议郎行右监门府长史骑都尉臣苏敬，摘取陶氏著作中的失误，辨明世俗用药的错乱，就上表请求准许修订《本草》，这深符皇上的心意。于是命令太尉扬州都督监修国史上柱国赵国公臣长孙无忌、太中大夫行尚药奉御臣许孝崇等二十二人，跟苏敬一起细心编纂。我等认为动植物的形态秉性，因地区不同而质地相异；春秋四季节令变更，感受气候不同而功效有别。移植产地，形质虽同而作用不一；违反采摘季节，其物虽是而时令已非。名称和实质既有差失，寒温等药性也多错乱。将它们用于百姓，那是欺人已甚；用于君父长辈，背逆之罪莫大于此。于是一方面继承神农的规范，一方面征询众人的意见；普告天下四方，搜求各种药物。羽、毛、鳞、介等类，再远的药物也无不采集到；根、茎、花、实之属，只要有名称都加以收集。于是详细探讨其奥秘，广泛联系医术之实际。《神农本草经》中虽缺而未载，但施用有效就必定记录；《名医别录》中虽有其说，如无根据必加纠正。考察其或同或异，决定其或舍或取。文字清楚明白，能确定众人意见的是非得失；彩图绮美鲜艳，具备大量药物的形态状貌。编纂成本草以及图经、目录等，总共五十四卷。差不多已把古今药物网罗无遗，开启耳目洗涤一新；穷尽医方的奥妙之极，拯救人民的生命。能够流传万年不会磨灭，颁行百代不致失传。

◎ 提示

本文选自1981年安徽科学技术出版社出版的《唐·新修本草》。作者孔志约，唐初人，曾任礼部郎中兼弘文馆学士，参加《新修本草》一书的编纂，此外还著有《本草音义》20卷，已佚。《新修本草》又称《唐本草》，它以陶弘景的《本草经集注》为基础，纠正某些错误，又增益120种药物，收药共约850种，共54卷，其中有彩色图谱25卷，是世界上最早的国家药典。此书到北宋时渐散佚，但基本内容保存于宋代的《经史证类备急本草》中。序文简述药物学的起源、发展及其重要作用，评价《本草经集注》的成就、不足及其影响，指出后世承疑行妄、用药紊乱的现象亟须纠正，说明本书的编写原则及其过程。此文虽属骈偶文体，但不尚雕琢堆砌，遣词用典也较朴实。

文化拓展
我国第一部官方药典——唐《新修本草》

《新修本草》是苏敬等人于唐显庆四年（659）编著的官方药典，世称《唐本草》。

唐代的文化，居于世界文化的前列，医药亦属文化的一种，当然也不例外。就药物而言，由于药物品种不断增加，内容日益丰富。而当时医家奉为用药指南的《本草经集注》，在内容方面存在诸多问题。而此后之医家，

"更相祖述，罕能厘正"，"承疑行妄，曾无有觉"。这些问题，如不解决，势必以讹传讹。因此，苏敬于唐显庆二年表请修定本草，得到唐高宗的批准，并命李勣等组织22人修定，实际上是由苏敬负责。于显庆四年修定完毕，名曰《新修本草》。这是世界上最早的一部药典，比世界上有名的欧洲纽伦堡药典要早800余年。

本书有本草20卷，目录1卷，又有药图25卷及目录1卷，图经7卷，计54卷。载药约850种，比《本草经集注》增加约120种。所增加的药物中，有一部分外来药品，如安息香、龙脑香、胡椒、诃黎勒等。分玉石、草、木、人、兽禽、虫、鱼、果、菜、米谷、有名未用回互类。

本书在编写中对《本草经》保存原貌，同时在学术上能采纳群众意见，做到"上禀神规，下询众议"。收集的资料范围比较广泛，"普颁天下，营求药物。羽、毛、鳞、介，无远不臻；根、茎、花、实，有名咸萃。"对药物的功用，详细探讨，多方考订，做到"详探秘要，博综方术。《本经》虽阙，有验必书；《别录》虽存，无稽必正。考其同异，择其去取"，从而改变辗转抄录的编书陋习，其学术性是较强的。本书有文、有图，图文对照，便于学者学习，这种编写方法，开创了药物学著作的先例。所以唐朝政府规定为学医者必读之书。它对我国药学的发展具有推动作用，流传达300年之久，直到宋代的《开宝本草》问世后它在医药界的位置才被取代。这部著作在国外也有一定的影响，如公元713年日本就有此书的传抄本。日本《律令蜓喜式》记载："凡医生皆读苏敬新修本草。""凡读医经者，《太素》限四百六十日，《新修本草》三百一十日。"说明其对日本医药事业影响之深远。

大医精诚

孙思邈

张湛[1]曰：夫经方之难精[2]，由来尚矣[3]。今病有内同而外异[4]，亦有内异而外同，故五脏六腑之盈虚，血脉荣卫之通塞[5]，固非耳目之所察，必先诊候以审之。而寸口关尺有浮沉弦紧之乱，腧穴流注[6]有高下浅深之差，肌肤筋骨有厚薄刚柔之异，唯用心精微者，始可与言于兹矣。今以至精至微之事[7]，求之于至粗至浅之思，岂不殆哉！若盈而益之，虚而损之，通而彻之，塞而壅之，寒而冷之，热而温之，是重加其疾而望其生，吾见其死矣。故医方卜筮[8]，艺能之难精者也。既非神授，何以得其幽微？世有愚者，读方三年，便谓天下无病可治；及治病三年，乃知天下无方可用。故学者必须博极医源，精勤不倦，不得道听途说，而言医道已了[9]，深自误哉。

※ 注释

[1]张湛：东晋学者。晓养生之术，撰有《养生要集》十卷、《延生秘录》十二卷，均佚。今有《列子注》八卷传世。

[2]经方：一般指《伤寒杂病论》等著作中的医方。此泛指医道。

[3]尚：久远。

[4]今：语首助词，犹夫。

[5]荣：通"营"。指营气。

[6]流注：谓经络气血运行灌注。

[7]今：如果。

[8]卜筮：占卜。古时占卜吉凶，用龟甲称卜，用蓍草称筮，合称卜筮。

[9]了：尽。

◇ 译文

晋代学者张湛说："经典的医方难以精通，由来已经很久了。"这是因为疾病有内在的病因相同而外在症状不同，和内在的病因不同而外在症状相同的缘故。因此，五脏六腑是充盈还是虚损，血脉营卫之气是畅通还是阻塞，本来就不是单凭人的耳朵眼睛所能了解得到的，一定先要诊脉来了解它。但寸关尺三部脉象有浮、沉、弦、紧的不同；腧穴气血的流通输注，有高低浅深的差别。肌肤有厚薄、筋骨有强壮柔弱的区分，只有用心精细的人，才可以同他谈论这些道理。如果把极精细、极微妙的医学道理，用最粗略最浮浅的思想去探求它，难道不是很危险吗？如果实证却用补法治它，虚证却用泻法治它；气血通利的却还要去疏通它，明明不顺畅却还要去阻塞它；寒证却给他用寒凉药，热证却给他用温热药。这些治疗方法是在加重病人的病情，你希望他能痊愈，我却看到他更加危重了。所以医方、占卜，是难以精通的技艺。既然不是神仙传授，凭什么能懂得那深奥微妙的道理呢？世上有些愚蠢的人，读了三年医方书，就夸口说天下没有什么病值得治疗；等到治了三年病，才知道天下没有现成的方子可以用。所以学医的人一定要广泛深入地探究医学原理，专心勤奋不懈怠，不能道听途说，一知半解，就说已经明白了医学原理。如果那样，就大大地害了自己呀！

凡大医治病，必当安神定志，无欲无求，先发大慈恻隐之心，誓愿普救含灵之苦。若有疾厄来求救者，不得问其贵贱贫富，长幼妍媸[1]，怨亲善友[2]，华夷愚智[3]，普同一等，皆如至亲之想。亦不得瞻前顾后，自虑吉凶，护惜身命。见彼苦恼，若己有之，深心凄怆。勿避险巇、昼夜寒暑、饥渴疲劳[4]，一心赴救，无作工夫形迹之心[5]。如此可为苍生大医，反此则是含灵巨贼。

※ 注释

[1]妍媸：美丑。妍，娇美。媸，丑陋。

[2]怨亲善友：谓关系亲疏。善，交往一般者。友，过从密切者。

[3]华夷：谓不同民族之人。华，汉族。夷，古代对异族的统称。

[4]险巇：艰险崎岖。

[5]工夫：时间，此谓耽搁时间。形迹：客套，此谓婉言推脱。

◇ 译文

凡是品德医术俱优的医生治病，一定要安定神志，无欲念，无希求，首先表现出慈悲同情之心，决心拯救人类的痛苦。如果有患病苦来求医生救治的，不管他贵贱贫富，老幼美丑，是仇人还是亲近的人，是交往密切的还是交往一般的朋友，是汉族还是少数民族，是愚笨的人还是聪明的人，一律同样看待，都存有对待最亲近的人一样的想法。也不能瞻前顾后，考虑自身的利弊得失，爱惜自己的身家性命。看到病人的烦恼，就像自己的烦恼一样，内心悲痛，不避忌艰险、昼夜、寒暑、饥渴、疲劳，全心全意地去救护病人，不能产生推托和摆架子的想法，像这样才能称作百姓的好医生。与此相反的话，就是人民的大害。

自古名贤治病，多用生命以济危急，虽曰贱畜贵人，至于爱命，人畜一也，损彼益己，物情同患[1]，况于人乎[2]。夫杀生求生，去生更远。吾今此方，所以不用生命为药者，良由此也。其虻虫、水蛭之属，市有先死者，则市而用之[3]，不在此例。只如鸡卵一物，以其混沌未分[4]，必有大段要急之处[5]，不得已隐忍而用之[6]。能不用者，斯为大哲[7]，亦所不及也。其有患疮痍下痢，臭秽不可瞻视，人所恶见者，但发惭愧、凄怜、忧恤之意，不得起一念蒂芥之心[8]，是吾之志也。

※ 注释

[1]患：厌恨。

[2]于人：《医心方》引作"圣人"。

[3]市：购买。

[4]混沌：古人想象中天地未分时浑然一体的状态。此指鸡雏成型前的状态。

[5]大段：犹言十分。

[6]隐忍：克制忍耐。

[7]大哲：才能识见超越寻常的人。

[8]蒂芥：又作"芥蒂"，细小的梗塞物。比喻郁积在胸中的怨恨和不快。

◇ 译文

自古以来，名医生治病，多用活物来救治危急的病人，虽然说人们认为畜牲是低贱的，而认为人是高贵的，但说到爱惜生命，人和畜牲都是一样的。损害别个有利自己，是生物之情共同憎恶的，何况是人呢！杀害畜牲来求得保全人的生命，那么，离开"生"的道义就更远了。我这些方子不用活物做药的原因，确实就在这里！其中虻虫、水蛭这一类药，市上有已经死了的，就买来用它，不在此例。只是像鸡蛋这样的东西，因为它还处在成形前的状态，一定是遇到紧急情况，不得已而忍痛用它。能不用活物的人，这才是识见超越寻常的人，也是我比不上的。如果有病人患疮疡、泻痢，污臭不堪入目，别人都不愿看的，医生只能表现出从内心感到难过、同情、怜悯、关心的心情，而不能产生一点不快的念头，这就是我的志向。

夫大医之体[1]，欲得澄神内视[2]，望之俨然[3]。宽裕汪汪[4]，不皎不昧[5]。省病诊疾，至意深心。详察形候，纤毫勿失。处判针药，无得参差[6]。虽曰病宜速救，要须临事不惑。唯当审谛覃思[7]，不得于性命之上，率尔自逞俊快[8]，邀射名誉[9]，甚不仁矣。又到病家，纵绮罗满目[10]，勿左右顾眄[11]；丝竹凑耳，无得似有所娱；珍羞迭荐[12]，食如无味；醽醁兼陈[13]，看有若无。所以尔者，夫一人向隅，满堂不乐[14]，而况病人苦楚，不离斯须，而医者安然欢娱，傲然自得，兹乃人神之所共耻，至人之所不为[15]，斯盖医之本意也。

※ 注释

[1]体：风度。

[2]内视：谓不视外物，排除杂念。

[3]俨然：庄重貌。

[4]宽裕：气度宽宏。汪汪：水宽广貌。此喻心胸宽阔。

[5]不皎不昧：谓不亢不卑。

[6]参差：差错。

[7]审谛：仔细观察。覃思：深思。

[8]率尔：轻率貌。俊快：洒脱迅捷。

[9]邀射：谋取。

[10]绮罗：指穿着绮罗的人。为贵妇、美女的代称。

[11]顾眄：斜视。

[12]珍馐：贵重珍奇的食品。迭，交替。荐，进献。

[13]醽醁：美酒名。

[14]"夫一人"二句：语本西汉刘向《说苑·贵德》。隅，角落。

[15]至人：古代之思想道德达到最高境界的人。

◇ **译文**

一个德才兼优的医生的风度，应能使思想纯净，知我内省，目不旁视，看上去很庄重的样子，气度宽宏，堂堂正正，不卑不亢。诊察疾病，专心致志，详细了解病状脉候，一丝一毫不得有误。处方用针，不能有差错。虽说对疾病应当迅速救治，但更为重要的是临证不惑乱，并应当周详仔细，深入思考，不能在人命关天的大事上，轻率地炫耀自己才能出众，动作快捷，猎取名誉，这样做就太不仁德了！还有到了病人家里，纵使满目都是华丽的铺设，也不要左顾右盼，东张西望；琴瑟箫管之声充斥耳边，不能为之分心而有所喜乐，美味佳肴，轮流进献，吃起来也像没有味道一样，各种美酒一并陈设出来，看了就像没看见一样。所以这样做的原因，因为只要有一个人悲痛，满屋子的人都会不快乐，更何况病人的痛苦，一刻也没有离身。如果医生安心无虑地高兴娱乐，傲慢地洋洋自得，这是人神都认为可耻的行为，是道德高尚的人所不做的事，这些大概就是医生的基本品德吧。

夫为医之法，不得多语调笑，谈谑喧哗[1]，道说是非，议论人物，炫耀声名，訾毁诸医，自矜己德。偶然治瘥一病，则昂头戴面[2]，而有自许之貌，谓天下无双，此医人之膏肓也[3]。老君曰[4]：人行阳德[5]，人自报之；人行阴德[6]，鬼神报之。人行阳恶，人自报之；人行阴恶，鬼神害之。寻此二途，阴阳报施[7]，岂诬也哉。所以医人不得恃己所长，专心经略财物[8]，但作救苦之心，于冥运道中[9]，自感多福者耳。又不得以彼富贵，处以珍贵之药，令彼难求，自炫功能，谅非忠恕之道[10]。志存救济[11]，故亦曲碎论之[12]，学者不可耻言之鄙俚也[13]。

※ **注释**

[1]谈谑：谈笑。谑，开玩笑。喧哗：大声吵闹。

[2]戴面：仰面。

[3]膏肓：此喻恶劣习气。

[4]老君：即老子。

[5]阳德：指公开做的有德于人的事。

[6]阴德：指暗中做的有德于人的事。

[7]阴阳报施：即上文所云阳施则有阳报，阴施则有阴报。

[8]经略：谋取。

[9]冥运道：犹冥道。冥界。

[10]谅：确实。忠恕之道：儒家伦理思想。"忠"谓积极为人，"恕"谓推己及人。

[11]救济：救世济民。

[12]曲碎：琐碎。

[13]鄙俚：粗俗。

◇ 译文

作医生的准则，应该是慎于言辞，不能随意跟别人开玩笑，不大声喧哗，谈说别人的短处，炫耀自己的名声，诽谤攻击其他医生，借以夸耀自己的功德。偶然治好了一个病人，就昂头仰面，而有自我赞许的样子，认为自己天下无双，这些都是医生的不可救药的坏毛病。老子说："一个人有德于人，人们自然会报答他；一个人暗中有德于人，鬼神会报答他。一个人作恶于人，人们自然会报复他；一个人暗中作恶于人，鬼神会来害他。"探求这两个方面的行为，阳施有阳报，阴施有阴报，难道是骗人的吗？所以医生不能依仗自己的专长一心谋取财物，只要存有救济别人痛苦的想法，（积下阴德）到阴曹地府之中，自会感到是多福的人了。还有，不能因为别人有钱有地位，就任意给他开珍贵的药物，让他难以找到，来炫耀自己的技能，这确实不符合儒家的忠恕之道。我志在救护帮助世人，所以琐碎地谈论了这些，学医的人不能因为我说得粗俗而不耻一学。

◎ 提示

本文选自《备急千金要方》卷一，作者孙思邈（581—682），京兆华原（今陕西耀县铜川）人，唐代著名医药学家，被世人尊称为"药王"。本文论述有关医德修养的两个问题：一是"精"，即技术要精湛，认为医道是"至精至微之事"，习医之人必须"博极医源，精勤不倦"；二是"诚"，即品德要高尚，做到"见彼苦恼，若己有之"，只能存"大慈恻隐"、"普救含灵"之心，不得起"邀射名誉"、"经略财物"之念。这些看法至今仍有借鉴作用。

本草故事

孙思邈救蛇遇仙记

传说孙思邈7岁的时候就能日诵千言。长大后因为世道不宁，隐居太白山学习道术，精通天文医药。

一次孙思邈外出，碰见一个牧童砍伤了一条小青蛇，很是同情，就用衣服包好带回家来，用外伤药敷好，包扎好伤口，放回了草丛中。十几天后，孙思邈出游在外，远远来了一位穿白衣的少年。少年来到跟前，翻身下马，跪倒便拜："感谢你救了我的弟弟。"孙思邈还未明白过来，少年又邀他到家中一坐，说着就把自己的马让给孙思邈，自己跟在后边走得很快。不多会儿就走进了一个城廓，但见花木盛开，殿宇辉煌。有一个人穿戴打扮像是一位王者，带着很多侍从，起身迎接他，说："深蒙先生大恩，特意让我的孩子请你。"说着指着一个穿青衣的小孩说："前些天这孩子一个人外出，被一个牧童砍伤了，多亏先生您脱衣相救，这孩子才有今天。"又让穿青衣的小孩跪倒磕头。孙思邈才想起脱衣救青蛇的事，悄悄地问一个随从的人这是什么地方，那人说这是泾阳水府。王者便设下酒席歌舞宴请孙思邈。孙思邈说正在练习道术的辟谷服气，只喝了一点点酒。

在这个地方过了三天，孙思邈要走，王者搬出金银绸缎相赐，孙思邈坚持不要，王者又叫他儿子拿了一本书叫《龙宫奇方三十首》送给孙思邈说："这些方子可以帮您济世救人。"就用车马送孙思邈回去了。孙思邈用这些方子试着给人治病，非常效验，就把它编进了他撰写的《千金方》一书中。孙思邈一生治病救人，到了唐永徽三年，孙思邈已经一百多岁了。一天，他洗完澡穿好衣服，端端正正地坐在那里对儿孙们说："我将要到无何有之乡去了。"说完就咽了气。过了一个多月，脸色还像生前一样，没有改变，到盛殓时，忽然尸体不见了，只剩下了一堆衣裳。

第八章

蒌蒿满地芦芽短

正是河豚欲上时

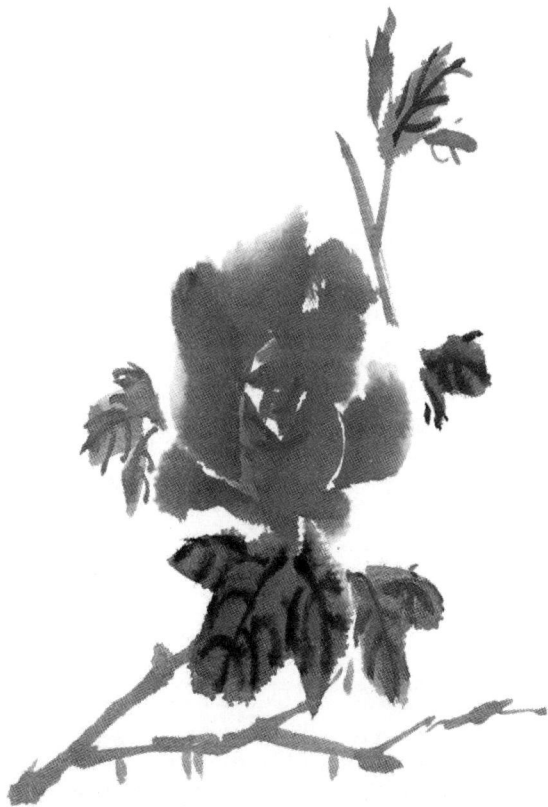

苏轼有首《送门冬饮》诗："一枕清风值万钱，无人肯买北窗眠。开心暖胃门冬饮，知是东坡手自煎？"诗是写给书画大家米芾的，因为苏轼听说米芾发热，便送麦门冬汤剂给他。此药有止烦热、消渴、开胃、定肺气等功效。北窗风凉可贵，闲眠难得，希望米芾以此祛热；同时说麦门冬的药用，又说明是亲自煎制，可谓对友人的一片深情。苏东坡，通医学、养生之道，又擅长于食治，他把收集的方剂著成方书《苏学士方》、《圣散子方》。这反映了宋人的本草生活，诗意生活。

诗词发展到南北两宋，内容题材更趋广阔，体制样式更趋多样。祖国中医药学和文学，源远流长，丰富多彩。两者虽各为一门学科，但却有着千丝万缕的联系。将那丰富多彩的中药名巧妙地嵌入诗歌中的药名诗，使两者互相渗透，相得益彰，便是这种联系的一个突出方面。药名体诗在宋时盛行，为文学百花园增加了新的诗体，为医药学的普及和发扬，提供了新的载体。

宋药名体诗词（一组）
登湖州消暑楼

陈 亚

重楼肆登赏，岂羡石为廊。

风月前湖近，轩窗半夏凉。

罾[1]青识渔浦，芝紫认仙乡。

却恐当归阙[2]，灵台为别伤。

※ 注释

[1]罾（zēng）：古代一种用木棍或竹竿做支架的方形鱼网。

[2]阙（quē）：皇宫门前两边供瞭望的楼。

生查子·闺情

陈 亚

相思意已深，白纸书难足。字字苦参商，故要槟榔读。　　分明记得约当归，远至樱桃熟。何事菊花时，犹未回乡曲？

◎ 提示

《登湖州消暑楼》和《生查子·闺情》是宋代诗人陈亚所作的药名体诗词，其中包含了前胡、半夏、当归、相思子、白芷、苦参、狼毒、远志、菊花、茴香等药名，以表达人情世事。陈亚，字亚之，扬州（今属江苏）人。咸平五年（1002）进士。历任於潜令，知越州、润州、湖州，官至太常少卿。少孤，长于舅家，受其舅影响，熟谙药名，共有药名诗百余首，并有药名诗专集。《全宋词》录其《生查子》药名词四首。陈亚不仅作药名诗，而且首创药名词。陈亚著有两部诗集：一是《澄源集》，共收诗百余首，另一部收药名诗百多首，即《宋史·艺文志》所著录的"《药名诗》一卷"。两集皆散佚，只有少数篇章及零句流传至今。药名诗虽早已有之，但篇什繁富并成集者，当首推陈亚。

吴处厚《青箱杂记》卷一云："虽一时俳谐之词，然所寄兴，亦有深意。"无论什么话，一经陈亚的嘴巴说出，就特别有情趣，士大夫们口耳相传，笑个不停，因此他得出结论："陈亚盖近世滑稽之雄也。"

"相思意已深，白纸书难足。字字苦参商，故要槟榔读。　分明记得约当归，远至樱桃熟。"后人认为在所有药名体诗词中，陈亚的这首《生查子》药名与诗意最为融合，最具诗的意境。

新作西庵将及春景戏成两诗请李思中节推同赋（其一）

孔平仲

鄙性常山野，尤甘草舍中。

钩帘阴卷柏，障壁坐防风。

客土依云实，流泉架木通。

行当归云矣，已逼白头翁。

再赋二首（其一）

孔平仲

此地龙舒国，池黄兽血余。

木香多野桔，石乳最宜鱼。

古瓦松杉冷，旱天麻麦疏。

题诗非杜若，笺腻粉难书。

◎ 提示

孔平仲，字义甫，进士出身，宋徽宗时任户部员外郎，史载其"长史学，工文词，著续世说，绎解稗诗"。《宋诗记事》载其写的两首药名体诗，诗中共嵌入常山、甘草、卷柏、防风、云实、木通、当归、白头翁、地龙、血余、木香、乳石（石乳）、瓦松、天麻、杜若等药名。诗人巧妙地运用这些药名，从微观到宏观，勾画了一幅山村野夫居住茅屋、眼望飞云、耳听泉声、安乐自得的闲逸生活。在这"龙舒国"里，松杉参天、野桔遍地、石乳溶洞、麻麦阡陌，好像世外桃源一样，别赋新意，颇有感染力。

定风波·用药名招婺源马荀仲游雨岩

辛弃疾

山路风来草木香，雨余凉意到胡床。泉石膏肓吾已甚，多病，提防风月费篇章。　孤负寻常山简醉，独自，故应知子草玄忙。湖海早知身汗浸，谁伴？只甘松竹共凄凉。

◎ 提示

这首词里写山、写水、写石、写草、写风、写雨，眼前的这些自然景象，都寄托着诗人对往昔坎坷不平道路的情思，抒发了诗人内心世界的愤懑。其中用药名本字、谐音字等嵌入的药有木香、禹余粮（雨余凉）、石膏、吴萸（吾已）、栀子、紫草（知子草）、防风、海藻（海早）、甘松等，药名与词意，浑然一体。

辛弃疾早年就擅长填词，据传，他在新婚之后，便赴前线抗金杀敌，疆场夜静闲余，便用药名给妻子写了一首《满庭芳·静夜思》，来表达自己的思念之情：

> 云母屏开，珍珠帘闭，防风吹散沉香，离情抑郁，金缕织硫黄。柏影桂枝交映，从容起，弄水银堂。惊过半夏，凉透薄荷裳。　一钩藤上月，寻常山夜，梦宿沙场。早已轻粉黛，独活空房。欲续断弦未得，乌头白，最苦参商，当归也！茱萸熟，地老菊花黄。

词中共用了云母、珍珠、防风、沉香、郁金、硫黄、柏叶、桂枝、苁蓉、半夏、薄荷、钩藤、常山、宿沙、轻粉、独活、续断、乌头、苦参、当归、茱萸、熟地、菊花等20多个中药名。

🌥 文化拓展

药名体诗词

所谓药名诗是在诗中嵌用中药名，联缀成篇，"要当字则正用，意须假借"（《漫叟诗话·孔毅夫药名诗》）。它不是直接把药名引入诗句，而是采取双关的修辞方式使药名暗含在诗句中。读去不觉，详看始见，方得作法。如所谓"四海无远志，一溪甘遂心"是也。如通篇直用其名，却无别意的诗不能算好的药名诗，充其量只是普通的嵌药名诗。

药名诗是古代文人最爱写的文字游戏诗之一。它同人名诗、地名诗等一样，嵌入的中药名，因采用双关修辞的手法，与其他词语共同组合成浑然一体的诗意。说起药名诗，有人认为全是"雕虫小技"，文字游戏，不免欠雅，难成佳作。比如宋代的严羽在《沧浪诗话·诗体》中说："至于建除、字谜、人名、卦名、数名、药名、州名之诗，只成戏谑，不足法也。"其实不尽然，药名诗虽有文字游戏的因素，但那些构思精美，剪裁灵巧，妙用药名，诗意浓郁的药名诗，典雅传神，同样是传诵千古的名篇佳作。

祖国药物学和文学，源远流长，丰富多彩。两者虽各为不同学科，但却有着千丝万缕的联系。将五彩缤纷的中药名巧妙地嵌入诗歌中，两者互相渗透，相得益彰。这不但为文学百花园增加了新的诗体，为诗歌的繁荣出了一份力，而且也为药物学的普及和发展，提供了新的途径，起到了促进作用。

我国的中药名，不下两千个，可谓名目繁多，五花八门。诗人们采用镶嵌、双关、谐音等修辞手法，巧将药名入诗，不仅独具特色，而且颇有妙用，有的以药名写景，美丽动人；有的以药名抒情，扣人心弦；有的以药名叙事，别有情趣。

药名诗在我国诗坛上显现光彩是在唐代。韦应物、杜甫、韩愈、白居易、张籍、卢纶、权德舆、王绩、宋之问、司空图、雍陶、张贲、陆龟蒙、皮日休等等，都写过药名诗。

唐代把药名诗归于杂体，除了一般的药名诗作外，还有"药名离合"和"药名联句"，构成了中药文化绝无仅有的风景。如皮日休《奉和鲁望药名离合》："桂叶似茸含露紫，葛花如绶蘸溪黄，连云更入幽深地，骨录闲携相猎郎。"诗人巧妙地将药名拆开分散在首句诗末尾和下句诗的开头，故这首诗含有紫葛、黄连、地骨三味中药，自然贴切，妙趣横生。北宋洪皓作《集药名次韵》："独活他乡已九秋，肠肝续断更刚留。遥知母老相思子，没药医治尽白头"。诗中嵌有独活、续断、知母、相思子、没药、白头等药名，把诗人爱国思乡的心情表现得淋漓尽致。

宋代是药名诗较盛行的时期，出现了黄庭坚、陈亚、孔毅夫、辛弃疾等许多写作药名诗的能手。代表人物当属陈亚，宋吴处厚《青箱杂记》：称陈亚"盖近世滑稽之雄也。尝著《药名诗》百余首，行于世。若'风月前湖近，轩窗半夏凉'，'棋怕腊寒呵子下，衣嫌春暖宿纱裁'及《赠祁雨僧》：'无雨若还过半夏，和师晒作葫芦耙'之类，极为脍炙。又尝知祥符县，亲故多干借车牛，亚亦作药名诗曰：'地近京界足亲知，倩借寻常无歇时。但看车前牛领上，十家皮没五家皮。'览者无不绝倒。亚尝言：'药名用于诗，无所不可，而斡运曲折，使各中理，在人之智思耳。'或曰：'延胡索可用乎？'亚曰：'可。'沉思久之因朗吟曰：'布袍袖里怀漫刺，到处迁延胡索人。此可赠游谒穷措大。'闻者莫不大笑。"

中国历代文人喜将中药名入诗，作者之多，数量之多，形式之多，是很值得研究的文化现象。或镶嵌，或直书，或隐含，或影射，药名与诗词赋融为一体，字与义珠联璧合，不少此类诗篇写得妙趣横生，比喻、谐音、双关、离合等各种创作手法也值得借鉴。

本草故事

秦观赏画疗顽疾

宋哲宗元祐三年（1087），秦观在蔡州（今河南汝南）担任学官，主管一州学政。一年，他忽然患了肠澼之症，治了好久没治好，未免心中焦躁，想起自己满腹经纶，一心报国，却不受朝廷重视，心中更添几分烦恼。

这时，他的好友、精通医理的高符仲来访，给他带来一幅唐代大诗人、大画家王维的名画《辋川图》，并说："您要是坚持天天欣赏这幅画，用不了多久，保管疾病全消。"

秦观对《辋川图》慕名已久，只是从来不曾见到过。今日得观真迹，心中大喜，便一边卧床调养，一边细细地欣赏起来。看着看着，他不知不觉地吟哦起王维的优美诗句《辋川闲居赠裴秀才迪》："寒山转苍翠，秋水日潺湲。倚杖柴门外，临风听暮蝉。渡头余落日，墟里上孤烟。复值接舆醉，狂歌五柳前。"

这时他觉得仿佛离开病榻，来到了辋川（今陕西兰田南）风景秀丽的王维别墅跟前。远处峰峦叠翠，近处秋水潺潺……在这里，面对隐士接舆和五柳先生的醉酒狂歌，或棋弈饮茗，或赋诗作画，心境豁然开朗，竟忘记了自己的病躯和种种不愉快遭遇。

不出半月，他便觉得神清气爽，烦恼渐消，食欲增加。秦观十分高兴，特写成一篇《书〈辋川图〉后》一文，与画一起赠给高符仲，还把文章收在《淮海集》中。

惠崇[1]《春江晚景》（两首）

苏 轼

其 一

竹外桃花三两枝，

春江水暖鸭先知。

蒌蒿[2]满地芦芽[3]短，

正是河豚[4]欲上[5]时。

其 二

两两归鸿[6]欲破群[7]，

依依还似北归人[8]。

遥知朔漠[9]多风雪，

更待江南半月春。

※ 注释

[1]惠崇：福建建阳僧，宋初九僧之一，能诗能画。《春江晚景》是惠崇所作画名。钱锺书《宋诗选注》中为"晓景"。诸多注本，有用"晓景"、有用"晚景"，此从《东坡全集》及清以前注本用"晚景"。这两诗是作者元丰八年春天在靖江欲南返时江边情景的写照。

[2]蒌蒿（lóu hāo）：草名，有青蒿、白蒿等种。

[3]芦芽：芦苇的幼芽，可食用。

[4]河豚：鱼的一种，学名"鲀"，肉味鲜美，但是卵巢和肝脏有剧毒。产于我国沿海和一些内河。每年春天逆江而上，在淡水中产卵。

[5]上：指逆江而上。

[6]归鸿：归雁。

[7]破群：离开飞行队伍。

[8]归人：回家的人。刘长卿诗"柴门闻犬吠，风雪夜归人"。

[9]朔漠：北方沙漠之地。杜甫诗："一去紫台连朔漠。"

◎ 提示

惠崇为宋初"九诗僧"之一，跟苏轼不是一个时代的人。苏轼只是见其画，未见其人。此僧诗画俱佳，尤其擅长画水乡，再放上几只飞禽走兽，人称"惠崇小景"。王安石很推崇他的画，在《纯甫出僧惠崇画要予作诗》中赞到："画史纷纷何足数，惠崇晚年吾最许。"

明清两朝眼里只有唐诗，从不把宋诗放在眼里。康熙年间大学者、大诗人毛奇龄就批评苏轼这首诗说："春江水暖，定该鸭知，鹅不知耶？"这老头真有点瞎抬杠。春江水暖，鹅当然也知。宋人还有"春到人间草木知"的诗呢。这是题画诗，可能画上根本没有鹅啊。

苏轼（1037—1101），北宋文学家、书画家。字子瞻，又字和仲，号东坡居士。眉州眉山（今四川眉山）人。与父苏洵、弟苏辙合称"三苏"。他在文学艺术方面堪称全才。其文汪洋恣肆，明白畅达，与欧阳修并称"欧苏"，为唐宋八大家之一；诗清新豪健，善用夸张比喻，在艺术表现方面独具风格，与黄庭坚并称"苏黄"；词开豪放一派，对后代很有影响，与辛弃疾并称"苏辛"；书法擅长行书、楷书，能自创新意，用笔丰腴跌宕，有天真烂漫之趣，与黄庭坚、米芾、蔡襄并称"宋四家"；画学文同，喜作枯木怪石，论画主张神似。诗文有《东坡文集》等，词有《东坡乐府》。

文化拓展

东坡草药诗

北宋时期的苏东坡，是著名的政治家、文学家，还是个中医药学家，他懂医理，通养生之道。他关心人民疾苦，在杭州设立公立医院，为民治病，搞饮水工程，清洁水源，保护人民健康，还建议他的好友广州太守筹集基金，仿杭州做法建立公立医院，治理水源。他平时喜阅医学书籍，为药草写诗词，说明药性、品质，宣传药理知识，一生写出了不少有关中药材的诗词。他懂医通药，又擅长于食治，并把收集的方剂著成方书《苏学士方》、《圣散子方》，并有精彩故事流传下来。

苏东坡是大文豪，写诗随手拈来，写药草的诗也是如此。北宋时期民间食用黄芪粥，苏东坡就此写了一首黄芪诗："孤灯照影日漫漫，拈得花枝不忍看。白发敲簪羞彩胜，黄芪煮粥荐春盘。东方烹狗阳初动，南阳争牛到作团。老子从来兴不浅，向隅谁有满堂欢。"他写诗赞薏苡仁："不谓蓬狄姿，中有药与粮，春为芡珠园，炊作菰米香。"橘皮也有诗："一年好景君须记，正是橙黄橘绿时。"他给赤小豆写了《红豆》诗："绿畦过骤雨，细束小红霓。锦带千条结，银刀一寸齐。贫家随饭熟，饷客借糕题。五色南山青，几成桃李溪。"被贬谪海南后，他为槟榔写的诗是："两颊红潮增妩媚，谁知侬是醉槟榔。"

苏东坡写的药草诗流传下来的不少，如：写石菖蒲。苏东坡的弟弟苏子由，善蓄菖蒲，有一次，盆中菖蒲忽开九花，人以为瑞，苏东坡遂作诗咏之："春荑夏英两须臾，神药人间果有无。无鼻何由识薝卜，有花今始信菖蒲。芳心未饱两峡蝶，寒意知鸣几螗蛄。记取明年十二节，小儿休更镊霜须。"他在《石菖蒲赞并序》中说："凡草木生石上者，必须微土以附其根，惟石菖蒲并石取之，濯去泥土，渍以清水，置盆中可数十年不枯，虽不甚茂，而节叶坚瘦，根须连络，苍然于几案间，久更可喜，其轻身延年之功，既非昌阳之所能及，至于忍寒苦安淡泊，与清泉白石为侣，不待泥土而生者，亦岂昌阳之所能仿佛哉。"

写生姜。有一次苏东坡与好友姜至之等人饮酒，高兴之时，姜至之提议行酒令，并且要说出座中客人是一味中药名。姜即指着苏道："您就是药名：子苏子。"苏也说："您的名字也是药名，不是半夏，就是厚朴。"姜问其故，苏说："如果不是半夏、厚朴，何以说'制之'。"古代医家经验，半夏与厚朴用姜汁泡制。苏的诗词中多次提及生姜，如"先社姜芽肥胜肉"、"故人兼致被芽姜"等。《东坡杂记》里说："予昔监郡钱塘，游净慈寺，众中有僧号聪药王，年八十余，颜如渥丹，目光炯然。问其养生之道，答曰：'服生姜四十余年，故不老云。'"

写芍药。苏轼有诗云："扬州近日红千叶，自是风流时世妆。"称赞"扬州芍药为天下冠"。蔡繁卿任扬州太守时，每年要举办万花会，展出的芍药有千万余枝，由于这些花都是搜罗民间的，"既残诸园，又吏因缘为奸，民大病之"。后来，苏轼到扬州就任后，问起民间疾苦，都说万花会是扰民的一大害。苏东坡体察民情，万花会从此不再举办了。

写肉苁蓉。史学家刘贡父请苏东坡等文人学士喝酒，苏的子弟有事找他回家，苏便起身告辞，此刻刘贡父正喝得高兴，欲意挽留，笑曰："幸早里，且从容。"苏不假思索，答道："奈这事，须当归。"在座的宾客听见这般对答，都称赞他们两位才智过人，出口成对。刘的出句表面的意思是时间还早，不要着急，句中包含了三味水果和一味中药，即杏、枣、李和苁

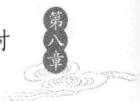

蓉。答句的意思是怎奈这事，必须我回去处理，六字中也有三果一药，即奈（苹果之一种）、蔗、柿和当归。

写芡实。苏氏父子三人至老仍身体健康，才思敏捷，据说就是得益于苏东坡自己发明的一种食疗美容妙法。《东坡杂记》描述芡实"肥而不腻，足以致上池之水，故食芡者，能使华液通流，转相挹注"。芡实这种食法，其实就是古代气功中的咽津。

写茯苓。苏东坡是制作茯苓饼的能手，写有《服茯苓赋》。《东坡杂记》里记述了服食茯苓饼的功效和制作方法："以九蒸胡麻，用去皮茯苓，少入白蜜，为饼食之，日久气力不衰，百病自去，此乃长生要诀。"

写栗子。苏东坡晚年患腰腿痛，因他懂医理，养成食栗的习惯，每天早晚把鲜栗子放在嘴里咀嚼出白浆，然后分几次慢慢吞咽入腹。久而久之，就治愈了腰腿痛的老年病，并写下了《栗》诗："老去自添腰脚病，山翁服栗旧传方。客来为说晨兴晚，三咽徐收白玉浆。"

写凌霄花。宋代杭州西湖藏春坞门前，有两株古松，凌霄花攀附其上。有位叫清顺的诗僧，常常在树下午睡。其时，苏东坡任杭州郡守，有一天来访，正碰上轻风吹落了不少凌霄花朵，清顺指着落花向苏东坡索词。苏东坡不假思索，即兴吟道："双龙对起，白甲苍髯烟雨里。疏影微香，下有幽人昼梦长。　湖风清软，双鹊飞来争噪晚，翠颤红轻，时堕凌霄百尺英。"

写菊花。苏东坡咏菊诗不少，其中尤以"轻肌弱骨散幽葩，真是青裙两鬓丫。便有佳名配黄菊，应缘霜后更无花"为最著。为后人所津津乐道的"黄州菊案"，说的是苏东坡与王安石关于菊花是否落花的争论。传说王安石有次外出时，几案留有一首未成诗："西风昨夜过园林，吹落黄花满地金。"苏东坡往谒未遇，见王的未成诗，遂添句："秋花不比春花落，说与诗人仔细吟。"其实是因为菊花品种不同，有的会落花，有的不会落花。

本草故事

唐诗宋词中的药苗饮食

唐宋时期，园圃种植业已相当发达，人们开始大量栽培药材作物，以满足药材市场的需求。人们培植药用植物的同时，发现许多药用植物的嫩芽和嫩叶可以当作蔬菜食用，于是不断采摘，用之于饮馔烹调之中，这便是古代史籍中所说的药苗。

在唐代的农田垦植当中，药圃占了一定的比例，凡是耕作之处，总有药用植物的栽培。《白氏长庆集》卷一六曾说当时"药圃菜园为产业"，足见唐代的药材种植已经形成相当可观的规模。另如杜甫《太平寺泉眼》诗云："何当宅下流，余润通药圃。"王维《济州过赵叟家宴》诗云："荷锄修药圃，……中厨馈野蔬。"刘得仁《赠陶山人》诗云："药圃妻同耨，山田子共耕。"都反映了药圃产业的兴旺势头。房前宅后的狭窄隙地，唐人也要种上几畦药材。如姚合《武功县中作三十首》云："绕舍惟藤架，侵阶是药畦。"姚鹄《随州献李侍御二首》云："端居有地唯栽药。"这些广泛栽培的药用植物，为唐人采食药苗提供了众多资源。

在唐人心目中，药苗是难得的佳蔬美食，不但滋味可口，更能补益身心。李德裕《忆药苗》诗对此便有亲切的记录，其诗云："溪上药苗齐，丰茸正堪掇。皆能扶我寿，岂止坚肌骨。味掩商山芝，英逾首阳蕨。岂如甘谷士，只得香泉啜。"在唐人的日常饮馔中，药苗与蔬菜并重，都是上好的食材。方干《赠会稽张少府》诗云："高节何曾似任官，药苗香洁备常餐。"又《送郑台处士归绛岩》诗云："惯采药苗供野馔，曾书蕉叶寄新题。"卢纶《同柳侍郎题侯钏侍郎新昌里》诗云："庭莎成野席，阑药是家蔬。"贾岛《斋中》诗云："已见饱时雨，应丰蔬与药。"白居易《山居》诗云："朝餐唯药菜，夜伴只纱灯。"郑常《寄邢逸人》诗云："野饮药苗肥。"贯休《和毛学士舍人早春》诗云："盘馔药花甘。"唐代诗人不同角度反映了药苗在饮食中的重要位置，无论是山人处士的便餐野饭，还是文人官吏的精良肴馔，都可见到药苗的食踪味影。这说明，药苗作为一种新兴的蔬食品类，已在唐代传统饮食格局中抢占了一席之地。

宋朝人再度扩大了药苗的食用范围，并在日常蔬食中加大了药苗的比例。黄休复《茅亭客话》卷八曾记载当时人们"以药苗为蔬，药粉为馔"。这种现象极为普遍。在山人农家的食谱之中，药苗经常作为主角出场。如陆游《山庖》诗云："更剪药苗挑野菜，山家不必远庖厨。"又《独至遁庵避暑庵在大竹林中》诗也说："药苗野蔬山家味。"那些有一定身份的官僚们同样食用药苗，如王禹偁《寄丰阳喻长官》诗云："盘餐数饤药苗香"；陆游《即事》诗亦云："药苗自采盘蔬美。"可以看出，新鲜清爽的药苗在日常饮食中的地位。

　　药苗的可食品种很多，如枸杞苗、甘菊苗、由荷、术苗、黄精嫩叶、五加皮、紫苏、香薷、草决明等等，都是可口的蔬食。

　　唐宋人多栽植枸杞，并把它的苗和叶当作蔬菜。陈子昂在《观玉篇》曾提到人们把枸杞苗叶制作成菜茹，供食用。宋朝文人吃过枸杞苗之后，往往赞不绝口，并为之挥墨赋诗。如赵蕃《食枸杞》诗云："谁道春风未发生，杞苗试摘已堪羹。莫将口腹为人累，竹瘦殊胜豕腹亨。"朱翌《与刘令食枸杞》诗云："周党过仲叔，菽水无菜茹。我盘有枸杞，与子同一箸。若比闵县令，已作方丈富。但令齿颊香，差免腥膻污。"枸杞叶略带苦味，食前必须先用沸水焯过，如果烹调得法，吃起来还是清凉爽口的佳蔬。

　　唐宋人栽植甘菊，当作药材使用，同时也吃其苗叶。也有一些人把甘菊当作饮料饮用。唐人姚合《病中辱谏议惠甘菊药苗因以诗赠》就描述了这种甘菊的饮食妙用，诗云："萧萧一亩宫，种菊十余丛。采摘和芳露，封题寄病翁。熟宜茶鼎里，餐称石瓯中。香洁将何比，从来味不同。"宋朝人把甘菊烹制成菜羹，视为上好肴馔，如李光《老庖撷园蔬杂以杞菊作羹气味甚珍》诗云："旋撷园蔬二寸长，牙龈脆响菊苗香。欲招邻龙同来啜，恐被鸡豚越短墙。"其菜羹之香美，由此可知。在宋人的日常食物中，我们经常可以看到甘菊的身姿，如黄庭坚《戏赠彦深》诗："充虚解战赖汤饼，笔以萍齑与甘菊"，是指用甘菊充当面条的配菜；苏轼《春菜》诗："茵陈甘菊不负渠，鲶缕堆盘纤手抹"，又指用甘菊配食鱼。

　　白荷为姜科植物，其根茎、花穗和果实均供药用，唐朝已广为种植。柳宗元《种白荷》诗有云："蔬果自远至，杯酒盈肆陈。……炎帝垂灵编，方此殊足珍。"陈藏器《本草拾遗》记载说：荷"有赤白二种"，白者食其根，"呼为覆菹"，而"赤者堪啖，及作梅果多用之"。孙思邈在《千金要方》中强调了白荷的蔬食价值，指出这种药苗"味辛，微温"，苗和根均可食。

　　术为菊科植物，有白术、苍术两种，根入药，苗叶可用为蔬菜。《四时类要》记载栽培苍术："畦中种，上粪下水，一年即稠，苗亦可为菜。"柳宗元《种术》诗更对这种作物情有独钟，诗云："土膏滋玄液，松露坠繁柯。南东自成亩，缭绕纷相罗。晨步佳色媚，夜眠幽气多。……爨竹茹芳叶，宁虑察与瘥。"看来，术苗是比较可口的蔬食，所以才会受到如此称赞。

　　黄精是一种著名的药材，唐朝时已经人工培植成功，并在一定范围内推广栽种。张籍《寄王奉御》诗就说："见欲移居相近住，有田多与种黄精。"黄精的根茎供药用，苗叶则是优质的蔬菜。《四时类要》曾说：黄精"其叶甚美，入菜用。"宋朝人苏颂在《本草图经》中也指出："黄精苗叶稍类钩吻，……初生苗时，人多采为菜茹，谓之笔菜，味极美。"

五加皮为落叶灌木，根皮供药用，宋朝人栽种于园圃之中，采其芽为蔬菜。朱弁《曲洧旧闻》卷四记载："药有五加皮，其树身干皆有刺，叶如楸，俗呼之为刺楸。春采芽可食，味甜而微苦，或谓之苦中甜，云食之极益人。予在东里山中，人岁常以此饷，因移植后圃，盖无可玩者，特为其芽可食耳。"

紫苏是唇形科植物，其茎、叶、果实及宿萼均供药用，嫩叶可以生食。《千金要方》卷七九将紫苏叶划入蔬菜行列，称其"味辛，微温，无毒"。《证类本草》卷二八引《药性论》则称："叶可生食，与一切鱼肉作羹，良。"昝殷《食医心鉴》专门讲述了用紫苏子做粥的食疗方法。苏颂《本草图经》还指出紫苏叶可以"煮饮"，也就是可当作饮品原料。看来，紫苏的饮食用途的确不少。为此，宋朝人曾大量种植紫苏。刘敞《种紫苏》诗云："朝雨应所至，虽微念胜无。力难与禾黍，可以成嘉蔬。岁暮有此望，带经且亲锄。"

香薷也属于唇形科植物，全草可供药用，也可当作蔬品。唐代孟诜《食疗本草》中就说香薷"生菜中食"。到宋朝时，香薷的种植已极为普遍。《本草衍义》记云："香薷，生山野，荆湖南北、二川皆有，两京作圃种，暑月亦作蔬菜。"苏颂《本草图经》亦云："今所在皆种。"香薷味辛香，还可以制成调味剂，在药苗诸品中用途最广。

决明又叫草决明，属豆科植物，种子供药用，花叶可以用作蔬食。《证类本草》卷七引《药性论》云："决明，利五脏，常可作菜食之。"宋朝人最喜欢烹食决明，将其视为药苗中的极品，所以，在宋人的园圃中，决明的播种量非常大。《本草衍义》卷八记载说："决明子，苗高四五尺，春亦为蔬。……今湖南、北人家园圃所种甚多，或在村野成段种。"在宋人的诗作里，有许多有关种食决明的内容，如苏辙《种药苗二首》之一即为《种决明》，其诗云："肉食不足，藜蒸藿羹。多求异蔬，以佐晨烹。秋种罂粟，春种决明。决明明目，功见本草。食其花叶，亦去热恼。有能益人，矧可以饱。"黄庭坚《种决明》诗云："后皇富嘉种，决明著方术。耘锄一席地，时至观茂密。缥叶资笔羹，绀花马蹄实。霜丛风雨余，簌簌场功毕。"决明子有明目的功能，人们食其苗叶，仍认为能补益眼睛。如陈文蔚《赋决明》诗云："每荐盘餐自觉清，尝于雨后撷其英。未言服饵收奇效，翠叶黄花眼早明。"决明作为一种佳蔬，还跻身于宋代的酒楼食店，烹制成精美菜肴，如《东京梦华录》卷二记载酒楼菜谱中便有决明兜子、决明汤齑两道食馔。

唐宋时期的药苗品种还有很多，如牛蒡、假苏、车前草、薄荷等。唐人李欣《题神力师院》诗所云："阶庭药草遍，饭食天花香"，即反映食遍各种药苗。宋之问《答李舍人适》诗中所说："药苗乃万族"，更是夸耀当时可食药苗品种的众多。可以说，唐宋时期，人们曾想方设法扩展自己蔬食的领域，并有意培育可食药苗的植物。这样，人们在日常饮食中就有了更多的选择余地。

陆游诗（两首）

陆 游

山居食每不肉戏作

溪友留鱼不忍烹，直将蔬粝[1]送余生。

二升畬粟[2]香炊饭，一把畦菘[3]淡煮羹。

莫笑开单成净供[4]，也能扪腹作徐行。

秋来更有堪夸处，日傍东篱拾落英。

※ 注释

[1]蔬粝：指粗食。

[2]粟：俗称小米，中国古称"稷"。

[3]菘：白菜。

[4]净供：供养。

饭罢戏示邻曲[1]

今日山翁自治厨[2]，嘉肴不似出贫居。

白鹅炙[3]美加椒后，锦雉羹香下豉[4]初。

箭茁[5]脆甘欺雪菌，蕨芽珍嫩压春蔬。

平生责望天公浅，扪腹便便[6]已有余。

※ 注释

[1]邻曲：邻居，邻人。

[2]治厨：下厨烧菜。

[3]炙（zhì）：烤；烤肉。

[4]豉（chǐ）：一种用熟的黄豆或黑豆经发酵后制成的食品。

[5]箭茁：笋芽。

[6]扪腹便便：腹，即肚子。便便：肥胖的样子。此处是指按着吃饱的肚子。

◎ 提示

《山居食每不肉戏作》和《饭罢戏示邻曲》是陆游写美食烹饪的两首诗，

从中可以读到陆游对美味的爱好，他爱美食，并会烹饪美食。陆游（1125—1210），字务观，号放翁，越州山阴（今浙江绍兴）人，宋代文学家、史学家、爱国诗人。陆游生逢北宋灭亡之际，少年时即深受家庭爱国思想的熏陶。陆游一生笔耕不辍，诗、词、文俱有很高成就，其诗语言平易晓畅、章法整饬谨严，兼具李白的雄奇奔放与杜甫的沉郁悲凉，尤以饱含爱国热情对后世影响深远。陆游亦有史才，他的《南唐书》，"简核有法"，史评色彩鲜明，具有很高的史料价值。

文化拓展

南宋诗人陆游的美食经

"集中十九从军乐，亘古男儿一放翁"，这是近代大学者梁启超先生对陆游《剑南诗稿》的评价。人们都知道陆游是宋代著名的诗人，但很少有人知道他还是一位精通烹饪的专家，在他的诗词中，咏叹佳肴的足足有上百首，还记述了当时吴中（今苏州）和四川等地的佳肴美馔，其中有不少对于饮食的独到见解。

陆游的烹饪技艺很高，常常亲自下厨掌勺，一次，他就地取材，用竹笋、蕨菜和野鸡等物，烹制出一桌丰盛的宴席，吃得宾客们"扪腹便便"，赞美不已。他对自己做的葱油面也很自负，认为味道可同神仙享用的"苏陀"（油酥）媲美。他还用白菜、萝卜、山芋、芋芳等家常菜蔬做甜羹，江浙一带居民争相仿效。

陆游在《洞庭春色》一词中，有"人间定无可意，怎换得玉脍丝莼"的句子，这"玉脍"指的就是隋炀帝誉为"东南佳味"的"金齑玉脍"。"脍"是切成薄片的鱼肉；"齑"就是切碎了的腌菜或酱菜，也引申为"细碎"。"金齑玉脍"就是以白色的鲈鱼为主料，拌以切细了的色泽金黄的花叶菜。"丝莼"则是用莼花丝做成的莼羹，也是吴地名菜。陆游在诗中称赞的这些菜肴，在当时确实都是名菜。在陆游的诗词中，咏叹烹饪的有上百首。例如记录他会做饭（面）菜（羹）的诗句就有"天上苏陀供，悬知未易同"，即是说自己用葱油做成的面条和天上苏陀一样。他在《山居食每不肉戏作》的序言中记下了"甜羹"的做法："以菘菜、山药、芋、莱菔杂为之，不施醯酱，山庖珍烹也。"并诗曰："老住湖边一把茅，时话村酒具山肴。年来传得甜羹法，更为吴酸作解嘲。"由此可见，陆游是很会烹饪，又爱烹饪的。

正是因为陆游欣赏这些家乡名菜名点，所以当他宦游蜀地之时，不时要通过怀念家乡菜点来抒发他的恋乡之情，写出了"十年流落忆南烹"的诗句。

梦溪笔谈（两则）

沈 括

采草药

古法采草药多用二八[1]，此殊未当[2]。但二月草已芽[3]，八月苗未枯，采掇者易辨识耳[4]，在药则未为良时。大率用根者[5]，若有宿根[6]，须取无茎叶时采，则津泽皆归其根[7]。欲验之[8]，但取芦菔、地黄辈观[9]，无苗时采，则实而沉；有苗时采，则虚而浮[10]。其无宿根者[11]，则候苗成而未有花时采[12]，则根生已足而未衰。如今之紫草[13]，未花时采，则根色鲜泽[14]；花过而采，则根色黯恶[15]，此其效也[16]。用叶者取叶初长足时，用芽者自从本说[17]，用花者取花初敷时[18]，用实者成实时采。皆不可限于时月。

※ 注释

[1]多用二八：多用在二、八月。

[2]殊：很。当：恰当。

[3]但：只，只是。芽：发芽，名词作动词用。

[4]掇：拾取。耳：表示限止的语气助词，可译为"罢了"。

[5]大率：大概，大致。

[6]若：假如。宿根：多年生草本植物，秋冬茎叶枯萎，但根还活在土中，第二年又发芽生长，这种越冬根叫宿根。

[7]津泽：即津液，这里指植物的养分。

[8]欲验之：想要证明这一点。验，验证。

[9]芦菔：即萝卜。地黄：多年生草本植物，属参玄科。生地黄可清热凉血，熟地黄可补血壮身。辈：类。

[10]虚而浮：空虚而分量轻。"虚"与"实"是对文，"浮"与"沉"是对文。

[11]其：那些，指示代词。

[12]候：等待。

[13]紫草：多年生草本，根紫色，可入药。但是紫草有宿根，这里沈括可能是举例不当。

[14]鲜泽：新鲜而有光泽。

[15]黯恶：灰暗而不美观。恶，不好，指颜色不好看。

[16]此其效也：这（就是）上述道理的证明。其，代词。效，效验，证明，这里是名词。

[17]自从本说：自然遵从上句说的采叶的道理。意即用芽者自然也是芽刚长足时采。

[18]初敷：刚开放。敷，铺开，引申为"开放"。

缘土气有早晚[1]，天时有愆伏[2]。如平地三月花者[3]，深山中则四月花。白乐天《游大林寺》诗云[4]："人间四月芳菲尽[5]，山寺桃花始盛开。"盖常理也[6]。此地势高下之不同也。如筀竹笋有二月生者[7]，有三、四月生者，有五月方生者谓之晚筀[8]。稻有七月熟者，有八、九月熟者，有十月熟者谓之晚稻。一物同一畦之间[9]，自有早晚，此物性之不同也。岭峤微草[10]，凌冬不凋[11]；并汾乔木[12]，望秋先陨[13]。诸越则桃李冬实[14]，朔漠则桃李夏荣[15]。此地气之不同也。一亩之稼，则粪溉者先芽[16]；一丘之禾，则后种者晚实。此人力之不同也。岂可一切拘以定月哉[17]?

※ **注释**

[1]缘：因为。土气：指土壤中的温度和湿度。

[2]天时有愆伏：指气候有变化。天时，指气候。愆，延误。伏，隐藏。

[3]花：开花，作动词用。

[4]白乐天：唐代著名诗人白居易，字乐天。

[5]芳菲：指花草美有香气。

[6]盖：连词，承接上文，推测原因，可译为"本来是"、"原来是"。

[7]筀竹：一种叶细节疏的竹子。

[8]方：刚刚。

[9]畦：田地里有土埂围着的一个个排列得很整齐的小区。

[10]岭峤：五岭的别称，泛指今两广一带。微：微小。

[11]凌：越过。凋：凋谢，枯萎。

[12]并汾：宋代有并州和汾州，都在今山西省，泛指今山西一带。乔木：树干和树枝有明显区别的大树。

[13]望秋：临近秋天。陨：这里指落叶。

[14]诸越：我国古代对南方一带的泛称。实：结果实，作动词用。

[15]朔漠：泛指我国北方。荣：茂盛。

[16]粪：施粪肥，作动词用。溉：灌溉。

[17]拘以定月：用固定的月份约束。拘，拘泥，约束。

◇ 译文

因为地气有早晚、天时有变化。例如平地上三月开花的植物，在深山里就四月开花，白居易《游大林寺》诗说"人间四月芳菲尽，山寺桃花始盛开"，是普通的道理，这是因为地势高低的不同；笙竹的笋有二月萌生的，有三四月萌生的，也有五月才萌生的被称为晚笙，稻谷有七月成熟的，有八九月成熟也有早有晚，这是因为品性的不同；岭峤的小草隆冬不凋谢，并汾的乔木将近秋天开始落叶，两广的桃李冬天结果，塑漠的桃李夏季开花，这是因为地气的不同；同一块地里的庄稼水、肥充足的先萌发，同一丘地里的禾苗后种的晚结实，这是因为人力的不同，怎么能全都限制在固定的时间里呢！

太阴玄精石

太阴玄精[1]，生解州盐泽大卤中，沟渠土内得之。大者如杏叶，小者如鱼鳞，悉皆六角，端正似刻，正如龟甲。其裙襕[2]小堕，其前则下剡[3]，其后则上剡，正如穿山甲相掩之处，全是龟甲，更无异也。色绿而莹彻；叩之则直理[4]而折，莹明如鉴，折处亦六角如柳叶。火烧过则悉解折，薄如柳叶，片片相离，白如霜雪，平洁可爱。此乃禀积阴之气凝结，故皆六角。今天下所用玄精，乃绛州[5]山中所出绛石耳，非玄精也。楚州盐城[6]古盐仓下土中又有一物，六棱，如马牙硝[7]，清莹如水晶，润泽可爱。彼方亦名太阴玄精，然喜暴润，如盐碱之类，唯解州所出者为正。

※ 注释

[1]太阴玄精：石名。又称"鬼精"、"龟精石"等，以盐卤入土久积凝结而成。近于石膏。

[2]裙襕（lán）：古人束腰的腰巾。此喻指龟甲中部两边突出的部分，即所谓"甲桥"。

[3]下剡（yǎn）：下削。此指晶体的斜面而言，上边靠里、下边靠外称"下剡"，反之则称"上剡"。

[4]直理：直线纹理。

[5]绛州：今山西新绛。

[6]楚州盐城：今江苏盐城。

[7]马牙硝：即芒硝，一种晶体矿物，中医常用。

◇ **译文**

　　太阴玄精石，形成于解州盐泽含盐量很高的卤水地中，在这里沟渠内的土中能够找到。大的如杏叶，小的像鱼鳞，全都是六角的，端正得像是刻出来的，形状很像龟甲。其中部两边突出的部分稍微下落，前端的斜面向下，后端的斜面向上，正如穿山甲的背甲与腹甲相遮掩之处，完全是龟甲的形状，几乎没有差异。其颜色是绿的，而晶莹透彻；敲打它就会沿着笔直的纹理折断，透明得像镜子，而折断处的截面也是像柳叶那样的六角形。如果用火来烧，它就会全都分解成薄片而折断，薄如柳叶，一片一片分离，白如霜雪，平滑光洁，令人喜爱。这是禀受久积的阴气凝结而成的，所以都是六角。如今天下所用的玄精石，不过是绛州山中所出的绛石，并不是玄精石。在楚州盐城古盐仓下面的土中还见到一种东西，六条棱，像马牙硝，清莹如同水晶，也润泽可爱。那里的人们也叫它太阴玄精石，然而这种东西喜欢露出地面受潮，如同盐碱之类，只有解州所出产的才是正宗的玄精石。

◎ **提示**

　　《梦溪笔谈》，北宋科学家、政治家沈括（1031—1095）撰，是一部涉及古代自然科学、工艺技术及社会历史现象的综合性笔记体著作。该书在国际上亦受重视，英国科学史家李约瑟评价为"中国科学史上的里程碑"。《梦溪笔谈》一共30卷，其中《笔谈》26卷，《补笔谈》3卷，《续笔谈》1卷。全书有17目，凡609条。内容涉及天文、数学、物理、化学、生物等各个门类学科，其价值非凡。书中的自然科学部分，总结了中国古代，特别是北宋时期的科学成就。《梦溪笔谈》成书于11世纪末，书名《梦溪笔谈》，则是沈括晚年归退后，在润州（今江苏镇江）卜居处"梦溪园"的园名。该书包括祖本在内的宋刻本早已散佚。现所能见到的最古版本是1305年（元大德九年）东山书院刻本，现收藏于中国国家图书馆。

本书为沈括的医学、药物学专著，但不同于一般的医理或医方书，它是用笔记的体裁写作的。所录各条，大都主要检讨前人的失误或阐释自己的精要看法，均非泛论。中医学和天文历算、音乐、音韵诸学，都是中国古代极为复杂的专业技能和学术，沈括以一人之身而多专多能，累代亦罕有其比。

文化拓展

"儒医"的由来

由于儒学在封建社会各学派中至尊至高的地位，因而"儒医"是医家中最高的称誉。尤其到了宋代，医学被认为是实现儒家理想的重要途径。

范仲淹年轻尚未得志时，去灵祠祷告求签，问道，他日能成为宰相吗？得到否定的签后，便说，如果不能实现的话，就作一个良医吧。因为作良相固然可恩泽天下，既然神灵不允，那么能实现救人利物心愿的，就莫如良医了，因为作为良医上可疗君亲之疾，下可以救贫民之厄，中可以保身全命，除此以外，没有更好的途径了。

此后，"不为良相，则为良医"就成为了旷世流风、儒士箴言，儒医的传统便形成了。当然，要成为儒医，就必须要有一定的儒学修养，为此，宋代设立了特有的教育机构——医学，它完全仿照太学之例。

宋徽宗还颁诏，使医学脱离专管宗庙礼乐的太常寺而隶属国子监（中国封建时代的最高学府），从而将医学纳入儒学教育体系，以"教养上医，广得儒医"，并且按等级任命医官，使儒医的地位得到确立，从而开辟了一条"医而优则仕"的道路。儒医的提倡实质上起到了以儒学帮助医学、改造医学的作用。

宋代儒士往往以不知医为羞，不少士大夫亲自整理收集验方、家藏方，如陆游的《集验方》、苏轼和沈括的《苏沈良方》等都属此类。

同时，客观上受宋代儒学"格物致知"学风的影响，不少宋儒也将研讨医学作为格物致知的途径，如王安石即自称："至于《难经》、《素问》、《本草》、诸小说，无所不谈，农夫女子，无所不问。"又如北宋末年寇宗爽，宦游期间颇能留心医药，因发现当时本草著作不无脱误，于是深入实践，反复验证，搜访十余年，撰成《本草衍义》一书，太医学称此书"委是用心研究，意义可采"，对后世影响很大。金元四大家之一朱丹溪的医著《格致余论》中论道："古人以医为吾儒格物致知之一事。"他也是弃儒从医的代表人物之一。

其后清代兵部尚书、湖广总督吴其濬宦游所到之处广收植物标本，绘制成图，编成《植物名实图考》，为我国第一部大型区域性植物志，对植物分类学及本草学均有较大参考价值。

此外，儒医之说还适应了相当一部分落魄儒士的需要，既可满足他们的精神心理需求，又可用来谋求生计。故因举业不成、国亡不仕或因忤旨罢官而改从医业并成为著名医家的不胜枚举，如董汲少年时考进士落第，遂放弃举业从事医学，成为宋崇宁大观年间（1102—1110）的名医，著有《斑疹备急方论》、《脚气治法总要》、《旅舍备急方》等，传世至今。再如朱肱出身世宦豪门，宋元佑三年（1088）中进士，历任雄州防御推官、知邓州录事、奉议郎等职，后因忤旨罢官。他身处逆境，常以贾谊的"古之人，不在朝廷之上，必居医卜之中"自勉，隐居杭州大隐坊，潜心医学，深入研究张仲景《伤寒论》一书，几易其稿，前后经二十余年时间，终于撰成《类证活人书》，流传甚广，影响深远。其他如汪机著《外科理例》、李时珍著《本草纲目》、葛可久著《十药神书》、杨继洲编《针灸大成》、汪昂著《汤头歌诀》、《医方集解》、陈念祖著《医学三字经》、《时方歌括》等，均为由儒而医或亦儒亦医者，构成了中药医学史上蔚为壮观的儒医群芳谱。由于他们的儒学修养功底较深，所以最后取得的成就往往高于一般的医家，在著书立说方面尤为突出，为后人留下了宝贵而丰富的医药学文化资源。

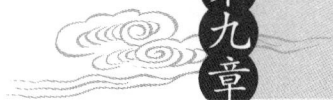

第九章

一从陶令平章后
千古高风说到今

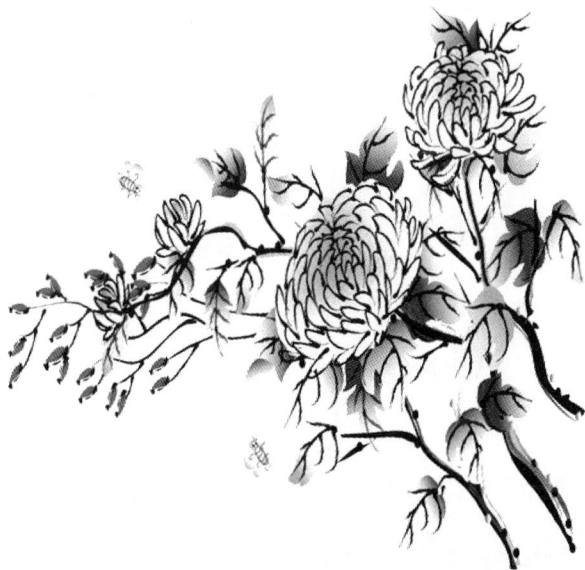

导读

　　"一从陶令平章后，千古高风说到今"，是《红楼梦》第三十八回"林潇湘魁夺菊花诗"中潇湘妃子林黛玉《咏菊》中的诗句，咏赞菊花高洁不染的品格。《红楼梦》可以称得上是一部奇书，它的"奇"不仅在于情节和人物，更在于它对一个庞大封建家族生活事无巨细的刻画，简直就是一部封建社会的百科全书。《红楼梦》承载的不仅仅是一个封建大家族的兴衰和宝黛间凄美的爱情故事，其中还有很多养生智慧、医药文化。据统计，《红楼梦》120回中，涉及疾病与医药的有66回，涉及中医描写的有290多处，5万余字，约占总篇幅的1/18。其中使用医学术语达161条，各类医疗人员14人，描写了114个病例，详细的中医病案有13个，方剂45个，中药127种。读《红楼梦》，还能读到生动具体的中医药文化知识。

爱菊说

戴 良

鄞有高世之士，曰骆先生以大，貌严而气刚，行峻而言直，学广而闻多。落落不与世俗相俯仰，一语之不合，一事之不谐，则望望[1]而去，终其身不齿。以故世之士子，鲜有当乎其意，辱与为忘形交[2]者，然独视菊如贤友朋。

每岁即小斋之外，罗植[3]数百本。春而锄，夏而灌，秋编其干，而屏列之。当天气始肃，寒英盛开，披鹤氅衣，戴折角巾，携九节杖巡行圃中。见夫幽姿劲质，凌厉风霜，则思淬厉[4]节操，处坚瘁而不屈；见夫黄而不杂，得土之中，则思正色[5]独立，使君子有所敬而小人有所畏。见夫早培晚盛，不竞不争，则思居谦处让，退可以无咎而进为有悔。见夫味甘而气馨，品高而性介[6]，则思蓄用以待时，洁身而处俗，不与黄茅白苇俱出于斯世。凡是数者，一或不类于是菊，又为之徘徊花下，仰而视，俯而思，且愧而且责。必也物我两忘，彼此无间，然后与之曹处乎轩窗寂寞之滨，并驱乎草木摇落之际。若相磋以道，相错[7]以德，不自知其情之孚而身之化也。夫如是，则菊也，先生也，真所帮贤友朋也。

菊有贤友朋之象，而先生犹爱之如此，况世之贤士子[8]乎？是故无贤士子则已，有则必为先生之所爱，如爱斯菊矣。先生爱贤之心，岂果有异于爱菊之心乎？呜呼！菊不能以自贤[9]，惟先生能贤之。士子不能自知其不贤，惟先生能知之。贤也吾其爱，不贤也吾其。呜呼，安得贤如是菊，陶姓而潜名者，与之论先生之交际哉！

※ 注释

[1]望望：不高兴的样子。

[2]忘形交：指知心朋友。

[3]罗植：成排成列地种植。

[4]淬厉：磨砺。

[5]正色：纯正的颜色。

[6]性介：耿介的性情。

[7]相错：相互砥砺。

[8]贤士子：贤能之士。

[9]贤：以……为贤，认为……贤能。

◇ **译文**

鄞州有一位超凡脱俗的读书人，称为骆以大先生，他相貌威严，气节刚正，举止严厉，言语率直，学识广博，见闻丰富，特立独行，不与世俗之人应付周旋，如果与他一句话不投机，一件事情不和洽，他就会不高兴地离开，一辈子都不屑于与世俗之人同列。因此世间的读书人，很少有人能合乎他的心意，而骆先生也以同这类人成为知心朋友为耻辱。然而骆先生唯独把菊花视为好朋友。

每年都会在他的小斋外面，成排成列地种上几百株菊花，春天锄草，夏天灌溉，秋天的时候就把菊花的枝干编起来，像屏风一样地排列着。当天气开始变冷的时候，菊花盛开了，他就披上鹤氅，戴上折角巾，拿着九节杖，漫步园中。看见菊花那隐而不露的姿态、刚劲不阿的气质，看见菊花迎风傲霜，就想到磨砺自己的节操，身处艰难困苦而不屈服；看见菊花即便是长于泥土，也开得纯净金黄毫无杂质，就想到要保持纯正的本色自我坚守，让君子敬仰，让小人畏惧；看见菊花早上培土晚上盛开，不与其他花竞争，就想到自己也要举止谦让，谦退可以没有过失，进用会有所悔恨；闻到菊花那甘甜的味道，芳馨的气息，看到菊花那高洁的品质，耿介的性情，就想到自己也要积蓄力量，待时而发，生活在俗世之中洁身自好，不与平凡庸常之辈在这世上为伍。所有这几种品质，一旦发现自己有跟菊花不一样的，就徘徊于花前，或抬头观望，或低头沉思，又惭愧又自责，一定要达到物我两忘，彼此亲密无间的境界。然后跟这些菊花相守在寂静的窗边，相伴到草木凋零的时节，就如和自己的朋友用道义相互切磋，用德行相互砥砺一样，不知道自己的情感已经与菊花完全相通，自己也仿佛化身为菊花了。像这样，菊花啊，先生啊，真正成为贤友良朋了。

菊花只是具有贤友良朋的特征，先生尚且这样喜爱它，更何况世间的贤能之士呢？所以，世上没有贤能之人就罢了，有就一定会受到先生的喜爱，就像喜爱这菊花一样。先生喜爱贤能之人的心意，难道真的与喜爱菊花的心意有什么不同吗？唉！菊花不能把自己当做贤能之士，只有先生认为它贤能；士人不能知道自己不贤能，只有先生能知道他不贤能。贤能之人我就爱它，不贤能之人我就远离他。唉！哪里有像菊花一样贤能的"陶潜"同我一起谈论先生的交友之道呢？

◎ 提示

　　《爱菊说》写鄞州一个名叫骆以大的读书人对菊花的酷爱，视菊如命，视菊为友。其实在这个人物身上可以看到作者戴良的人格品质。戴良（1317—1383），元末清初著名诗人。著有《春秋经传考》、《和陶诗》、《九灵山房集》等，《明史》有传。浙江诸暨人。散文特别是人物传记成就很高。元代各行业社会地位排名"一官、二吏、三僧、四道、五医、六工、七匠、八娼、九儒、十丐"，戴良的笔几乎触及了所有的等级和阶层，特别是他的儒医道佛以及孝子节妇等的传记，因为内容丰富、人物生动而脍炙人口。他把自己心中"大道行于天下，万民得以教化"的梦想具体地落实到了文章中。

　　戴良对医家情有独钟，《九灵山房集》中就有四个医家的传记，这些文章中，不但有人物礼赞，事迹介绍，还有大量生动奇特的医案实录，甚至有验方偏方，成为研究中国医史的不可多得的资料。

　　戴良对医家的推崇同他的家学渊源、济世情怀和浙中一带的医学发达不无关系。在戴良看来，医本之于儒，医儒本是一家。儒士志在经世济用，医家以其医术拯人疾苦，儒士以仁治人，医士以仁治病，都是大道中人，不能成良相，那就成良医。其实，这里寄托了戴良在现实生活中不能实现的抱负和理想。

龚自珍诗（三首）

龚自珍

己亥杂诗（两首）

其 一

浩荡离愁白日斜，吟鞭东指即天涯。

落红不是无情物，化作春泥更护花。

其 二

九州生气恃风雷，万马齐喑究可哀。

我劝天公重抖擞，不拘一格降人才。

◎ **提示**

　　龚自珍（1792—1841），清代思想家、文学家及改良主义的先驱者。27岁中举人，38岁中进士。曾任内阁中书、宗人府主事和礼部主事等官职。主张革除弊政，抵制外国侵略，曾全力支持林则徐禁除鸦片。48岁辞官南归，次年暴卒于江苏丹阳云阳书院。他的诗文主张"更法"、"改图"，揭露清统治者的腐朽，洋溢着爱国热情，被柳亚子誉为"三百年来第一流"。著有《定庵文集》，留存文章300余篇，诗词近800首，今人辑为《龚自珍全集》。著名诗作《己亥杂诗》共315首。

远 志

九边烂熟等雕虫，远志真看小草同。

枉说健儿身在手，青灯夜雪阻山东。

◎ **提示**

　　这首诗的历史背景是当时林则徐赴广东查禁鸦片，龚自珍曾预料英帝国主义可能出兵侵犯，建议清廷应加强战备，巩固边境海防，绝不能妥协，可惜他的建议未被重视和采纳。在这种情况下，诗人借喻中药名远志，吟诗抒怀，表达自己的思想和心境。诗的大意是说，我纵然通晓兵书，熟悉边境的作战地形和有抗击敌人的具体办法，可是却得不到朝廷的重用。所以虽有保卫国家的远大理想，但却像中药的远志一样，空有其名，仔细看看其长相，它和普通小草无二样。虽有健儿好汉的抱负，不平凡的身手，但却像被大雪封阻在山东道上的游子一样，不能前进。诗人在这里借喻中药远志，生动形象地表达了自己的人生抱负，抒发了不被重用的心境和愤世之情。远志为远志科多年生草本植物，根和茎入药，别名"小草"，为什么又叫小草呢？据南朝宋刘义庆《世说新语》载，东晋大臣谢安，开始隐居东山不出，后来下山做了桓宣武的司马官。当时有人给桓公送了不少中药，其中有远志，桓宣武就问谢安，这种（指远志）药又叫小草，为什么一种药有两个名字呢？在场的郝隆立即回答说："处则为远志，出则为小草。"以诙谐反喻的语言讥笑谢安。诗人借喻"远志与小草"这个典故，表达自己的思想情感，切合实际，符合时宜。远志性温味苦辛，是一味常用的益智安神良药，《神农本草经》中列为上品。

文化拓展

《西游记》中的药名诗词

小说《西游记》在第三十六回"心猿正处诸缘伏，劈破傍门见月明"中，有一首唐三藏抒发情怀的诗。其诗曰：

自从益智登山盟，王不留行送出城。

路上相逢三棱子，途中催趱马兜铃。

寻坡转涧求荆芥，迈岭登山拜茯苓。

防己一身如竹沥，茴香何日拜朝廷？

这首诗选用了益智、王不留行、三棱子、马兜铃、荆芥、伏苓、防己、竹沥、茴香等九味中药。虽然药的功能与诗的内容无关，但这些药名却揭示了《西游记》的情节，颇值玩味。"益智"指的是受唐王之命赴大西天即天竺的大雷音寺取"大乘经"的矢志不渝的信念；"王不留行"指的是唐太宗亲驾为御弟三藏饯行，并与众官送出长安关外；"三棱子"指的是孙悟空、猪八戒、沙和尚这三个徒弟；"马兜铃"正是唐三藏师徒与小白龙马一起"乘危远迈杖策孤征"，匆匆赶路的形象和声音；"茯苓"是指西天如来佛祖；"防己"、"竹沥"指唐僧心地清净、一尘不染，像新采的竹茎，经火炙后沥出的澄清汁液；"茴香"谐音回乡，指取经成功返回唐朝。《西游记》的作者吴承恩从近二千味中药名称中，选择了能表达小说内容的几味，药名和诗浑然一体，巧妙地揭示小说的主要情节，令人拍案叫绝。

在第二十八回里，吴承恩还用药名写了一首《西江月》的词，描写孙悟空对进犯花果山残杀众猴儿的猎户，进行抵抗的情景：

> 石打乌头粉碎，沙飞海马俱伤。人参官桂岭前忙，血染朱砂地上。　　附子难归故里，槟榔怎得还乡？尸骸轻粉卧山场，红娘子家中盼望。

这里用了乌头、海马、人参、官桂、朱砂、附子、槟榔、轻粉、红娘子等9种中药名，生动地描写了当时激烈拼杀和猎户残亡的战斗场面。

本草纲目（六则）

李时珍

香薷

世医治暑病，以香薷饮为首药。然暑有乘凉饮冷，致阳气为阴邪所遏，遂病头痛，发热恶寒，烦躁口渴，或吐或泻，或霍乱者，宜用此药，以发越阳气，散水和脾。若饮食不节，劳役作丧之人伤暑，大热大渴，汗泄如雨，烦躁喘促，或泻或吐者，乃劳倦内伤之证，必用东垣清暑益气汤、人参白虎汤之类，以泻火益元可也，若用香薷之药，是重虚其表，而又济之以热矣。盖香薷乃夏月解表之药，如冬月之用麻黄，气虚者尤不可多服。而今人不知暑伤元气，不拘有病无病，既用代茶，谓能辟暑，真痴前说梦也。且其性温，不可热饮，反致吐逆。饮者惟宜冷服，则无拒格之患。

其治水之功果有奇效。一士妻自腰以下胕肿，面目亦肿，喘急欲死，不能伏枕，大便溏泄，小便短少，服药罔效。时珍诊其脉沉而大，沉主水，大主虚，乃病后冒风所致，是名风水也。用《千金》神秘汤加麻黄，一服喘定十之五，再以胃苓汤吞深师薷术丸，二日小便长，肿消十之七，调理数日全安。益见古人方皆有至理，但神而明之，存乎其人而已。

◇ **译文**

世上的医生治疗暑热，都是把香薷饮作为首选药物。然而患暑热病有的是因为乘凉饮冷，导致阳气被阴邪所阻，于是就患头痛，发热恶寒，烦躁口渴，或者吐，或者泻，或者上吐下泻霍乱病证的，适宜用香薷饮这种方药，用来发越阳气，使水湿散去，使脾脏安和。如果是饮食不节，劳累过度身体损伤的人中暑，表现为大热大渴，汗泄如雨，心情烦躁，喘息急促，或泻或吐的症状，这是劳倦内伤的病证，一定要用李东垣的清暑益气汤、人参白虎汤之类的方剂，用来泻火补益元气就可以了。如果用香薷这种药物，这是使病人的身体更虚，又用热邪来加重他的病情。因为香薷是夏天用来解表的药，如同冬天用麻黄一样，气虚的病人尤其不能多服。可是现在的人不知道暑热损伤元气，不管有病无病，一概用它代茶，认为能除暑气，这真是在痴人面前说梦话，荒诞不可信。况且香薷性温，不能热饮，否则会导致吐逆。

饮用的时候只应当冷服，就没有阻绝的祸患了。

香薷化水去湿果然有奇特的疗效。有一个读书人的妻子，自腰部以下浮肿，脸部眼睛也肿，喘气急促就像快要死的样子，不能睡眠，大便溏泄，小便又短少，服食任何药物都没有效果。时珍我诊察她的脉象，脉沉而大，脉沉主水，脉大主虚，是病后冒犯风邪所得的病，这种病叫"风水症"。用《千金方》中的神秘汤加麻黄来治疗，一剂服下，喘息安定了十分之五，再用胃苓汤加深师荠术丸，过了两天，小便长了，浮肿消去十分之七，调理了几天后完全康复。这更加显示古人的医方都有很深的道理，只是要神妙地明了它的方药理论，就在于不同的个人罢了。

菊（节选）

《本经》言菊花味苦。《别录》言菊花味甘。诸家以甘者为菊，苦者为苦薏，惟取甘者入药。谨按张华《博物志》，言菊有两种，苗花如一，惟味小异，苦者不中食。范致能《谱序》言，惟甘菊一种可食，仍入药饵。其余黄白二花皆味苦，虽不可饵，皆可入药。其治头风，则白者尤良。据此二说，则是菊类自有甘苦二种，食品须用甘菊，入药则诸菊皆可，但不得用野菊名苦薏者尔。故景焕《牧竖闲谈》云：真菊延龄，野菊泄人。正如黄精益寿，钩吻杀人之意。

菊春生夏茂，秋花冬实，备受四气，饱经露霜，叶枯不落，花槁不零，味兼甘苦，性禀平和。昔人谓其能除风热，益肝补阴，盖不知其得金水之精英尤多，能益金水二脏也。补水所以制火，益金所以平木；木平则风息，火降则热除。用治诸风头目，其旨深微。黄者入金水阴分，白者入金水阳分，红者行妇人血分，皆可入药。神而明之，存乎其人。其苗可蔬，叶可啜，花可饵，根实可药，囊之可枕，酿之可饮，自本至末，罔不有功。宜乎前贤比之君子，神农列之上品，隐士采入酒斝，骚人餐其落英。费长房言九日饮菊酒，可以辟不祥。《神仙传》言康风子、朱孺子皆以服菊花成仙。《荆州记》言胡广久病风羸，饮菊潭水多寿。菊之贵重如此，是岂群芳可伍哉？

钟会《菊有五美赞》云："圆花高悬，准天极也；纯黄不杂，后土色也；早植晚发，君子德也；冒霜吐颖，象贞质也；杯中体轻，神仙食也。"《西京杂记》言：采菊花茎叶，杂秫米酿酒，至次年九月始熟，用之。

◇ 译文

《神农本草经》里说菊花味苦，南朝梁陶弘景《名医别录》里说菊花味甘。各家本草书都把甘甜的叫做菊，把苦味的野菊叫做苦薏，只取甘甜的入药。查考西晋张华的《博物志》，说菊有两种，苗和花相同，只是味道少有不同，味苦的不合食用。范致能在《菊谱·序》中说，只有甘菊一种可作食用，还可以入药治病。其余黄、白两种菊花都是苦味的，虽然不能吃，但都可以入药。如果用来治疗头风病，那么白菊更好。根据这两种说法，那么菊类本来就有甘味和苦味两种。食用品茗要用甘菊，至于入药治病，那么各种菊花都可以，只是不能用名叫苦薏的野菊罢了。所以北宋景焕所著的《牧竖闲谈》说：真菊使人延年益寿，野菊使人泄泻损阳。正如服用黄精能使人益寿，服食钩吻能伤害人一样。

菊花春季发芽，夏季茂盛，秋季开花，冬季结实，完全地禀受了春夏秋冬的四时之气，饱经了雨露霜雪，叶子枯了不掉落，花儿枯谢不凋零，味道甘苦同有，药性是天生的平和。前人认为它能够祛除风热之邪，益肝补阴，这大概是不了解它得秋冬二季的精华尤其多，所以能补益肺金肾水二脏。补肾水就是用来抑制心火，补肺金就是用来平伏肝木；肝平伏风就能止息，心火降下就能祛邪。用来治疗因各种风邪所得的头目病患，那意旨是很深远微妙的。黄菊能入肺金肾水二脏的阴分，白菊能入肺金肾水二脏的阳分，红菊运行妇人的血分，都可以入药使用。但是若要神妙变化地明了它们的功效而使用它们，就在每个医生个人的水平了。菊花的苗可作蔬菜，叶子可以吃，花也可以吃，根和果实可以入药，把它装入袋中可以做枕头，把它酿成酒浆可以饮用，从根到梢，没有哪一处没有功用的。从前圣贤之人把它比作君子，神农氏在《本草经》中把它列为上品，隐士陶渊明采它酿酒盛入酒器中，诗人屈原食它的落花。东汉费长房说九月九日饮菊花酒可以辟除祸殃。《神仙传》记载康风子、朱孺子都因服食菊花而成神仙。南朝盛宏之的《荆州记》说，东汉太尉胡广久患风病，瘦弱不堪，饮用菊潭里的水而获得长寿。菊如此贵重，难道是众花可以跟它相提并论的吗？

三国时魏国人钟会《菊花赋》称赞菊花有五美，说：圆花凌空高挂，像是效法那北极星；一片金黄毫无杂色，完全是土地神的颜色；早春种植晚秋收获，这是君子仁人的品德；冒霜雪吐芬芳，象征着坚贞的气质；菊酒斟杯中，常饮使体态轻健，真是神仙的美食呀！《西京杂记》说：采菊的花、茎、叶，杂入高粱米酿酒，到第二年九月酒熟，就可以饮用了。

曼陀罗花

曼陀罗生北土，人家亦栽之。春生夏长，独茎直上，高四五尺，生不旁引。绿茎碧叶，叶如茄叶。八月开白花，凡六瓣，状如牵牛花而大，攒花中折，骈叶外包，而朝开夜合。结实圆而有丁拐，中有小子。八月采花，九月采实。

相传此花笑采酿酒饮，令人笑；舞采酿酒饮，令人舞。予尝试之，饮须半酣，更令一人或笑或舞引之，乃验也。八月采此花，七月采火麻子花，阴干，等分为末，热酒调服三钱，少顷昏昏如醉。割疮灸火，宜先服此，则不觉苦也。

◇ **译文**

曼陀罗生长在北方，人们家的庭院里也栽种它。春季生苗，夏季长大，只一根茎通直向上，高有四五尺，主枝生长时不向旁边伸展引出分枝。绿色的根茎，青色的叶子，叶子像茄子叶。八月间开白花，一共有六个花瓣，形状像牵牛花而略微大些。花瓣的底部聚拢在一起，中部裂开，两两相对的叶子在花朵外边包着，早晨花瓣张开，夜晚又闭合起来。结的果实呈圆形而有芒刺，当中有小子粒。八月采它的花，九月采它的果实。

相传此花笑着采它来酿酒，饮后使人发笑；跳着舞采它来酿酒，饮后使人起舞。我曾经试验这件事。饮酒饮到半醉时，另外再让一个人或笑着或舞着去诱导它，竟然很灵验。八月采摘这种曼陀罗花，九月采摘大麻子花，阴干后，将同等分量的这两种花研成粉末，用热酒调服三钱，一会儿就昏昏如醉了酒一样。割除疮疡或火灸等外科手术时，应该先服这种麻醉药，就不会感觉痛苦了。

牵牛子

牵牛治水气在肺，喘满肿胀，下焦郁遏，腰背胀重，及大肠风秘气秘，卓有殊功。但病在血分，及脾胃虚弱而痞满者，则不可取快一时，及常服，暗伤元气也。一宗室夫人，年几六十，平生苦肠结病，旬日一行，甚于生产。服养血润燥药，则泥膈不快；服硝黄通利药，则若罔知。如此三十余年矣。时珍诊其人体肥膏粱，而多忧郁，日吐酸痰碗许乃宽，又多火病。此乃三焦之气壅滞，有升无降，津液皆化为痰饮，不能下滋肠腑，非血燥比也。润剂留滞，硝黄徒入血分，不能通气，俱为痰阻，故无效也。乃用牵牛末、皂荚膏丸与服，即便通利。自是但觉肠结，一服就顺，亦不妨食，且复精爽。盖牵牛能走气分，通三焦，气顺则痰逐饮消，上下通快矣。

◇ 译文

牵牛子治疗水气在肺部，喘息满闷肿胀，下焦抑郁阻隔，腰背肿胀沉重，以及大肠因风邪引起的便秘或因气滞引起的便秘等症，有卓著奇特的功效。只是病在血分，以及脾胃虚弱而痞塞满闷的病人，就不能取痛快于一时而服用它，如果经常服用牵牛子，是会暗伤元气的。有一皇族夫人，年纪将近六十岁，平生患有肠结病，十天大便一次，比生孩子还痛苦。服用养血润燥的药，就凝滞不快，很不舒服；服用硝黄这些通利大小便的药，就好像没有感觉一样。像这样已经三十多年了。时珍我诊视她这个人，身体肥胖，而常怀忧郁，每天吐出酸痰一碗左右才感觉宽松，又常患火热病。这是三焦之气壅塞凝滞不通，只有上升，却不下降，津液都化成了痰饮，不能向下滋润肠腑造成的，而不是血燥之类的病例。润燥药停留凝滞，硝黄药只进入血分，不能通气，都被痰阻止住，所以没有疗效。于是就用牵牛粉、皂荚膏丸给她服用，立即就通利了。从此只要一感觉到肠结，一吃药就顺畅了，也不妨碍饮食，而且又感觉到精神爽快。因为牵牛子走气分，通利三焦，气顺畅就能使痰饮消散，上下通利。

五倍子

此木生丛林处者，五六月有小虫如蚁，食其汁，老则遗种，结小球于叶间，正如蚰蜒之作雀瓮、蜡虫之作蜡子也。初起甚小，渐渐长坚，其大如拳，或小如菱，形状圆长不等。初时青绿，久则细黄，缀于枝叶，宛若结成。其壳坚脆，其中空虚，有细虫如蟥蠓。山人霜降前采取，蒸杀货之，否则虫必穿坏，而壳薄且腐矣。皮工造为百药煎，以染皂色，大为时用。他树亦有此虫球，不入药用，木性殊也。

盐麸子及木叶皆酸咸寒凉，能除痰饮、咳嗽，生津，止渴，解热毒、酒毒，治喉痹、下血、血痢诸病。五倍子乃虫食其津液结成者，故所主治与之同功。其味酸咸，能敛肺、止血、化痰、止渴、收汗；其气寒，能散热毒、疮肿；其性收，能除泄痢、湿烂。

◇ **译文**

这种树木是生长在丛林深处的，五六月时就有蚂蚁一样的小虫来吃这种树木的汁液，这种虫老了就留下种卵，在树叶间结成小球，正如蚰蜒虫所作的窠——雀瓮，蜡虫所作的窠——蜡子一样。起初很小，渐渐长得坚硬，其大如拳，有的小如菱角，形状有圆的，有长的，不尽等同。刚开始时是青绿色，时间长了就变得淡黄，连缀在枝叶上，如同疙瘩结成一样。它的壳儿又坚硬又松脆，它的中间空虚，里面有小虫如同蠛蠓。山里的人在霜降前采取它，用蒸笼蒸死它然后卖掉，否则，里面的小虫长大后，一定要把壳儿穿透破坏掉，从里面钻出来，因而皮壳就变薄且腐烂。皮革工人用它来制造能染色的百药煎，用来染黑色，广泛地被时人所用。别的树上也有这种虫球，不能入药用，因为树木的性质不同。

盐麸子和盐麸树的叶子都是酸咸寒凉的性味，能祛除痰饮、咳嗽，生津，止渴，解热毒、酒毒，治疗喉痹、下血、血痢各种病证。五倍子是虫吃树的津液结成的，所以它主治的疾病与盐麸子有同样的功效。盐麸子味酸咸，能够敛肺、止血、化痰、止咳、收汗；它的气寒，能够散去热毒、疮肿；它的性质是收敛，能够祛除泄泻、痢疾、湿烂之疮。

白花蛇

花蛇湖、蜀皆有，今惟以蕲蛇擅名。然蕲地亦不多得，市肆所货、官司所取者，皆自江南兴国州诸山中来。其蛇龙头虎口，黑质白花，胁有二十四个方胜文，腹有念珠班，口有四长牙，尾上有一佛指甲，长一二分，肠形如连珠。多在石南藤上食其花叶，人以此寻获。先撒沙土一把，则蟠而不动，以叉取之。用绳悬起，劙刀破腹去肠物，则反尾洗涤其腹，盖护创尔。乃以竹支定，屈曲盘起，扎缚炕干。出蕲地者，虽干枯而眼光不陷，他处者则否矣。

◇ **译文**

　　花蛇湖、蜀都有，现今只以湖北蕲州白花蛇最出名。然而蕲州也不能轻易捕得，市上店铺里所卖的，官府所征收的，都是从江南兴国州的各山中捕捉来的。这种蛇的头像龙的头，嘴巴像虎的嘴巴，蛇皮是黑的底子白的花纹，胁部有二十四个斜方格子的花纹，腹部有佛珠斑，口中有四个长牙，尾上有一个佛指甲，长度有一二分，肠的形状如串连的珍珠。白花蛇常在石楠藤上吃石楠的花和叶，人们凭这一点可以找到并捕得。捕捉时，先向它身上撒沙土一把，花蛇就盘起身子一动不动，然后用铁叉捕取它。再用绳子把它悬吊起来，用快刀剖开它的腹部，除去肠胃等物，再拎住尾巴倒转过来清洗它的腹部，大概是守护创口吧。于是用竹竿把它支定好，把它弯曲盘起，捆绑住，烘干。产于蕲地的白花蛇，即使干枯了，眼睛也不下陷，别的地方出产的就不是这样。

文化拓展
"东方药物巨典"——《本草纲目》

　　《本草纲目》是明朝伟大的医药学家李时珍（1518—1593）编撰的，他亲历实践，广收博采，对本草学进行了全面的整理总结，历时29年编成，是李时珍毕生心血的结晶。

　　全书共有52卷，载有药物1892种，其中载有新药374种，收集药方11096个，书中还绘制了1160幅精美的插图，约190万字，分为16部、60类。这种分类法，已经过渡到按自然演化的系统。对植物的科学分类，要比瑞典的分类学家林奈早200余年。每种药物分列释名（确定名称）、集解（叙述产地）、正误（更正过去文献的错误）、修治（炮制方法）、气味、主治、发明（前三项指分析药物的功能）、附方（收集民间流传的药方）等项。

　　全书收录植物药有881种，附录61种，共942种，再加上具名未用植物153种，共计1095种，占全部药物总数的58%。李时珍把植物分为草部、谷部、菜部、果部、本部五部，又把草部分为山草、芳草、湿草、毒草、蔓草、水草、石草、苔草、杂草等九类，是对16世纪以前中医药学的系统总结，对世界自然科学也有举世公认的卓越贡献。其有关资料曾被英国科学家达尔文所引。《本草纲目》是几千年来祖国药物学的总结。这本药典，不论是从它严密的科学分类来看，还是从它包含药物的数目之多和流畅生动的文笔来看，都远远超过古代任何一部本草著作，被誉为"东方药物巨典"，对人类近代科学特别是医学影响巨大，是我国医药宝库中的一份珍贵遗产。

本草故事

菊花的故事

菊花又名延年、更生、帝女花等，是源于我国的名花。远在四五千年前，它就野生在山川上或沼池边，《神农本草经》中记述了菊花的药用。秦汉时，更为注重菊花的医用和食用，特制的菊酒、菊茶、菊花糕、菊花肉等成为一时名菜佳肴。后来，随着菊花普遍栽培，逐渐成为观赏花卉。

在我国古籍《礼记·月令》中有"季秋之月，鞠有黄华"之句。"鞠"是菊的古写，"华"者"花"也。历史上写菊的诗人众多，晋代陶渊明爱菊成癖。"采菊东篱下，悠然见南山"，成为千古传颂的名句。唐宋时期，种菊赏花，蔚然成风，"菊社"、"菊展"年年举行，记载菊花栽培技术的专著《菊谱》、《范村菊谱》等相继问世。元、明、清以来，又有《黄花传》、《广群芳谱》、《艺菊书》、《花镜》等书籍出版，列述菊花近500种。

经过长期的自然选择和人工杂交育种，我国菊花已有3000多个品种，深受广大人民的喜爱，它与兰、水仙、菖蒲被誉为"花草四雅"。世界上很多国家的菊花，都是从我国传过去的。菊花大概在10世纪初传至日本，16世纪后传至欧洲，19世纪传至美洲，日本等国还有把菊花作为长寿的象征。

关于菊花的故事，在我国民间流传很多。早在两千多年前，汉代的应劭在《风俗通义》里说：河南南阳有个叫甘谷的村庄。谷中水甜美，山上长着许多很大的菊花。一股山泉从山上菊花丛中流过，花瓣散落水中，使水含有菊花的清香。村里三十多户人家都饮用这山泉水。一般都活到130岁左右，最低的也活到七八十岁。汉武帝时，皇宫中每到重阳节都要饮菊花酒，"云令人长寿"。我国志异笔记中，多有服菊成仙的记述。据载：东汉汝南恒景从方士费长房学道，费对他说："九月九汝南有大灾，令家人登山饮菊花酒可消祸。景闻言举家登山。"还，鸡犬俱暴死。从此，重阳节登高饮菊酒便成了民间避祸禳灾的传统习俗。但最盛行的还要数赏菊了。农历九月九，是一

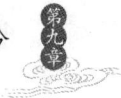

年一度的重阳节。据古书记载：因"九"为阳数，九月初九是两阳相重，故名"重阳"。《西京杂记》记载："菊花舒性，并采茎叶杂黍米酿之。至九月九日始熟，就饮焉，故谓之菊花酒。"因此，自古以来称"九月"为"菊月"，原因是菊花在九月开放。汉时宫中也有饮菊花酒的习俗了。

　　三国时，曹操的儿子，魏文帝曹丕，曾经给他的好朋友钟繇写了一封谈菊花的信，信中写道：派人送给他一束菊花，因为在秋天万木凋谢的时节，只有菊花绚丽多姿，顽强开放，可见它有天地的真气，是人可以延年益寿的好东西，因此送来供他研究长生的秘诀。晋代名医陶弘景也赞成人们吃菊花。并说：真菊花味甜，假菊花味苦。晋时田园诗人陶渊明也在他的诗中常提到服菊，并有"酒能祛百病，菊解制颓龄"的说法。他赞美"秋菊有佳色"，描绘了"采菊东篱下，悠然见南山"令人神往的境界。可见，人们爱菊，不但观赏，也早就认识到菊的药用和食用价值了。

　　历代的文人墨客都喜欢把菊花作为歌咏描绘的对象，形成了独特的菊文化。古画里就有"梅、兰、菊、竹"四条屏。不少诗词把菊花人格化，作为安于贫穷、不慕荣华、有骨气的品格的象征。"黄花晚节香"，就是古人用菊象征人的品质的高洁。

与薛寿鱼书

袁 枚

谈何容易[1]，天生一不朽之人，而其子若[2]孙必欲推而纳之于必朽之处，此吾所为悁悁[3]而悲也。夫所谓不朽者，非必周、孔[4]而后不朽也。羿[5]之射，秋[6]之奕，俞跗之医，皆可以不朽也。使必待周、孔而后可以不朽，则宇宙间安得有此纷纷之周、孔哉！

子之大父[7]一瓢先生，医之不朽者也，高年不禄[8]。仆方思辑其梗概以永其人，而不意寄来墓志[9]无一字及医，反托于与陈文恭[10]公讲学云云。呜呼！自是而一瓢先生不传矣，朽矣！

夫学在躬行[11]，不在讲也。圣学莫如仁，先生能以术仁其民，使无夭札，是即孔子"老安少怀[12]"之学也，素位[13]而行，学孰大于是！而何必舍之以他求？阳明勋业烂然，胡世宁笑其多一讲学。文恭亦复为之，于余心犹以为是。然而文恭，相公[14]也；子之大父，布衣也，相公借布衣以自重，则名高；而布衣扶相公以自尊，则甚陋。今[15]执途之人而问之曰："一瓢先生非名医乎？"虽子之仇，无异词也。又问之曰："一瓢先生其理学乎？"虽子之戚，有异词也，子不以人所共信者传[16]先人，而以人所共疑者传先人，得毋以"艺成而下[17]"之说为斤斤[18]乎？不知艺即道之有形者也。精求之，何艺非道？貌袭[19]之，道艺两失。燕[20]哙子之何尝不托尧舜以鸣高[21]，而卒为梓匠轮舆所笑。医之为艺，尤非易言，神农始之，黄帝昌之，周公使冢宰[22]领之，其道通于神圣。今天下医绝矣，惟讲学一流转[23]未绝者，何也？医之效立见，故名医百无一人；学之讲无稽，故村儒[24]举目皆是，子不尊先人于百无一人之上，而反贱之于举目皆是之中，过矣！

仆昔疾病，性命危笃，尔时虽十周[25]、程[26]、张[27]、朱[28]何益？而先生独能以一刀圭活之，仆所以心折[29]而信以为不朽之人也。虑此外必有异案良方，可以拯人，可以寿世者，辑而传焉，当高出语录[30]陈言万万。而乃讳而不宣，甘舍神奇以就臭腐，在理学中未必增一伪席，而方伎中转失一真人矣。岂不悖哉！

※ 注释

[1]谈何容易：谓谈说论议岂可轻易。意谓薛雪子孙对薛雪的评价不可轻

率。何容，犹言岂可。

[2]若：其

[3]悁悁（yuān）：忧闷貌。

[4]周、孔：指周公、孔子。

[5]羿（yì）：即后羿，善射。

[6]秋：即弈秋，善弈。

[7]大父：祖父。

[8]不禄：古代士死的委婉语。

[9]墓志：放在墓中刻有死者传记的石刻。此指抄文。

[10]陈文恭：陈宏谋，字汝咨，清代广西临桂人。累官至东阁大学士，兼工部尚书，卒谥文恭。

[11]躬行：身体力行；亲身实践。

[12]老安少怀：《论语·公冶长》："老者安之，朋友信之，少者怀之。"安，安宁；怀，归向。皆使动用法。

[13]素位：不居官位。

[14]相公：丞相。明代废丞相之职，清代因之。陈宏谋所任东阁大学士为文臣最高官职，位同前代之丞相，故云。

[15]今：犹"若"。如果。

[16]传（zhuàn）：为……立传。

[17]艺成而下：谓技艺取得成就而居下位。

[18]斤斤：拘谨的样子。此谓拘泥。

[19]袭：仿效。

[20]燕（yān）哙：燕王哙。战国时燕国国君，公元前320—前318年在位，在位的第三年把君位让给相国之子。

[21]鸣高：表示清高。

[22]冢宰：周代官名，为六卿之首。又称大宰。

[23]转：反而。

[24]村儒：指才学浅陋的文人。

[25]周：指北宋理学家周敦颐。

[26]程：指程颢、程颐兄弟。两人同学于周敦颐，为北宋理学的奠基者，世称"二程"。

[27]张：指北宋哲学家张载。

[28]朱：指南宋理学家朱熹。

[29]心折：佩服。

[30]语录：指二程与朱熹等人的《语录》。

◇ **译文**

评价岂可轻易作出，天生了一位不朽的人物，可是他的儿子或是孙子却一定要把他推入必然朽灭的地方！这就是我忧愤悲伤的原因啊！所谓不朽的人与事，并不一定仅是周公、孔子这样的人物，才可以不朽，后羿的射技、弈秋的棋艺、俞跗的医术，都是可以不朽的。假使一定要等到出了周公、孔子这样的人物，才可以不朽的话，那么古往今来哪里能有如此众多的周公、孔子这样的人呢！

你的祖父一瓢先生，是医术中的一个不朽之人，活到高寿不幸去世了，我正想着要收集记述他的概要事迹，用来使他永传不朽，可没想到你寄来的墓志铭中竟然没有一个字涉及医学，反而把他依附到了陈文恭先生讲论理学一类的事情当中什么什么的。唉！从此一瓢先生就要不被传扬了！要埋没了！

任何学问都贵在身体力行，而不在于口头讲论。神圣的学问没有哪一种比得上仁学的了，先生能够凭着他的医术施爱于大众，使他们没有因病而早死，这就是孔子所说的"老人，要使他们晚年安心；年轻人，要使他们归向仁学"的学问啊！从自己的现实地位和情况出发去实践仁学，有什么比这更为高尚呢！那么何必舍弃这个去追求别的东西呢！王阳明功勋事业卓著，胡世宁笑话他相当于多了个讲学的。陈文恭也这样做。在我心里也非常赞同。文恭，是位高官；你的祖父，是位平民。高官要是借助平民来抬高自己，名声就会更好；可是平民要是依仗高官显得地位尊贵，那就太浅薄了。如果拉住路上的人然后问他说：一瓢先生不是名医吗？即使你的仇人，也没有不同的意见。又问他说：一瓢先生是位理学家吧？即使你的亲人，也会有不同的意见。你不用人们都相信的事实给先人立传，却用人们都怀疑的事实给先人立传，只怕是因为"技艺上的成就位次在下"的说法而去做那计较名位的事了吧！不知道技艺就是仁道中有实践特点的学术啊！精心地探求技艺，哪种技艺不属于仁道！表面上符合仁道，仁道和技艺两者都会被丢弃。燕王哙和子之何曾没有依托尧舜禅让的故事来宣扬高尚！可是最终却被木匠与造车之人嘲笑。医术作为一门技艺，尤其不能轻易谈论；神农氏开创了它，黄帝光大了它，周公让冢宰兼管着它，其中的仁道一直通向神圣的境地。如今天下的名医绝迹了，只有讲论理学这一类的人仍然没有绝迹的原因是什么呢？那是因为医疗的效果会立即表现出来，所以名医在一百个医生中没有一个；理学讲论没有依据，所以浅薄的儒生到处都是。你不把先人尊奉到百无一人的人物当中，却反而把他贬低到了举目皆是的人们当中，真是大错特错啊！

我从前曾经患了病、病得很重，生命已处于危险之中，那时即使有十位周敦颐、程颢、程颐和张载、朱熹这样的理学家又有什么帮助？！可是先生独独能用药物救活我，这就是我从心里折服而且实在认为他是不朽之人的原因啊！料想此外一定有可以用来救助世人、可以使世人长寿的奇特医案和良方，要是记述下来并使之流传下去，定会高出程朱语录中的陈腐言论很多很多。可是你竟然忌讳而不愿宣扬，甘心舍弃你祖父神奇的医学成就而把他依附到臭腐的理学之中。这样，在理学界未必能够增加一个虚假的席位，而医学界却失去了一位真正的不朽的人物了。这难道不荒谬吗？难道不令人感到痛惜吗？

◎ 提示

本文选自《小仓山房文集》卷十九。作者袁枚（1716—1798），字子才，号简斋，世称随园先生，钱塘（今浙江杭州）人。祖籍慈溪（今浙江慈溪）。乾隆四年（1739）进士，选庶吉士，入翰林院。他与当时垄断文坛的复古主义展开论争，反对盲目崇拜，提出"性灵说"。著有《小仓山房诗文集》、《随园诗话》等。薛雪字生白，晚号一瓢，清代著名的温病学家，与袁枚交往甚深。薛雪去世后，他的孙子写就墓志寄袁枚。袁枚认为墓志妄置薛雪于理学一流，而竟"无一字及医"，是"甘舍神奇以就臭腐"。针对薛寿鱼轻医学而重理学的错误认识，以"学在躬行，不在讲"立论，阐述了道艺的关系，说明医术"当高出语录陈言万万"。语言简洁刚劲，论证精辟周详，字里行间洋溢着作者对薛雪的无限敬仰之思，抒发了内心的激愤之情。

🌀 文化拓展
袁枚与《随园诗话》、《随园食单》

袁枚主持乾隆诗坛，为"性灵派"领袖。著述甚丰，有《小仓山房诗集》、《小仓山房文集》、《随园诗话》、《子不语》、《随园尺牍》、《随园随笔》等十来种。《随园诗话》是清代影响最大的一部诗话,以随笔方式写就。该书的编撰,旨在倡导"性灵说"诗论,以反对乾隆诗坛流行的沈德潜"格调说"与翁方纲的"考据为诗"的不良风气。"性灵说"诗论的涵义,是从创作的主观条件出发,强调创作主体必须具备真情、个性、诗才三方面的要素。

身为乾隆才子、诗坛盟主,袁枚一生著述颇丰。作为一位美食家,《随园食单》是其四十年美食实践的产物,以文言随笔的形式,细腻地描摹了乾隆年间江浙地区的饮食状况与烹饪技术,是我国清代一部非常重要的饮食名著。

《随园食单》全书分为须知单、戒单、海鲜单、江鲜单、特牲单、杂牲单、羽族单、水族有鳞单、水族无鳞单、杂素单、小菜单、点心单、饭粥单和菜酒单十四个方面。在须知单中提出了既全且严的二十个操作要求,在戒单中提出了十四个注意事项。接着,用大量的篇幅详细地记述了我国从14世纪至18世纪中流行的326种南北菜肴饭点,也介绍了当时的美酒名茶。从选料到品尝都有所叙及。从中可以看出,中国菜肴几百年来没有多少根本性的变化,他推崇的美食,如今仍然广受追捧。

《随园食单》是提高烹饪技术、研究传统菜点以及烹制方法的指导性史籍。自问世以来,这部书长期被公认为厨者的经典,英、法、日等大语种均有译本。

《随园食单》文字简单清爽,人人都可照着去做,有趣的是,作者还将某菜做法,出自何人何家大都写了出来,实在是一本美食家的必读之书。

本草故事

秋花不比春花落,为报诗人仔细看

为写菊花诗,被后人称为"唐宋八大家"的王安石和欧阳修讨论菊花诗的事,也很有意思。据《西清诗话》载,王安石写了一首《残菊》诗:"黄昏风雨瞑园林,残菊飘零满地金。"欧阳修读了之后,笑曰:"百花尽落,独菊枝上枯耳。"又戏曰:"秋英不比春花落,为报诗人仔细看。"王安石回说:"是岂不知《楚辞》'餐秋菊之落英'。"他们争论的重点是菊花落与不落。

不过，关于这一争论讲得更具体、更传神的则是《王安石三难苏学士》一文。此文载《警世通言》卷三，与王安石发生争论的不是欧阳修，而是苏东坡。据载，苏东坡任职湖州期满后赴京等候新的任命。一天，他到当朝丞相王安石府上拜访，仆人安排他在书房等候接见。闲来无事，他在书房随意走动观看，突然，他看到一首题为《咏菊》的诗稿，上面只有"西风昨夜过园林，吹落黄花遍地金"两句诗，没有完稿。他认得这是王安石的笔迹，但却想不通王安石怎么会吟出这有悖情理的诗句来。因为据他看来："黄花即菊花。此花开于深秋，其性属火，敢于秋霜鏖战，最能耐久，随你老来焦干枯烂，并不落瓣。说个'吹落黄花满地金'，岂不是错误了？"这么一想，苏东坡不由兴之所发，便举笔舐墨，依韵续了两句诗："秋花不比春花落，说与诗人仔细吟。"写了以后，他又觉不妥，担心王安石责怪，便不待晤面一走了之。

后来，王安石得知苏东坡续诗讥讽自己之事，便决定煞一下苏东坡的傲气，给他一个教训。因为王安石所咏之菊，乃一特殊品种，此菊产于黄州。不久，经王安石一番安排，朝廷任命苏东坡为黄州团练副使。果不其然，在苏东坡赴黄州上任后的那年重阳节之后，连日大风，苏东坡与来访的好友陈季常一道去后花园赏菊花，没想到只见菊花棚下满地遍洒黄灿灿的菊花，枝上全无一朵。这一情景使苏东坡目瞪口呆，半晌说不出话来。陈季常见而生疑。苏东坡便坦诚地说道："季常有所不知，平常见此花只是焦干枯烂，并不落瓣。去岁在王荆公府中，见他《咏菊》诗二句，道：'西风昨夜过园林，吹落黄花满地金。'小弟只道此老错了，续诗二句道：'秋花不比春花落，说与诗人仔细吟。'却不知黄州菊花果然落瓣！此老左迁小弟到黄州，原来使我看菊花也。"难能可贵的是，苏东坡在事实面前终于认识到了自己的错误，从此变得谦虚多了。

菊花落还是不落呢？其实，这只是品种的不同，虽然大多数菊花品种是不落的，但也有少量品种的菊花是落的，只不过较稀罕罢了。

林潇湘魁夺菊花诗

曹雪芹

话说宝钗湘云二人计议已妥，一宿无话。湘云次日便请贾母等赏桂花。贾母等都说道："是他有兴头，须要扰他这雅兴。"至午，果然贾母带了王夫人凤姐兼请薛姨妈等进园来。贾母因问："那一处好？"王夫人道："凭老太太爱在那一处，就在那一处。"凤姐道："藕香榭已经摆下了，那山坡下两棵桂花开的又好，河里的水又碧清，坐在河当中亭子上岂不敞亮，看着水眼也清亮。"贾母听了，说："这话很是。"说着，就引了众人往藕香榭来。原来这藕香榭盖在池中，四面有窗，左右有曲廊可通，亦是跨水接岸，后面又有曲折竹桥暗接。众人上了竹桥，凤姐忙上来搀着贾母，口里说："老祖宗只管迈大步走，不相干的，这竹子桥规矩是咯吱咯喳的。"

一时进入榭中，只见栏杆外另放着两张竹案，一个上面设着杯箸酒具，一个上头设着茶筅茶盂各色茶具。那边有两三个丫头煽风炉煮茶，这一边另外几个丫头也煽风炉烫酒呢。贾母喜的忙问："这茶想的到，且是地方，东西都干净。"湘云笑道："这是宝姐姐帮着我预备的。"贾母道："我说这个孩子细致，凡事想的妥当。"一面说，一面又看见柱上挂的黑漆嵌蚌的对子，命人念。湘云念道：

芙蓉影破归兰桨，菱藕香深写竹桥。

贾母听了，又抬头看匾，因回头向薛姨妈道："我先小时，家里也有这么一个亭子，叫做什么'枕霞阁'。我那时也只像他们这么大年纪，同姊妹们天天顽去。那日谁知我失了脚掉下去，几乎没淹死，好容易救了上来，到底被那木钉把头碰破了。如今这鬓角上那指头顶大一块窝儿就是那残破了。众人都怕经了水，又怕冒了风，都说活不得了，谁知竟好了。"凤姐不等人说，先笑道："那时要活不得，如今这大福可叫谁享呢！可知老祖宗从小儿的福寿就不小，神差鬼使碰出那个窝儿来，好盛福寿的。寿星老儿头上原是一个窝儿，因为万福万寿盛满了，所以倒凸高出些来了。"未及说完，贾母与众人都笑软了。贾母笑道："这猴儿惯的了不得了，只管拿我取笑起来，恨的我撕你那油嘴。"凤姐笑道："回来吃螃蟹，恐积了冷在心里，讨老祖宗笑一笑开开心，一高兴多吃两个就无妨了。"贾母笑道："明儿叫你日夜跟着我，我倒常笑笑觉的开心，不许回家去。"王夫人笑道："老太太因为喜欢他，才惯的他这样，还这样说，他明儿越发无礼了。"贾母笑道："我喜欢他这样，况且他又不是那不知高低的孩子。家常没人，娘儿们原该这样。横竖礼体不错就罢，没的倒叫他从神儿似的作什么。"

说着，一齐进入亭子，献过茶，凤姐忙着搭桌子，要杯箸。上面一桌，贾母、薛姨妈、宝钗、黛玉、宝玉，东边一桌，史湘云、王夫人、迎、探、惜，西边靠门一桌，李纨和凤姐的，虚设坐位，二人皆不敢坐，只在贾母王夫人两桌上伺候。凤姐吩咐："螃蟹不可多拿来，仍旧放在蒸笼里，拿十个来，吃了再拿。"一面又要水洗了手，站在贾母跟前剥蟹肉，头次让薛姨妈。薛姨妈道："我自己掰着吃香甜，不用人让。"凤姐便奉与贾母。二次的便与宝玉，又说："把酒烫的滚热的拿来。"又命小丫头们去取菊花叶儿桂花蕊熏的绿豆面子来，预备洗手。

史湘云陪着吃了一个，就下座来让人，又出至外头，令人盛两盘子与赵姨娘周姨娘送去。又见凤姐走来道："你不惯张罗，你吃你的去。我先替你张罗，等散了我再吃。"湘云不肯，又令人在那边廊上摆了两桌，让鸳鸯、琥珀、彩霞、彩云、平儿去坐。鸳鸯因向凤姐笑道："二奶奶在这里伺候，我们可吃去了。"凤姐儿道："你们只管去，都交给我就是了。"说着，史湘云仍入了席。凤姐和李纨也胡乱应个景儿。

凤姐仍是下来张罗，一时出至廊上，鸳鸯等正吃的高兴，见他来了，鸳鸯等站起来道："奶奶又出来作什么？让我们也受用一会儿。"凤姐笑道："鸳鸯小蹄子越发坏了，我替你当差，倒不领情，还抱怨我。还不快斟一钟酒来我喝呢。"鸳鸯笑着忙斟了一杯酒，送至凤姐唇边，凤姐一扬脖子吃了。琥珀彩霞二人也斟上一杯，送至凤姐唇边，那凤姐也吃了。平儿早剔了一壳黄子送来，凤姐道："多倒些姜醋。"一面也吃了，笑道："你们坐着吃罢，我可去了。"

鸳鸯笑道："好没脸，吃我们的东西。"凤姐儿笑道："你和我少作怪。你知道你琏二爷爱上了你，要和老太太讨了你作小老婆呢。"鸳鸯道："啐，这也是作奶奶说出来的话！我不拿腥手抹你一脸算不得。"说着赶来就要抹。凤姐儿央道："好姐姐，饶我这一遭儿罢。"琥珀笑道："鸳丫头要去了，平丫头还饶他？你们看看他，没有吃了两个螃蟹，倒喝了一碟子醋，他也算不会揽酸了。"平儿手里正掰了个满黄的螃蟹，听如此奚落他，便拿着螃蟹照着琥珀脸上抹来，口内笑骂："我把你这嚼舌根的小蹄子！"琥珀也笑着往旁边一躲，平儿使空了，往前一撞，正恰恰的抹在凤姐儿腮上。凤姐儿正和鸳鸯嘲笑，不防唬了一跳，嗳哟了一声。众人撑不住都哈哈的大笑起来。凤姐也禁不住笑骂道："死娼妇！吃离了眼了，混抹你娘的。"平儿忙赶过来替他擦了，亲自去端水。鸳鸯道："阿弥陀佛！这是个报应。"贾母那边听见，一叠声问："见了什么这样乐，告诉我们也笑笑。"鸳鸯等忙高声笑回道："二奶奶来抢螃蟹吃，平儿恼了，抹了他主子一脸的螃蟹黄子。主子奴才打架呢。"贾母和王夫人等听了也笑起来。贾母笑道："你们看他可怜见的，把那小腿子脐子给他点子吃也就完了。"鸳鸯等笑着答应了，高声又说道："这满桌子的腿子，二奶奶只管吃就是了。"凤姐洗了脸走来，又伏侍贾母等吃了一回。黛玉独不敢多吃，只吃了一点儿夹子肉就下来了。

　　贾母一时不吃了，大家方散，都洗了手，也有看花的，也有弄水看鱼的，游玩了一回。王夫人因回贾母说："这里风大，才又吃了螃蟹，老太太还是回房去歇歇罢了。若高兴，明日再来逛逛。"贾母听了，笑道："正是呢。我怕你们高兴，我走了又怕扫了你们的兴。既这么说，咱们就都去罢。"回头又嘱咐湘云："别让你宝哥哥林姐姐多吃了。"湘云答应着。又嘱咐湘云宝钗二人说："你两个也别多吃。那东西虽好吃，不是什么好的，吃多了肚子疼。"二人忙应着送出园外，仍旧回来，令将残席收拾了另摆。宝玉道："也不用摆，咱们且作诗。把那大团圆桌就放在当中，酒菜都放着。也不必拘定坐位，有爱吃的去吃，大家散坐岂不便宜。"宝钗道："这话极是。"湘云道："虽如此说，还有别人。"因又命另摆一桌，拣了热螃蟹来，请袭人，紫鹃，司棋，侍书，入画，莺儿，翠墨等一处共坐。山坡桂树底下铺下两条花毡，命答应的婆子并小丫头等也都坐了，只管随意吃喝，等使唤再来。

　　湘云便取了诗题，用针绾在墙上。众人看了，都说："新奇固新奇，只怕作不出来。"湘云又把不限韵的原故说了一番。宝玉道："这才是正理，我也最不喜限韵。"林黛玉因不大吃酒，又不吃螃蟹，自令人掇了一个绣墩倚栏杆坐着，拿着钓竿钓鱼。宝钗手里拿着一枝桂花玩了一回，俯在窗槛上爬了桂蕊掷向水面，引的游鱼浮上来唼喋。湘云出一回神，又让一回袭人等，又招呼山坡下的众人只管放量吃。探春和李纨惜春立在垂柳阴中看鸥鹭。迎春又独在花阴下拿着花针穿茉莉花。宝玉又看了一回黛玉钓鱼，一回又俯在宝钗旁边说笑两句，一回又看袭人等吃螃蟹，自己也陪他饮两口酒。

袭人又剥一壳肉给他吃。

　　黛玉放下钓竿，走至座间，拿起那乌银梅花自斟壶来，拣了一个小小的海棠冻石蕉叶杯。丫鬟看见，知他要饮酒，忙着走上来斟。黛玉道："你们只管吃去，让我自斟，这才有趣儿。"说着便斟了半盏，看时却是黄酒，因说道："我吃了一点子螃蟹，觉得心口微微的疼，须得热热的喝口烧酒。"宝玉忙道："有烧酒。"便令将那合欢花浸的酒烫一壶来。黛玉也只吃了一口便放下了。

　　宝钗也走过来，另拿了一只杯来，也饮了一口，便蘸笔至墙上把头一个《忆菊》勾了，底下又赘了一个"蘅"字。宝玉忙道："好姐姐，第二个我已经有了四句了，你让我作罢。"宝钗笑道："我好容易有了一首，你就忙的这样。"黛玉也不说话，接过笔来把第八个《问菊》勾了，接着把第十一个《菊梦》也勾了，也赘一个"潇"字。宝玉也拿起笔来，将第二个《访菊》也勾了，也赘上一个"绛"字。探春走来看看道："竟没有人作《簪菊》，让我作这《簪菊》。"又指着宝玉笑道："才宣过总不许带出闺阁字样来，你可要留神。"

　　说着，只见史湘云走来，将第四第五《对菊》《供菊》一连两个都勾了，也赘上一个"湘"字。探春道："你也该起个号。"湘云笑道："我们家里如今虽有几处轩馆，我又不住着，借了来也没趣。"宝钗笑道："方才老太太说，你们家也有这个水亭叫'枕霞阁'，难道不是你的。如今虽没了，你到底是旧主人。"众人都道有理，宝玉不待湘云动手，便代将"湘"字抹了，改了一个"霞"字。又有顿饭工夫，十二题已全，各自誉出来，都交与迎春，另拿了一张雪浪笺过来，一并誉录出来，某人作的底下赘明某人的号。李纨等从头看起：

忆　菊

蘅芜君

怅望西风抱闷思，蓼红苇白断肠时。
空篱旧圃秋无迹，冷月清霜梦有知。
念念心随归雁远，寥寥坐听晚砧迟，
谁怜我为黄花瘦，慰语重阳会有期。

访 菊

怡红公子

闲趁霜晴试一游，酒杯药盏莫淹留。
霜前月下谁家种，槛外篱边何处秋。
蜡屐远来情得得，冷吟不尽兴悠悠。
黄花若解怜诗客，休负今朝挂杖头。

种 菊

怡红公子

携锄秋圃自移来，篱畔庭前处处栽。
昨夜不期经雨活，今朝犹喜带霜开。
冷吟秋色诗千首，醉酹寒香酒一杯。
泉溉泥封勤护惜，好和井径绝尘埃。

对 菊

枕霞旧友

别圃移来贵比金，一丛浅淡一丛深。
萧疏篱畔科头坐，清冷香中抱膝吟。
数去更无君傲世，看来惟有我知音。
秋光荏苒休辜负，相对原宜惜寸阴。

供 菊

枕霞旧友

弹琴酌酒喜堪俦，几案婷婷点缀幽。
隔座香分三径露，抛书人对一枝秋。
霜清纸帐来新梦，圃冷斜阳忆旧游。
傲世也因同气味，春风桃李未淹留。

咏 菊

潇湘妃子

无赖诗魔昏晓侵，绕篱欹石自沉音。

毫端蕴秀临霜写，口角嘘香对月吟。
满纸自怜题素怨，片言谁解诉秋心。
一从陶令平章后，千古高风说到今。

画 菊

蘅芜君

诗余戏笔不知狂，岂是丹青费较量。
聚叶泼成千点墨，攒花染出几痕霜。
淡浓神会风前影，跳脱秋生腕底香。
莫认东篱闲采掇，粘屏聊以慰重阳。

问 菊

潇湘妃子

欲讯秋情众莫知，喃喃负手叩东篱。
孤标傲世偕谁隐，一样花开为底迟？
圃露庭霜何寂寞，雁归蛩病可相思？
莫言举世无谈者，解语何妨话片时。

簪 菊

蕉下客

瓶供篱栽日日忙，折来休认镜中妆。
长安公子因花癖，彭泽先生是酒狂。
短鬓冷沾三径露，葛巾香染九秋霜。
高情不入时人眼，拍手凭他笑路旁。

菊 影

枕霞旧友

秋光叠叠复重重，潜度偷移三径中。
窗隔疏灯描远近，篱筛破月锁玲珑。
寒芳留照魂应驻，霜印传神梦也空。
珍重暗香休踏碎，凭谁醉眼认朦胧。

菊　梦

潇湘妃子

篱畔秋酣一觉清，和云伴月不分明。

登仙非慕庄生蝶，忆旧还寻陶令盟。

睡去依依随雁断，惊回故故恼蛩鸣。

醒时幽怨同谁诉，衰草寒烟无限情。

残　菊

蕉下客

露凝霜重渐倾欹，宴赏才过小雪时。

蒂有余香金淡泊，枝无全叶翠离披。

半床落月蛩声切，万里寒云雁阵迟。

明岁秋风知再会，暂时分手莫相思。

　　众人看一首，赞一首，彼此称扬不已。李纨笑道："等我从公评来。通篇看来，各有各人的警句。今日公评：《咏菊》第一，《问菊》第二，《菊梦》第三，题目新，诗也新，立意更新，恼不得要推潇湘妃子为魁了，然后《簪菊》《对菊》《供菊》《画菊》《忆菊》次之。"宝玉听说，喜的拍手叫："极是，极公道。"黛玉道："我那首也不好，到底伤于纤巧些。"李纨道："巧的却好，不露堆砌生硬。"黛玉道："据我看来，头一句好的是'圃冷斜阳忆旧游'，这句背面傅粉。'抛书人对一枝秋'已经妙绝，将供菊说完，没处再说，故翻回来想到未拆未供之先，意思深透。"李纨笑道："固如此说，你的'口角噙香'句也敌的过了。"探春又道："到底要算蘅芜君沉着，'秋无迹'，'梦有知'，把个忆字竟烘染出来了。"宝钗笑道："你的'短鬓冷沾'，'葛巾香染'，也就把簪菊形容的一个缝儿也没了。"湘云道："'偕谁隐'，'为底迟'，真真把个菊花问的无言可对。"李纨笑道："那么着像'科头坐'，'抱膝吟'，竟一时也舍不得离了菊花，菊花有知，倒还怕腻烦了呢。"说的大家都笑了。宝玉笑道："这场我又落第了。难道'谁家种'，'何处秋'，'蜡屐远来'，'冷吟不尽'，那都不是访，不成'昨夜雨'，'今朝霜'，都不是种不成？但恨敌不上'口齿噙香对月吟'，'清冷香中抱膝吟'，'短鬓'，'葛巾'，

'金淡泊'，'翠离披'，'秋无迹'，'梦有知'这几句罢了。"又道："明儿闲了，我一个人作出十二首来。"李纨道："你的也好，只是不及这几句新雅就是了。"

大家又评了一回，复又要了热蟹来，就在大圆桌子上吃了一回。宝玉笑道："今日持螯赏桂，亦不可无诗。我已吟成，谁还敢作呢？"说着，便忙洗了手提笔写出。众人看道：

> 持螯更喜桂阴凉，泼醋擂姜兴欲狂。
> 饕餮王孙应有酒，横行公子却无肠。
> 脐间积冷馋忘忌，指上沾腥洗尚香。
> 原为世人美口腹，坡仙曾笑一生忙。

黛玉笑道："这样的诗，一时要一百首也有。"宝玉笑道："你这会子才力已尽，不说不能作了，还褒贬人家。"黛玉听了，也不答言，略一仰首，微吟，提起笔来一挥，已有了一首。众人看道：

> 铁甲长戈死未忘，堆盘色相喜先尝。
> 螯封嫩玉双双满，壳凸红脂块块香。
> 多肉更怜卿八足，助情谁劝我千觞。
> 对斯佳品酬佳节，桂拂清风菊带霜。

宝玉看了正喝彩时，黛玉便一把撕了，命人烧去，因笑道："我作的不及你的，我烧了罢。你那个很好，比方才的菊花诗还好，你留着他给人看看。"宝钗笑道："我也勉强了一首，未必好，写出来取笑儿罢。"说着也写出来。大家看时，写道：

> 桂霭桐阴坐举觞，长安涎口盼重阳。
> 眼前道路无经纬，皮里春秋空黑黄。

看到这里，众人不禁叫绝。宝玉道："骂得痛快！我的诗也该烧了。"看底下道：

> 酒未涤腥还用菊，性防积冷定须姜。
> 于今落釜成何益，月浦空余禾黍香。

众人看毕，都说这方是食蟹的绝唱，这些小题目，原要寓大意思才算是大才，只是讽刺世人太毒了些。说着，只见平儿复进园来。不知做些什么，且听下回分解。

文化拓展

《红楼梦》与中医药

我国的四大名著之一《红楼梦》可以称得上是一部奇书，它的"奇"不仅在于情节和人物，更在于它对一个庞大封建家族生活事无巨细的刻画，简直就是一部封建社会的百科全书。《红楼梦》承载的不仅仅是一个封建大家族的兴衰和宝黛间凄美的爱情故事，还包含有很多古人的养生智慧，小说中与健康和养生有关的场景和章节更是数不胜数。

读《红楼梦》，可以读到其中蕴含的博大精深的中医药养生文化，尤其是中医药膳和治病良方。"冷香丸"是不是曹公一时兴起的杜撰？"女子不可用虎狼药"是宝玉的怜香惜玉还是有理可据？专家指出，《红楼梦》中提及的很多中药方确实有据可循，而且不少还沿用至今。

《红楼梦》120回中，涉及疾病与医药的有66回，涉及中医描写的有290多处，5万余字，约占总篇幅的1/18。其中使用医学术语达161条，各类医疗人员14人，描写了114个病例，详细的中医病案有13个，方剂45个，中药127种。

本草故事

宝钗巧用钩藤治肋痛

据《红楼梦》所载，薛蟠之妻夏金桂不听薛宝钗好言相劝，借酒发疯，大吵大嚷，气得薛姨妈怒发冲冠，肝气上逆，"左肋疼痛得很"，宝钗"等不及医生来看，先叫人去买了几钱钩藤来，浓浓的煎了一碗，给母亲吃了"，"停了一会儿，略觉安顿"。薛姨妈"不知不觉地睡了一觉，肝气也渐渐平复了"。近代医家也多用钩藤治疗肝炎患者的心烦意乱、性情暴躁、左肋疼痛，同样取得良好的疗效。

钩藤又名莺爪风，在叶腋处有弯钩，故名钩藤，以带钩茎枝入药。钩藤入药最初的文字记载见于陶弘景的《名医别录》。但古代医家认为其气轻清，故多视为小儿的专用药，正如陶弘景指出："疗小儿，不入余方。"后世中医学家不断拓宽它的应用范围，现已成为内、儿、妇科的常用药。

中医学认为，钩藤性味甘、微寒，入肝、心包经，有清热、平肝、止痉的功效。

近年钩藤在临床上应用得更加广泛，常借其平肝之力，用于治疗高血压。经药理实验证实，钩藤既有明显的降压作用，又有显著的镇静作用，但却不产生嗜睡的副作用。高血压患者在服用钩藤煎剂后2—7日，血压开始下降，10日后渐达最佳效果。随着血压下降，头痛、头晕、心慌、气短、失眠等症状逐渐减轻，甚至消失。治疗早期高血压疗效更好。然而，钩藤不宜久煎，后下为妥。因钩藤煮沸20分钟后，其降压成分即被破坏。一般每日用量10克—15克。

《红楼梦》小姐们的花草美容法

在《红楼梦》里，黛玉、宝钗，还有荣府其他的小姐、丫鬟们都有擦香的习惯。她们从百花中采集花瓣、花粉，如玫瑰花、桃花、荷花等制成香脂使用，让自己的肌肤宛如白雪般晶莹剔透。这些鲜花制成的护肤品，不但可以养颜，甚至还可以食用，书中就描述宝玉有一种癖好，喜欢偷吃女孩子的胭脂。

从《红楼梦》的描写中可以看出，古代的女子很懂得美白养颜的方法。因为中医的学理认为，桃花有活血、润肤、美白的功效；玫瑰花可以美容养颜，消除忧虑；荷花有增白悦色，清解暑热，宁心安神的功效。下面介绍的"双花白面液"，是用桃花和杏花作材料，制作成洁肤美白液，有兴趣的朋友可以自己动手做做看。

双花白面液：

材料：鲜桃花360g，鲜杏花360g。

制法：将桃花、杏花浸泡于适量水中，一周后除去花瓣滤汁即成。将汁倒入瓶中储存，以备使用。

用法：每晚倒出适量的液体，加温后用消毒纱布蘸汁洗脸。

"双花白面液"，记载于中医古籍《普济方》中，具有活血美肤，消除黑斑，去油脂的美容功效，适合于油性皮肤、易长青春痘的朋友使用。

桃花、杏花都是在春天里绽放。在春天的花园里漫步，采集足够的花材，带着喜悦的心情，来制作美颜的洁肤液，是一件既浪漫又有趣的事情。

本草诗（十二首）

赵瑾叔

藿 香

藿香入药叶多功，洁古东垣用颇同。

佳种自生边海外，奇香半出佛经中。

安胎不使酸频吐，正气须知暑可攻。

嗽漱口中能洗净，免教恶秽气犹冲。

按：藿香味辛微温无毒，入肺脾二经。出海边国，今岭南多有之。《南州异物志》云：藿香出海边国，形如都梁，叶似水苏，可着衣服中，用充香草。佛经当中多有记载，如楞严之兜娄婆香，法华之多摩罗跋香，金光明之钵怛罗香，涅槃之迦算香，皆藿分名。其气清芬微温，善理中州湿浊痰涎，为醒脾快胃、振动清阳妙品。洁古、东垣惟用叶，为能敷布宣发也。芳香能助中州清气，胜湿辟秽，故为暑湿时令要药。辛温入肺以调气，甘温入脾胃以和中，故入发表药则快气，入补脾药则益气，入顺气药则理肺滞，有清上治中之功。胎前呕酸，同甘草末下。去口臭，煎漱。藿香正气散用藿香、苏叶、云苓、白芷、槟榔、厚朴、陈皮、桔梗、半夏、炙草、姜、枣水煎，治四时不正之气，内停饮食，头痛寒热，霍乱吐泻，或作疟疾。

荜 拨

荜拨波斯产有余，丛生喜向竹林居。

胃酸堪把寒涎散，腹冷能将暖气嘘。

炒共蒲黄经自准，煎同牛乳痢应除。

青州虽有防风子，性冷终须愧不如。

按：荜拨味辛热无毒，入肝脾二经。《图经》曰：荜茇，出波斯国，今岭南有之，多丛生竹林内。茎叶似蒟酱，其子紧细，味辛烈于蒟酱。南人爱其辛香，或取叶生茹之。其性辛热，能温中散寒，破滞气，开郁结，下气除痰，又能散上焦之浮热。解虚冷之肠鸣，退逆冷之口酸，止风虫之牙痛，驱冷痰之恶心。凡一切牙痛头风吞酸、水泻虚之疾、头痛鼻渊之疴，症属于阳明湿火者，皆可用此从治之。得诃子、人参、肉桂、干姜，治虚冷肠鸣神效。配胡椒，化蜡丸麻子大，每以一丸塞孔中，治风虫牙痛。配肉桂、良姜，治暴泄身冷。配大黄、麝香，治瘴气成块。研末掺鼻，随左右，治偏头风痛，及鼻流清涕，并擦牙疼。

藁 本

太阳风痛苦难熬，藁本功能在此遭。

味属辛温香独窜，气多雄壮性偏豪。

疝疼可治阴中痛，首疾能医顶上高。

夜擦且梳同白芷，满头飞屑不须搔。

按：藁本味辛温无毒，入膀胱经。感天之阳气，兼得地之辛味而生，故味辛气温。辛能达表，温可行经。止头痛巅顶上，散寒邪巨阳经。兼通督脉，为发散风寒祛除寒湿之药。太阳经风药，气力雄壮，寒气郁于本经头痛必用之药，巅顶痛非此不能除。妇人疝瘕，阴中寒肿痛，腹中急，皆太阳经寒湿邪为病也；风头痛者，风中于太阳经也，此药正入本经，故悉主之。君木香除雾露之袭沿，同白芷去头面之垢屑。头上垢屑，同白芷末，夜擦且梳，垢自去也。

川 芎

体及穹窿可上交，真芎须向蜀中捎。

血同归芍堪滋补，风配羌防莫混淆。

却喜引经偏有用，只愁耗气欲相抛。

头疼单把头来救，谁为庸工一鲜嘲。

按：川芎味辛温无毒，入肝经。《图经》曰：关陕、川蜀、江东山中多有之，而以蜀川者为胜。或云：人头穹窿穷高，天之象也。此药上行，专治头脑诸疾，故有芎劳之名。上行头目，中开郁结，下调经水。上行头角，引清阳之气而止痛；下行血海，养新生之血以调经。助清阳而开诸郁，润肝燥而补肝虚。为血中之气药，治少阳厥阴头痛及血虚头痛之圣药。东垣云：头痛必用川芎，如不愈，加各引经药：太阳羌活，阳明白芷，少阳柴胡，太阴苍术，厥阴吴茱萸，少阴细辛。同地黄、当归、芍药为四物汤，通主入血分补益。同当归芍药补血行瘀，同羌活防风祛风止痛，配香附苍术疏肝解郁。然其性善散，多服、久服令人走散真气，能致暴亡，用者须识之。凡病人上盛下虚、虚火炎上、呕吐、咳嗽、自汗、易汗、盗汗、咽干口燥、发热作渴烦躁，法并忌之。

茵　陈

旧苗发出更新鲜，黄疸茵陈主用专。

散配五苓功不小，叶寻八角力方全。

伤寒可令阴黄退，犯火难教湿热损。

曾见淮扬二月二，采将作饼俗相传。

按：茵陈味苦寒无毒，入膀胱经。《图经》曰：茵陈蒿，生泰山及丘陵坡岸上，今近道皆有之。春初生苗，高三、五寸，似蓬蒿而叶紧细，无花实，秋后叶枯，茎秆经冬不死，至春更因旧苗而生新叶，故名茵陈蒿。雷公云：凡使，须用叶有八角者，采得阴干，去根细锉用，勿令犯火。感天地苦寒之味，而兼得春之生气以生。性苦寒，能除一切湿热，为治黄疸之君药。五疸虽各有其因，然同为湿热所成。故得黄连、干葛、黄柏、苜蓿、五味子，治酒疸如神。得二术、茯苓、泽泻、车前子、木通、橘皮、神曲、红曲、麦门冬，治谷疸。同生地黄、仙人对坐草、石斛、木瓜、牛膝、黄柏，治疸因酒色而得，病名女劳疸。仲景茵陈汤，治谷疸，寒热不食，食即头眩，心胸不安。茵陈六两，栀子十四枚，大黄二两，以水一斗，先煮茵陈，减六升，纳二味，煮取三升，去渣，分温三服。又茵陈五苓散，总治诸疸。时珍曰：茵陈昔人多莳为蔬。今淮扬人，二月二日犹采野茵陈苗，和粉面做茵陈饼食之。

紫　草

砀山谷内喜家居，若问鸦衔草是今。

烟气熏来黄郎变，绡衣染就紫偏余。

疮疡有毒须臾解，痘疹无光顷刻舒。

寒苦最能凉血热，误投滑利枉欷歔。

按：紫草味苦寒无毒，入心包络肝二经。《图经》曰：生砀山山谷及楚地，今处处有之，人家园圃中或种莳。时珍曰：此草花紫根紫，可以染紫，故名。《尔雅》作茈草，瑶、侗人呼为鸦衔草。禀天地阴寒清和之气，故味苦气寒而无毒。可升可降，阴也。入足少阴、厥阴，乃凉血之圣药。凉血和血，清解疮疡。宣发痘疹，通大小肠。治五疸以称善，利九窍而允藏。凉而不凝，为痘家血热之要药。与大力子同用，善快痘疮未发。与淫羊藿同用，能起痘疮已快。攻血泡，佐以红花。消水泡，并以茯苓。同川芎赤芍入青葙子，能医眼目之赤障。用翘连荆防兼皂荚刺，善消痈疽之红肿。大都血家药也，无问麻痘症，无论痈疽病，无问男女杂症，但见血紫血热，及热毒深者，俱宜用之。苦寒而能通利九窍，痘疮家气虚脾胃弱，泄泻不思食，小便清利者，俱禁用。

地　榆

叶如榆树认还非，布地出生土欲肥。

疗却恶疮脓可散，除将风痹步如飞。

烹茶酿酒功非小，烂石烧灰力岂微。

尚得一斤医血痢，宝珠明月不为希。

按：地榆味苦寒无毒，入肝经。叶似榆而狭长，作锯齿状。初生布地，独茎直上，高三、四尺，对分出叶。花、子紫黑色如豉，故名玉豉。根可入酿酒，叶亦可采之作饮，以解山人乏茗之需。道方烧作灰，能烂石，故煮石方用之。苦寒，为凉血之专剂；性沉，专主下焦之血热。凉血止血，解毒敛疮。除恶肉，疗金疮，止脓血，诸瘘恶疮热疮并治。止冷热痢疳痢，疗吐血鼻衄肠风。《齐民要术》载：地榆汁酿酒，治风痹，补脑。得犀角，治热痢；配黄芩，治疮痒。配苍术，治肠风痛痒不止；佐砂仁、甘草，治下血腹痛。得金银花等分，佐以芍药、甘草、枳壳、黄连、乌梅，治血痢；如热在心经，下利纯鲜血，则加生犀角汁十五匙，神验。古词云：宁得一把地榆，安用明月宝珠？

泽　泻

命名泽泻不须疑，利水通淋效可知。

六味去邪乃有路，五苓通寒已无堤。

湿疮岂虑能留肾，泄痢何愁更在脾。

若是目昏虚太甚，莫教一泻更无遗。

按：泽泻味甘咸，微寒无毒，入肾膀胱二经。命名泽泻，功长利水通淋。入五苓散、四苓散，治一切湿热。入六味地黄丸，除阴虚并有湿热。同人参、白术、半夏、茯苓、桔皮、紫苏、猪苓，为治饮之要药，一切停饮停水无不效。湿疮、泄痢因湿停体内，故泽泻能利之。暴服能明目，多服则目昏。泻伏水，去留垢，故明目。小便利，肾气虚，故昏目。久服轻身延年，然若肾虚精滑、无湿者，切勿轻与。

黄　连

黄连鸡爪重川西，作颂江淹有品题。

脏毒疮疡除痛楚，心疼蛔厥止悲啼。

木香共用肠无痢，人乳同蒸眼不迷。

试问苦寒谁可制，盐汤姜汁酒和醯。

按：黄连味苦寒无毒，入心经。如鹰、鸡爪形而坚实，色深黄者佳。治诸火邪，依各制炒。火在上炒以醇酒，火在下炒以童便。实火朴硝，虚火酽醋。痰火姜汁，伏火（火伏下焦者）盐汤。《象》云：泻心火，除脾胃中湿热，治烦躁恶心，郁热在中焦，兀兀欲吐，心下痞满必用药也。仲景治九种心下痞、五等泻心汤皆用之。梁江淹作《黄连颂》称"黄连上草，丹砂之次"，为病酒之仙药，滞下之神草也。香连丸广木香和挼，为腹痛下痢要药；茱连丸吴茱萸佐助，乃吞吐酸水神方。蛔得甘则动，得苦则安，黄连、黄柏之苦，以安蛔也。又治赤眼，人乳浸蒸，或点或吞，立能劫痛。

牡　丹　皮

牡丹富贵占春多，入药根皮去积疴。

理却劳伤经自利，除将吐衄血俱和。

骨皮退热功同等，黄柏滋阴效更过。

贵重浑如金百两，排脓还好痔疮科。

按：牡丹皮味苦性寒。牡丹乃天地之精，为群花之首。冬月含苞紫色，春初放叶，三月开花，五月结子。雷公云：凡采得根晒干，以铜刀劈破去骨，锉如大豆许，用清酒拌蒸，从巳至未，晒干用。其色赤而其性寒，故能去血中之伏火。因入手厥阴与足少阴，故能退无汗之骨蒸。消瘀通经，乃其辛散之用，排脓生血，皆其去热之功。且能入厥阴风木，而善消瘀滞，又何诸风诸痛之患哉。痈疮者，热壅血瘀而成也。凉血行血，故疗痈疮。同骨皮能退热除蒸，同黄柏善滋阴降火。和血凉血而生血去瘀，滋阴降火而退热除蒸。为心主血脉要药，滋阴养血必用之药，世人又谓之百两金。

半　夏

时当半夏已生齐，霹雳痰宫震鼓聋。

制以生姜经可引，代将贝母见休迷。

管教痰湿难存胃，须识胎儿易堕脐。

血少汗多兼燥渴，古人三禁耳曾提。

按：半夏味辛温有毒，入心脾胃三经。半夏二月生苗，得一阴之气而枯。生于阳，成于阴，故能引阳气入于阴。发表开郁，下气止呕。除湿痰，利二便。能行水气以润肾，燥和胃气而通阴阳。治一切脾湿之症，为除湿化痰，开郁发表之品。俗以半夏性燥有毒，多以贝母代之。必须生姜者，亦以制其毒故也。孕妇忌用，恐堕胎元。如不得已用之，复加姜汁炒过。总主诸痰，验证佐助。火痰黑，老痰胶，加芩、连、栝楼、海粉；寒痰清，湿痰白，入姜、附、苍术、陈皮。风痰卒中昏迷，皂角、天南星和；痰核延生肿突，竹沥、白芥子挼。劫痰厥头疼，止痰饮胁痛。散逆气，除呕恶。开结气，发音声。脾泻兼驱，心汗且敛。盖脾恶湿，半夏专能燥湿胜水故尔。苟无湿者，均在禁例。古人立半夏有三禁，谓血家、渴家、汗家也。

白　术

金浆玉液味和调，白术於潜产最饶。

逐水消痰脾不泻，和中补气腹无枵。

黄芩共剂胎能养，枳实同丸痞亦消。

桃李青鱼俱禁忌，炒将褐色勿令焦。

按：白术味苦甘温无毒，入脾胃二经。梁庚肩吾答陶隐居赉术启曰：味重金浆，芳逾玉液，足使坐致延生，伏深铭感。《（万历）杭州府志》：白术以产於潜者佳，称於术。除湿益气，和中补阳，消痰逐水，生津止渴，止泻痢，消足胫湿肿，除胃中热、肌热。凡中焦不受湿不能下利，必须白术以逐水益脾。非白术不能去湿，非枳实不能消痞，故枳术丸以之为君。得枳实，消痞满气分；佐黄芩，安胎清热。忌醋及酸物，桃李雀蛤，菘菜青鱼等物。用糯米泔浸，陈壁土炒，或蜜水炒，人乳拌用。炒黄不宜焦，焦则无力矣。熬膏更良。

图书在版编目（CIP）数据

国药文化读本/姚桃娟编著. —杭州：浙江大学
出版社，2015.6（2020.1重印）
ISBN 978-7-308-15031-6

Ⅰ. ①国… Ⅱ. ①姚… Ⅲ. ①中国医药学－文化－高
等职业教育－教材 Ⅳ. ①R2-05

中国版本图书馆CIP数据核字(2015)第196116号

国药文化读本
姚桃娟　编著

责任编辑	宋旭华	
责任校对	王荣鑫	
封面设计	项梦怡	
出版发行	浙江大学出版社	
	（杭州市天目山路148号　　邮政编码　310007）	
	（网址：http://www.zjupress.com）	
排　　版	杭州林智广告有限公司	
印　　刷	杭州杭新印务有限公司	
开　　本	710mm×1000mm　1/16	
印　　张	18.75	
字　　数	318千	
版 印 次	2015年6月第1版　2020年1月第6次印刷	
书　　号	ISBN 978-7-308-15031-6	
定　　价	38.00元	
